D. Illy, M. Frey

**Praxishandbuch Psychische Gesundheit in der Adoleszenz**

Daniel Illy, Michael Frey

# Praxishandbuch Psychische Gesundheit in der Adoleszenz

Transition im Fokus

1. Auflage

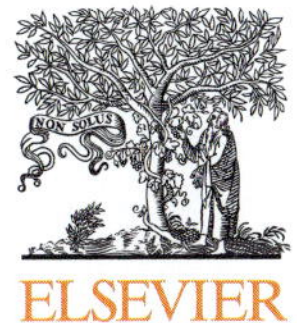

ELSEVIER

Elsevier GmbH, Bernhard-Wicki-Str. 5, 80636 München, Deutschland
Wir freuen uns über Ihr Feedback und Ihre Anregungen an kundendienst@elsevier.com

ISBN 978-3-437-21382-3
eISBN 978-3-437-06086-1


1. Auflage 2023


**Wichtiger Hinweis**
Die medizinischen Wissenschaften unterliegen einem sehr schnellen Wissenszuwachs. Der stetige Wandel von Methoden, Wirkstoffen und Erkenntnissen ist allen an diesem Werk Beteiligten bewusst. Sowohl der Verlag als auch die Autorinnen und Autoren und alle, die an der Entstehung dieses Werkes beteiligt waren, haben große Sorgfalt darauf verwandt, dass die Angaben zu Methoden, Anweisungen, Produkten, Anwendungen oder Konzepten dem aktuellen Wissensstand zum Zeitpunkt der Fertigstellung des Werkes entsprechen.
Der Verlag kann jedoch keine Gewähr für Angaben zu Dosierung und Applikationsformen übernehmen. Es sollte stets eine unabhängige und sorgfältige Überprüfung von Diagnosen und Arzneimitteldosierungen sowie möglicher Kontraindikationen erfolgen. Jede Dosierung oder Applikation liegt in der Verantwortung der Anwenderin oder des Anwenders. Die Elsevier GmbH, die Autorinnen und Autoren und alle, die an der Entstehung des Werkes mitgewirkt haben, können keinerlei Haftung in Bezug auf jegliche Verletzung und/oder Schäden an Personen oder Eigentum, im Rahmen von Produkthaftung, Fahrlässigkeit oder anderweitig übernehmen.

**Für die Vollständigkeit und Auswahl der aufgeführten Medikamente übernimmt der Verlag keine Gewähr.**
Geschützte Warennamen (Warenzeichen) werden in der Regel besonders kenntlich gemacht (®). Aus dem Fehlen eines solchen Hinweises kann jedoch nicht automatisch geschlossen werden, dass es sich um einen freien Warennamen handelt.

**Bibliografische Information der Deutschen Nationalbibliothek**
Die Deutsche Nationalbibliothek verzeichnet diese Publikation in der Deutschen Nationalbibliografie; detaillierte bibliografische Daten sind im Internet über https://www.dnb.de abrufbar.

23 24 25 26 27 5 4 3 2 1



In ihren Veröffentlichungen verfolgt die Elsevier GmbH das Ziel, genderneutrale Formulierungen für Personengruppen zu verwenden. Um jedoch den Textfluss nicht zu stören sowie die gestalterische Freiheit nicht einzuschränken, wurden bisweilen Kompromisse eingegangen. Selbstverständlich sind **immer alle Geschlechter** gemeint.

Planung: Ursula Jahn
Projektmanagement: Sabine Hennhöfer
Redaktion: Karin Beifuss, Ohmden
Herstellung: Ute Landwehr-Heldt, Bremen
Satz: Straive, Puducherry/Indien
Druck und Bindung: Drukarnia Dimograf Sp. z o. o., Bielsko-Biała/Polen
Umschlaggestaltung: SpieszDesign, Neu-Ulm
Umschlagabbildung © grafikplusfoto / stock.adobe.com

Aktuelle Informationen finden Sie im Internet unter www.elsevier.de.

# Vorwort

Mit 18 beginnt das wahre Leben. Man darf den Bundestag wählen, alleine Auto fahren und mit seinen Freunden darauf um Mitternacht mit Schnaps anstoßen. Betrunken lieber das Taxi nach Hause nehmen durfte man zwar vorher schon, aber nun fühlt man sich wirklich und wahrhaftig erwachsen und darf selbst entscheiden. Klar, keine Rechte ohne Pflichten. Man bekommt nun auch von seinen Eltern Aktenordner mit unverständlichem Kram ausgehändigt, Rentenversicherung und sowas. Egal, Hauptsache 18. Und wenn man lieb fragt, erledigen sie den ganzen Pflichtkram noch für einen. Bis man 27 ist oder so.

Oder aber man ist psychisch krank; dann hat man noch ganz andere Probleme. In vielen Teilen Deutschlands fällt man dann nämlich in eine Versorgungslücke. Eine, die auf dem Papier (im Rahmen der Akutversorgung) zwar nicht existiert, jedoch jedem, der mal eine Erwachsenenpsychiatrie von innen gesehen hat, sofort klar wird: Das System ist vielfach nicht für junge Menschen ausgelegt. In den Therapiegruppen auf der Suchtstation sitzen meist alkoholkranke Männer im Rentenalter, und der ambulante Erwachsenenpsychiater behandelt keine Aufmerksamkeitsstörungen („Das gab's doch früher auch nicht!"). Die Folge: Die jungen Erwachsenen fühlen sich nicht verstanden und deplatziert. Therapieabbrüche sind häufig. Eines der besten Gesundheitssysteme der Welt verliert eine äußerst vulnerable Patientengruppe – mit durchaus ernsten Folgen.

Diesen Folgen will dieses Praxishandbuch entgegentreten: Geschrieben von einem Doppelfacharzt (Kinder- und Jugendpsychiatrie und Erwachsenenpsychiatrie) und einem Kinder- und Jugendpsychiater. Praxisnah mit Fallbeispielen und Tipps aus dem Alltag in der psychiatrischen Arbeit mit dieser besonderen Patientengruppe – einer, die trotz ihrer Vielschichtigkeit und des damit verbundenen beruflichen Reizes nach wie vor untergeht, selbst in einem der besten Gesundheitssysteme der Welt.

Hoffentlich ist Ihnen, ganz egal, wo und wie Sie tätig sind, dieses Buch dabei hilfreich, diesen Umstand gemeinsam mit uns zu verändern und die Versorgung psychisch kranker junger Menschen zu verbessern. Das jedenfalls wäre der schönste Grund für uns, die nachfolgenden Zeilen zu Papier gebracht zu haben.

Neben unseren Patienten und Mentoren im Rahmen unserer Ausbildung danken wir dem Elsevier-Verlag, allen voran Uschi Jahn, Sabine Hennhöfer und Karin Beifuss, ganz herzlich für die kompetente Umsetzung dieses ehrgeizigen Projekts.

*Berlin und Starnberg, im Sommer 2022*
Dr. med. Daniel Illy
Prof. Dr. med. Michael Frey

# Autoren

**Dr. med. Daniel Illy**
Facharzt für Psychiatrie und Psychotherapie
Facharzt für Kinder- und Jugendpsychiatrie
und -psychotherapie

Leitender Oberarzt
Asklepios Fachklinikum Lübben
Kinder- und Jugendpsychiatrie
Standort Königs Wusterhausen
Cottbuser Str. 53 a + b
15711 Königs Wusterhausen
Twitter: @illy_dr
www.daniel-illy.de

**Prof. Dr. med. Michael Frey**
Facharzt für Kinder- und Jugendpsychiatrie
und -psychotherapie

Professor für Biopsychosoziale Medizin
Technische Hochschule Deggendorf
Fakultät Angewandte Gesundheitswissenschaften
Dieter-Götlitz-Platz 1
94469 Deggendorf

# Abkürzungen

| | |
|---|---|
| **Abs.** | Absatz |
| **ADHS** | Aufmerksamkeitsdefizit-/Hyperaktivitätsstörung |
| **ADI-R** | Diagnostisches Interview für Autismus – Revidiert |
| **ADOS** | Diagnostische Beobachtungsskala für Autistische Störungen |
| **APS** | attenuated positive symptoms |
| **AWMF** | Arbeitsgemeinschaft der Wissenschaftlichen Medizinischen Fachgesellschaften e. V. |
| **BES** | Binge-Eating-Störung |
| **BGB** | Bürgerliches Gesetzbuch |
| **BLIPS** | brief limited psychotic symptoms |
| **BMI** | Body-Mass-Index |
| **BPRS** | Brief Psychiatric Rating Scale |
| **BPS** | Borderline-Persönlichkeitstörung |
| **BtM** | Betäubungsmittel |
| **BZgA** | Bundeszentrale für gesundheitliche Aufklärung |
| **CEBM** | Centre for Evidence-Based Medicine |
| **DBT** | Dialektisch-behaviorale Therapie |
| **DGKJP** | Deutsche Gesellschaft für Kinder- und Jugendpsychiatrie, Psychosomatik und Psychotherapie e. V. |
| **DGPPN** | Deutsche Gesellschaft für Psychiatrie und Psychotherapie, Psychosomatik und Nervenheilkunde e. V. |
| **DISYPS** | Diagnostik-System für Psychische Störungen |
| **DSM** | Diagnostic and Statistical Manual of Mental Disorders |
| **EEG** | Elektroenzephalografie/-gramm |
| **EKG** | Elektrokardiografie/-gramm |
| **EMDR** | Eye Movement Desensitization and Reprocessing |
| **FSK** | Fragebogen zur Sozialen Kommunikation |
| **GG** | Grundgesetz |
| **GnRH** | Gonadotropin-Releasing-Hormon |
| **ICD** | International Classification of Diseases |
| **JGG** | Jugendgerichtsgesetz |
| **KiGGS** | Studie zur Gesundheit von Kindern und Jugendlichen in Deutschland |
| **KJP** | Kinder- und Jugendpsychiatrie |
| **kPTBS** | komplexe posttraumatische Belastungsstörung |
| **KVT** | Kognitive Verhaltenstherapie |
| **LRS** | Lese-Rechtschreib-Störung |
| **MST** | Multisystemische Therapie |
| **NICE** | National Institute for Health and Care Excellence |
| **NSSV** | nichtsuizidales selbstverletzendes Verhalten |
| **PANNS** | Positive and Negative Syndrome Scale |
| **PFC** | präfrontaler Kortex |
| **PTBS** | posttraumatische Belastungsstörung |
| **SGB** | Sozialgesetzbuch |
| **SNRI** | Serotonin-Noradrenalin-Reuptake-Inhibitor (-Wiederaufnahmehemmer) |
| **SRS** | Social Responsiveness Scale |
| **SSRI** | selektiver Serotonin-Reuptake-Inhibitor (-Wiederaufnahmehemmer) |
| **SSV** | Störung des Sozialverhaltens |
| **StGB** | Strafgesetzbuch |
| **TAP** | Testbatterie zur Aufmerksamkeitsprüfung |

# Abbildungsnachweis

Der Verweis auf die jeweilige Abbildungsquelle befindet sich bei den Abbildungen im Werk am Ende des Legendentextes in eckigen Klammern.

| | |
|---|---|
| **E1020-003** | Lozano, A. M./Lipsman, N.: Probing and Regulating Dysfunctional Circuits Using Deep Brain Stimulation. In: Neuron. Volume 77, Issue 3, Pages 406–424. Elsevier, Februar, 2013. |
| **F974-002** | Henningsen, P./et al.: Management of Functional Somatic Syndromes and Bodily Distress. In: Psychotherapy and Psychosomatics, Volume 87, Issue 1, Pages 12–31. Karger, Januar 2018. |
| **G290-003** | Banasik, J. L.: Pathophysiology. Elsevier/Saunders, 7th ed. 2021. |
| **H104-001/L106** | Goodyer, I. M./et al.: Clinical guidelines for depressive disorders in childhood and adolescence. In: European Child & Adolescent Psychiatry. Volume 9, Issue 3, Pages 147–161. Springer Nature, January 2000/ Henriette Rintelen, Velbert. |
| **L106** | Henriette Rintelen, Velbert. |
| **L231** | Stefan Dangl, München. |
| **P492** | Prof. Dr. med. Michael Frey, Tutzing. |
| **R470** | Nissen, G./Fritze, J./Trott, G.-E.: Psychopharmaka im Kindes- und Jugendalter.Elsevier/Urban & Fischer, 2. Aufl. 2004. |
| **W1196** | DGBS e. V. und DGPPN e. V.: S3-Leitlinie zur Diagnostik und Therapie Bipolarer Störungen. Langversion, 2019. |
| **W233-001** | Orth, B./Merkel, C.: Die Drogenaffinität Jugendlicher in der Bundesrepublik Deutschland 2019. BZgA-Forschungsbericht. Bundeszentrale für gesundheitliche Aufklärung. 2020. |

# Fehler gefunden?

An unsere Inhalte haben wir sehr hohe Ansprüche. Trotz aller Sorgfalt kann es jedoch passieren, dass sich ein Fehler einschleicht oder fachlich-inhaltliche Aktualisierungen notwendig geworden sind.
Sobald ein relevanter Fehler entdeckt wird, stellen wir eine Korrektur zur Verfügung. Mit diesem QR-Code gelingt der schnelle Zugriff.

https://else4.de/978-3-437-21382-3

Wir sind dankbar für jeden Hinweis, der uns hilft, dieses Werk zu verbessern. Bitte richten Sie Ihre Anregungen, Lob und Kritik an folgende E-Mail-Adresse: kundendienst@elsevier.com

# Inhaltsverzeichnis

# I Allgemeiner Teil

KAPITEL

# 1 Defizite und Chancen der Transitionspsychiatrie

Daniel Illy



> **! MERKE**
> Die Transitionspsychiatrie beschreibt die psychiatrische/psychotherapeutische Behandlung junger Menschen im Übergang vom Jugend- zum Erwachsenenalter.

## 1.1 Versorgungslücke Deutschland

Der Einstieg im Vorwort mag überspitzt formuliert sein, doch sind die Auswirkungen der Versorgungslücke in der Behandlung psychisch kranker junger Menschen tatsächlich so dramatisch, dass wir an dieser Stelle wachrütteln wollten. Das zeigen – ganz ohne persönliche Ambitionen (für die ein Vorwort ja ein Forum darstellt) – die nachfolgenden nüchternen Fakten.

Die meisten psychischen Erkrankungen beginnen in der Adoleszenz (Kessler et al. 2012). Gegenüber gesunden jungen Erwachsenen, welche die Vorzüge ihres neuen Lebensabschnitts genießen können, ist dies den schwer psychisch erkrankten 18-Jährigen nicht möglich. Sie haben vielleicht keinen Schulabschluss, keinen Beruf erlernt und leiden langfristig unter ihren schwierigen sozioökonomischen Umständen (Clark et al. 2010). Mit einem hohen Risiko werden sie chronisch psychisch krank (Wille et al. 2008). Außerdem erhöht sich ihr Risiko, weitere psychische Erkrankungen zu entwickeln (Banaschewski et al. 2019) – psychische Erkrankungen, die nicht entwicklungsspezifisch entsprechend aufgegriffen werden können. Die zunehmend früher einsetzende körperliche Reifung (Worthman und Trang 2018) bewirkt mitnichten auch eine Beschleunigung des „Erwachsenwerdens". Wie Banaschewski et al. (2019) in einer sehr lesenswerten Übersichtsarbeit darlegen, ist seit den 1990er-Jahren zumindest in den westlichen Industrienationen sogar eine Verzögerung dieses Anpassungsprozesses zu verzeichnen. Banaschewski, Ärztlicher Direktor der Klinik für Psychiatrie und Psychotherapie des Kindes- und Jugendalters und Stellvertretender Direktor des Zentralinstituts für Seelische Gesundheit in Mannheim, ist auch Mitbegründer einer Task-Force zum Thema Transition, auf deren Forderungen in ➢ Kap. 1.3 näher eingegangen werden soll.

**BEWERTUNG**

Eine verletzliche Gruppe kann also in einem immer länger werdenden Zeitraum nicht adäquat psychiatrisch betreut werden, was sie nur noch kränker macht. Der 20-jährige Drehtürpatient ist längst Realität in den deutschen Erwachsenenpsychiatrien, und die Kinder- und Jugendpsychiatrien heben die Hände und verweisen auf das Alter und darauf, dass man ja auch an die Minderjährigen auf der Station denken müsse, wenn, ja wenn die Krankenkassen überhaupt die gegenüber der Erwachsenenpsychiatrie so teure Behandlung bezahlen („Drei Monate Behandlungsdauer? Erziehungsdienst? Jeden Tag Ergotherapie? Sporttherapie?"). Klar, Ausnahmen bestätigen die Regel, bei den Autismus-Spektrum-Störungen wird gern mal weiterbehandelt, zumindest bis 21. Gefühlt wird hier vielfach mit zweierlei Maß gemessen. Dasselbe Engagement einer Weiterbehandlung könnte auch für den polytoxikomanen Suchtpatienten und die Borderline-Patientin mit häufigen suizidalen Krisen gelten, tut es aber nicht. „Irgendwann werden sie alle mal groß" – dieser natürlich niemals ausgesprochene Satz hat auch schon dem Autor (der sich von diesem Denken nicht ausnehmen will) durch harte Nachtdienste geholfen. Aber die 18-jährige Borderlinerin wird auf der Akutstation der Erwachsenenpsychiatrie nicht zwangsläufig gesünder, bloß weil sie dort mal „echte Probleme" sieht. Im Gegenteil: Sie wird die Behandlung eher abbrechen und mittelfristig gesehen eher kränker werden. Denn so falsch solche Äußerungen auch sind, die Pflege auf der Akutstation der Erwachsenenpsychiatrie verfügt nicht über den gleichen Personalschlüssel und in der Regel auch nicht über das pädagogische Geschick (bei fehlendem Erziehungsauftrag) des Pflege- und Erziehungsdienstes in der Kinder- und Jugendpsychiatrie, von dem die Patientin aber vielleicht gerade gut profitieren würde.

Neben den persönlichen, vielfach auch tragischen Folgen für die Betroffenen entstehen so in der Folge vor allem hohe direkte und indirekte Kosten für die Gesellschaft (Vos et al. 2013). Damit müsste man die Politiker und Entscheidungsträger, welche die Gelder im Gesundheitssystem verteilen, eigentlich im Boot haben. Nun, das Eckpunktepapier der angesprochenen Task-Force (DGPPN 2016) erschien vor über 5 Jahren. Getan hat sich seitdem zu wenig …

## 1.2 Chancen und Ziele der Transitionspsychiatrie

Trotz der Versorgungslücke gibt es in ganz Deutschland natürlich Leuchtturmprojekte. Einige der bereits genannten Verantwortlichen berichten aus ihren Kliniken sehr positiv von Veränderungen, die ein entsprechender Fokus mit sich bringt (Gießelmann 2016). Je nach zugrunde liegender Krankheitsentität sind dazu auch mehr oder weniger viele wissenschaftliche Daten, etwa für psychotische Erkrankungen (Malla et al. 2016), verfügbar, welche die Notwendigkeit eines solchen Angebots bekräftigen. Uns sind allerdings keine umfassenden Vergleichsstudien (in denen beispielsweise eine Gruppe von Adoleszenten, die ein solch spezifisches Angebot wahrnehmen konnten, mit einer Gruppe ohne entsprechendes Angebot verglichen wurden) bekannt. Sie wären aus ethischen Gründen auch nicht verantwortbar. Meist werden Fallvignetten einzelner Patienten geschildert. Das vorliegende Buch hat in dieser Hinsicht ebenfalls eine eher persönliche Note, auch wenn die Fallbeispiele aus Gründen der Anonymitätswahrung nur an reale Fälle angelehnt sind.

Unbestreitbar ist vermutlich, dass die Schaffung eines zusätzlichen Versorgungsangebots primär keine relevanten Nachteile mit sich bringen wird. Vielmehr bietet die Transitionspsychiatrie gewaltige Chancen. Sie ermöglicht psychisch kranken jungen Menschen einen **besseren Übergang ins Erwachsenenleben** und kann möglicherweise langfristig dazu beitragen, die psychische Krankheitslast Erwachsener positiv zu beeinflussen. Eine ähnliche Entwicklung sah man bei der „Schaffung" der Kinder- und Jugendpsychiatrie mit „Abkopplung" von der Erwachsenenpsychiatrie. An ihrer Schnittstelle, den jungen Erwachsenen, sollten die beiden Fächer nun wieder „zusammenwachsen".

**! MERKE**

Als **Leitfaden für die Etablierung einer Transitionspsychiatrie** können die Formulierungen der Task-Force (DGPPN 2016) angesehen werden. Als Ziele eines solchen Angebots werden dabei genannt (Banaschewski et al. 2019):

1. Förderung der Entwicklung von Jugendlichen und jungen Erwachsenen

2. Vermeidung von Chronifizierung und Hospitalisierung
3. Früherkennung psychischer Erkrankungen
4. Strukturierte Begleitung der Jugendlichen und jungen Erwachsenen in das erwachsenenpsychiatrische Versorgungssystem

## 1.3 Forderungen und Empfehlungen der Task-Force

Zur Erreichung der genannten Ziele fordert die Task-Force die Etablierung der folgenden Bereiche (Banaschewski et al. 2019):

- Transitionsmanagement
- Schaffung notwendiger Strukturen
- Fort- und Weiterbildung
- Forschung

### 1.3.1 Transitionsmanagement

Ein gelungenes Transitionsmanagement setzt mehrere Aspekte voraus. Zunächst ist die **Weitergabe von Informationen** zwischen den kinder- und jugendpsychiatrischen und den erwachsenenpsychiatrischen Behandelnden essenziell. Eine solche Weitergabe sollte sowohl schriftlich (in Form eines Abschlussarztbriefes) als auch mündlich erfolgen. Aus eigener Erfahrung haben sich etwa gemeinsame Kurzvisiten im ambulanten Setting (z. B. einer Psychiatrischen Institutsambulanz) bewährt, bei denen der Patient die zukünftigen Behandler kennen lernen kann (samt dem Umstand, dass diese ihn nun „siezen") und der Fall vom Kinder- und Jugendpsychiater (im Beisein!) des Patienten vorgestellt wird: „Das hier ist Max Müller. Max, ich würde nachfolgend den Kollegen gerne deinen Fall vorstellen." „Hallo, Herr Müller!" „Max ist schon seit Jahren bei uns in Behandlung. Er …". Abschließend kann, dann ohne Anwesenheit des Patienten, z. B. die **weitere therapeutische oder medikamentöse Strategie** erörtert werden. Bei komplexeren Krankheitsverläufen ist gegebenenfalls eine **parallele Behandlung** anzustreben. So kann beispielsweise der nächste Termin in der Erwachsenen-Ambulanz stattfinden, bei dem dann der Kinder- und Jugendpsychiater ebenso zugegen ist.

Hierzu bedarf es natürlich entsprechender Strukturen, die sich aufgrund der Vergütung zurzeit wahrscheinlich nur in größeren Kliniken entsprechend abbilden lassen. Das wichtigste Ziel ist die Aufrechterhaltung der Behandlungskontinuität.

### 1.3.2 Schaffung notwendiger Strukturen

Die gegebenenfalls auftretende Notwendigkeit einer Doppelbehandlung zeigt schon die Schwierigkeiten in der Umsetzung einer solchen Transitionssprechstunde. Aktuell fehlt es noch an entsprechenden Finanzierungsstrukturen. Viele Krankenkassen lehnen Doppelbehandlungen im ambulanten Bereich ab. Immerhin ist die Weiterbehandlung dort zwar in der Regel bis zum Alter von 21 Jahren möglich (in Institutsambulanzen nur mit entsprechenden Modellprojektverträgen oder Sondervereinbarungen), aber auch stationär müssen entsprechende Transitionsstationen zu kinder- und jugendpsychiatrischen Konditionen finanziert werden (was innerhalb einer erwachsenenpsychiatrischen Klinik schwierig sein kann). Hier bedarf es dringend weiterer Aufklärungsarbeit unter dem Hinweis auf die langfristig höhere Kosten verursachende Behandlung chronisch kranker Erwachsener. Diese Strukturen beziehen sich insbesondere auch auf die Tatsache, dass psychisch kranke Kinder und Jugendliche einen anderen Personalbedarf haben. Der „Pflege- und Erziehungsdienst" etwa übernimmt pflegerisch-erzieherische Aufgaben, die Klinikschule die schulische Weiterbildung der Patienten. Dieser erhöhte Personalbedarf endet jedoch scheinbar aufgrund der Personalverordnung der Erwachsenenpsychiatrie am 18. Geburtstag des Patienten (DGPPN 2016) – ungeachtet seines Entwicklungsstands.

### 1.3.3 Fort- und Weiterbildung

Fort- und Weiterbildungsangebote sollten bereits im Rahmen des Medizinstudiums etabliert werden, um junge Kolleginnen und Kollegen an das Thema heranzuführen. Da leider nicht davon auszugehen ist, dass sich viele Behandelnde wie der Autor dieser Zeilen für den Abschluss eines Doppelfacharztes entscheiden, braucht es zudem dringend Fortbildungsangebote „auf beiden Seiten". Im Rahmen dieses Buches wird noch mehrfach ersichtlich werden, dass es aufgrund der Ausbildungsstruktur Wissenslücken sowohl aufseiten der Kinder- als auch aufseiten der Erwachsenenpsychiater gibt. Als Beispiel soll hier das unzureichende pharmakologische Verständnis oder die unzureichende Kenntnis über kinderpsychiatrische Krankheitsbilder wie Aufmerksamkeitsstörungen oder Autismus herhalten.

Die Autoren der Task-Force schlagen vor, eine **Zusatzqualifikation „Transitionspsychiatrie"** einzuführen. Kritisch sehe ich ganz persönlich auch die Gedanken zur Abschaffung des erwachsenenpsychiatrischen (oder alternativ eben aus anderen Gesichtspunkten ebenso sinnvollen pädiatrischen) Fremdjahres im Rahmen der kinder- und jugendpsychiatrischen Facharztausbildung (siehe dazu z. B. auch ➢ Kap. 10.7). Umgekehrt gibt es viele Themenbereiche, die in der Erwachsenenpsychiatrie aktuell keine Berücksichtigung finden, etwa der Fokus der therapeutischen Behandlung auf das Kind als Teil eines Familiensystems und die Berücksichtigung des Entwicklungsstands. Die Anerkennung eines Fremdjahres in der Kinder- und Jugendpsychiatrie ist zwar im Rahmen der Facharztausbildung zum Erwachsenenpsychiater möglich, bedarf allerdings der persönlichen Motivation des Auszubildenden.

### 1.3.4 Forschung

Wie bereits dargelegt, ist die aktuelle Datenlage noch sehr dünn, sodass es dringend weiterer Forschung bedarf. Insbesondere **Langzeitverlaufsstudien** wären dabei von Interesse, die wiederum bei der Schaffung entsprechender finanzieller Rahmenbedingungen von Vorteil sein könnten.

In anderen Bereichen wie etwa dem Strafrecht wird die Altersgruppe der jungen Erwachsenen bereits gesondert berücksichtigt. Wie Banaschewski im Ärzteblatt anmerkt, wird bei Erwachsenen mit bestehenden Unreifekriterien das Jugendstrafrecht angewandt (Gießelmann 2016). Er fordert zudem noch eine stärkere Verankerung der Transitionsbehandlung in der Reform der Eingliederungshilfe, die nach aktuellem Stand 2023 novelliert werden soll. In einer Pressemitteilung sieht die Task-Force (DGPPN 2016) **politischen Handlungsbedarf** in den Feldern „Versorgungsstrukturen" (SGB V), „sektorenübergreifende Versorgungsmodelle" (SGB V), „komplementäre Versorgungsangebote" (SGB VIII und SGB XII) und „spezifische Forschungsförderung" (Deutsche Forschungsgemeinschaft, Bundesministerium für Bildung und Forschung, Stiftungen).

## 1.4 Der Auftrag dieses Buches

Dieses Buch soll ganz praxisnah anhand verschiedener Störungsbilder und übergreifender Symptombilder die Altersgruppe der Transitionspsychiatrie, die Adoleszenten, in den Mittelpunkt stellen. Jedes Kapitel beginnt mit einem typischen Fallbeispiel. Anschließend werden die Symptomatik sowie die Symptomatik unter Berücksichtigung der Transition vorgestellt. Hierbei wird das zum Zeitpunkt der Entstehung dieses Buches in den Startlöchern stehende Klassifikationssystem ICD-11 angewandt. Besonderheiten im Transitionsprozess werden aufgezeigt, ebenso die relevanten Informationen zu Epidemiologie, Ätiologie, Komorbiditäten, Diagnostik und Therapie, wobei bei Letzterem sowohl psychotherapeutische als auch (wo sinnvoll) medikamentöse Behandlungsoptionen (unter besonderer Berücksichtigung einer Off-Label-Behandlung) aufgezeigt werden. Die Auflösung des Fallbeispiels rundet das Kapitel ab und soll den Lesenden mit neuen Ideen zur Behandlung eigener Patienten zurücklassen.

Uns wäre es ein großes Anliegen, Sie für die Behandlung dieser Altersgruppe zu begeistern und damit auch die bestehende Versorgungslücke vielleicht ein kleines Stück zu schließen.

#### LITERATUR

Banaschewski T, Fegert JM, Freyberger H, Karow A, Reif A, Schaff C et al. Transitionspsychiatrie – Herausforderungen und Lösungsansätze. Fortschr Neurol Psychiatr 2019; 87(11): 608–615.

Clark C, Caldwell T, Power C, Stansfeld SA. Does the influence of childhood adversity on psychopathology persist across the lifecourse? A 45-year prospective epidemiologic study. Ann Epidemiol 2010; 20(5): 385–394.

DGPPN – Deutsche Gesellschaft für Psychiatrie und Psychotherapie, Psychosomatik und Nervenheilkunde e. V. Eckpunktepapier – Herausforderungen für die Transitionspsychiatrie; 23.6.2016: www.dgppn.de/presse/stellungnahmen/stellungnahmen-2016/transitionspsychiatrie-1.html (letzter Zugriff: 24.3.2022).

Gießelmann K. Transitionspsychiatrie: Entwicklungsspezifische Angebote. Dtsch Arztebl 2016; 113: 27–28.

Kessler RC, Avenevoli S, Costello EJ, Georgiades K, Greif Green J, Gruber MJ, et al. Prevalence, persistence, and sociodemographic correlates of DSM-IV disorders in the National Comorbidity Survey Replication Adolescent Supplement. Arch Gen Psychiatry 2012; 69(4): 372–380.

Malla A, Iyer S, McGorry P, Cannon M, Coughlan H, Singh S, et al. From early intervention in psychosis to youth mental health reform: a review of the evolution and transformation of mental health services for young people. Soc Psychiatry Psychiatr Epidemiol 2016; 51(3): 319–326.

Vos T, Flaxman AD, Naghavi M, Lozano R, Michaud C, Ezzati M, et al. Years lived with disability (YLDs) for 1,160 sequelae of 289 diseases and injuries 1990–2010: a systematic analysis for the Global Burden of Disease Study 2010. Lancet 2012; 380(9859): 2163–2196. Erratum in: Lancet 2013; 381(9867): 628.

Wille N, Bettge S, Ravens-Sieberer U; BELLA study group Risk and protective factors for children's and adolescents' mental health: results of the BELLA study. Eur Child Adolesc Psychiatry 2008; 17 (Suppl 1): 133–147.

Worthman CM, Trang K. Dynamics of body time, social time and life history at adolescence. Nature 2018; 554(7693): 451–457.

1

KAPITEL

# 2

Michael Frey

# Neurobiologische Grundlagen der Adoleszenz



**Fallbeispiel**

Lorenz kann seine Eltern „nicht ausstehen"! Bis vor einem halben Jahr habe er sich eigentlich noch ganz gut mit ihnen verstanden. Jetzt suche er Abstand. Er verbringe viel Zeit in seinem Zimmer. Wenn sein Vater – wie es so seine Gewohnheit sei – ungefragt in sein Zimmer komme, gerate Lorenz völlig außer sich, da fliege auch schon mal der eine oder andere Turnschuh. An anderen Tagen zeige sich Lorenz dann wieder verständiger und fahre auch mal mit auf einen Familienausflug. Den Eltern erscheine ihr Sohn wie ausgewechselt; seine Stimmung sei kaum einschätzbar, und er mache den Eindruck, als komme er mit sich selbst nicht klar. Seinen Kleidungsstil wechsele er monatlich, und ständig würden neue „Freunde" an der Wohnungstür aufkreuzen. Lorenz ist gerade 14 Jahre alt geworden.

## 2.1 Entwicklungstypische Eigenschaften

Der beschriebene Fall spiegelt wahrscheinlich die Erfahrung vieler Eltern wider, die sich mit Einsetzen der Pubertät recht oft über die Verhaltensweisen ihrer „Kinder" wundern.

Phänomenologisch können bei Jugendlichen regelhaft folgende pubertätstypische Eigenschaften beobachtet werden (Casey et al. 2008; Guyer et al. 2016):

- Streben nach Autonomie
- Aufgeschlossenheit für neue Ideen
- Vermehrt exploratives Verhalten
- Risikofreudigere Verhaltensweisen
- Intensivere und instabilere Emotionalität
- Vermehrte Reaktion auf materielle und soziale Belohnung

## 2.2 Pubertät

Die mit der Pubertät einsetzenden körperlichen und psychischen Veränderungen sind die Grundlage für die als „Adoleszenz" bezeichnete Entwicklungsperiode vom Kind hin zum Erwachsenen verknüpft. In der Regel wird die Pubertät als **biologisches**

**Reifungsphänomen** auch als Beginn der Adoleszenz betrachtet (Jaworska und MacQueen 2015). Dabei gibt es aber eine gewisse Spannbreite, je nachdem, an welchen körperlichen Veränderungen man sich bei der Beurteilung der Pubertätsentwicklung orientiert (siehe Infobox).



**INFOBOX**

**Pubertätskennzeichen**

Für die körperliche Entwicklung wird häufig die Tanner-Skala zur Beurteilung des Pubertätsstatus verwendet:

- Bei Mädchen ist B2 (Brustentwicklung) der zuverlässigste Indikator für den Pubertätsbeginn, da die Brustentwicklung auf der Östrogenwirkung der Hypothalamus-Hypophysen-Gonaden-Achse (HPG-Achse) beruht.
- Bei Jungen gilt das Wachstum der Hoden auf über 3 ml (G2) als das zuverlässigste äußere Zeichen für das Einsetzen der Pubertät (Euling et al. 2008; Juul et al. 2006).

Das mittlere Alter des Pubertätsbeginns ist dabei vom Geschlecht, von der ethnischen Zugehörigkeit, der geografischen Lage und dem sozioökonomischen Status beeinflusst, liegt aber im Mittel zwischen ca. 9 und 12 Jahren (Euling et al. 2008; Juul et al. 2006).

Ausgelöst durch eine vermehrte Sekretion von Gonadotropin-Releasing-Hormon (GnRH) im Hypothalamus mit Wirkung auf das endokrinologische System werden während der Pubertät weitreichende körperliche und psychische Veränderungen angestoßen. In der Kindheit ist die Hypothalamus-Hypophysen-Gonaden-Achse (HPG-Achse) in einer Art Ruhephase. Die hormonell ausgelösten Veränderungen haben auf körperlicher Ebene das Ziel, die Grundlagen für die Reproduktionsfähigkeit zu schaffen. Die psychischen Veränderungen begünstigen die Entwicklung hin zu einer eigenständigen Persönlichkeit und ihre Verankerung in der sozialen Gemeinschaft. Es erwacht das Interesse an Sexualität und Partnerschaft und spiegelt damit auf psychischer Ebene die körperliche Entwicklung hinsichtlich der Geschlechtsreife wider.

Was zur **Aktivierung der HPG-Achse** führt, ist nicht letztgültig geklärt. Es scheinen sowohl die Genetik (50–80 %) als auch Ernährung, Stress und Umweltfaktoren eine Rolle zu spielen (Eckert-Lind et al. 2020; Toppari und Juul 2010). Eine Akzeleration des Pubertätsbeginns über die letzten Jahrzehnte hinweg, ebenso wie internationale Unterschiede verweisen auf eine komplexe Gen-Umwelt-Interaktion. Vor den 1980er-Jahren lag das Durchschnittsalter für den Pubertätsbeginn bei Mädchen (B2) bei etwa 11 Jahren. In 20 Jahre später durchgeführten Studien wurde eine Vorverlagerung des Durchschnittsalters für diese Phase der Pubertät auf etwa 10 Jahre beobachtet (Sørensen et al. 2012). Wie eine Metaanalyse ergab, trat zwischen 1977 und 2013 die Thelarche – mit regionalen Unterschieden – im Schnitt nach 10 Jahren jeweils ca. 3 Monate früher auf (Eckert-Lind et al. 2020). Für Jungen liegen keine ausreichenden Daten vor, die auf einen säkularen Trend schließen lassen (Euling et al. 2008). Die Menarche tritt in Europa im Durchschnitt mit etwa 13 Jahren ein, in amerikanischen Studien jedoch mit 12,1 (Afroamerikaner) bzw. 12,9 (Kaukasier) etwas früher. Für das Stadium G2 bei Jungen (> 3 ml Hodenvolumen) wird für Europa ein Durchschnittsalter von 11,2–11,8 Jahren angegeben. In den USA liegt das Alter bei 9,5–10,1 Jahren (Juul et al. 2006). Zudem gibt es auch Hinweise, dass spätere Pubertätsstadien sich nach hinten verlagern, was damit eine längere Pubertätsdauer mit sich bringt (Fudvoye et al. 2019).

Was im statistischen Mittel nur kleine Veränderungen sind, kann individuell – auch durch das Zusammentreffen mehrerer Faktoren – allerdings zu erheblichen Unterschieden führen. Die Gründe für diese Entwicklung sind übrigens noch nicht wirklich geklärt. Ein Erklärungsansatz ist die Ernährungssituation: Eine Unterernährung führt zu einer Verzögerung des Pubertätseintritts, was man auch bei Anorexiepatienten sieht. Übergewicht hingegen kann gegebenenfalls zu einem früheren Eintritt führen. Es wird aber auch vermutet, dass Umwelteinflüsse wie endokrin wirksame Substanzen einen Einfluss haben. Die Studienlage dazu ist noch unzureichend, es gibt jedoch Hinweise, dass vielleicht vor allem eine pränatale Exposition hier bedeutsam sein könnte (Fudvoye et al. 2019).

## 2.3 Neurobiologische Veränderungen

Die hormonellen Veränderungen im Körper führen auch im Gehirn zu **komplexen Reifungsprozessen,** die sich bis in das 3. Lebensjahrzehnt (ca. 25.

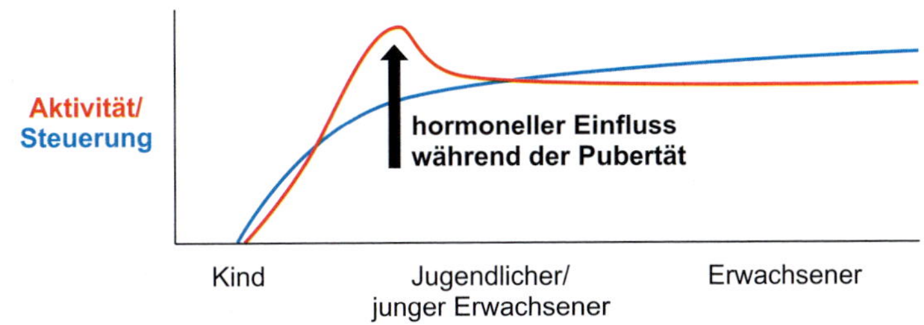


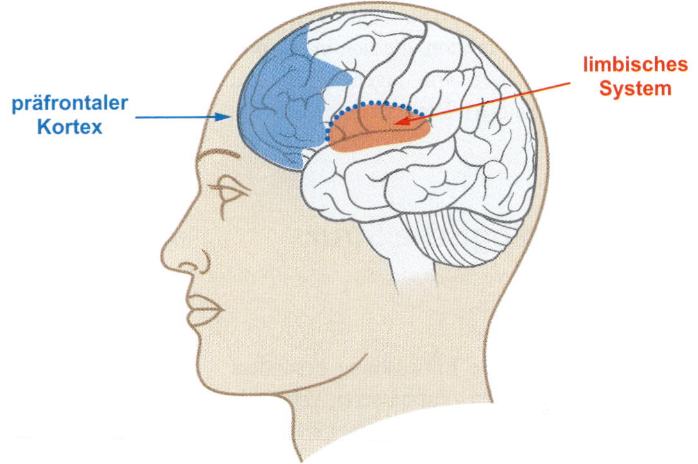


**Abb. 2.1** Gehirnentwicklung in der Adoleszenz. Blau dargestellt sind die regulierenden Regionen des präfrontalen Kortex, die während der Pubertät von der hormonal stimulierten Entwicklung des limbischen Systems (rot) „überragt" werden. [L231]

Lebensjahr) erstrecken. Diese neurobiologischen Veränderungen korrelieren mit einem Wandel im Erleben und Verhalten der Jugendlichen und jungen Erwachsenen. Vereinfachend kann man sagen, dass es zu einer erhöhten Emotionalität und Impulsivität kommt und einer besonderen Empfänglichkeit für Belohnungsreize, vor allem im sozialen Kontext (siehe auch ➤ Kap. 3). Damit gehen **Lernprozesse** einher, die sich u. a. auf die Emotionsregulation, soziale Kompetenzen und die Erfordernisse der Rolle als erwachsenes Mitglied der Gemeinschaft beziehen.

**INFOBOX**

**Reifung und Lernen**

Entwicklungsprozesse beinhalten strukturelle und funktionelle Reifungsprozesse, die mit Lernprozessen interagieren. Reifung ist universell beobachtbar und nicht auf Lernen, Erfahrung oder Übung zurückzuführen. Lernen hingegen ist ein aktiver und u. a. durch Erfahrung und Übung beeinflusster Prozess (Gortner et al. 2012; Kray 2019).

Durch vermehrte Myelinisierung nimmt die weiße Substanz von der Kindheit bis zum Erwachsenenalter kontinuierlich an Volumen zu, während die graue Substanz zunächst in der Kindheit zu- und dann während der Adoleszenz wieder abnimmt. Es wird vermutet, dass ein sogenanntes Pruning, eine Abnahme der Synapsendichte, dafür verantwortlich ist. Dieser Reifungsprozess nimmt eine grobe Richtung von okzipital nach frontal, wobei die an Sensorik und Motorik beteiligten Regionen und subkortikale Strukturen vor denen für die höheren kognitiven Funktionen reifen. Im Laufe des Reifungsprozesses kommt es dabei zu einem **Ungleichgewicht** zwischen hormonal stimulierter Entwicklung der **limbischen Gehirnregionen** und regulierenden kortikalen Regionen wie dem **präfrontalen Kortex,** der erst in der 3. Lebensdekade ausgereift ist (Casey et al. 2010, 2008; Konrad et al. 2013; Paus et al. 2008) (➤ Abb. 2.1).

Die neurobiologischen Entwicklungstrajektorien verlaufen dabei unterschiedlich. So scheint sich z. B. die Impulskontrolle linear mit zunehmendem Alter zu verbessern, während andere Eigenschaften wie z. B. „Sensation-Seeking" eine maximale Ausprägung in der frühen Adoleszenz (10–15 Jahre) zeigen (Jaworska und MacQueen 2015). Damit kommt es zu einer komplexen Interaktion, die sich in entsprechenden Verhaltensweisen von Jugendlichen und jungen Erwachsenen äußern kann.

## 2.4 Neurobiologische Strukturen

Einige für die adoleszente Entwicklung besonders relevante Strukturen sollen zum besseren Verständnis kurz in Bezug auf diese Entwicklungsphase vorgestellt werden.

Der **präfrontale Kortex (PFC)** ist die Gehirnregion, die einen wesentlichen Beitrag dazu leistet was uns als Menschen auszeichnet: Sie trägt u. a. zu moralischem Verhalten sowie zur Regulation von Emotionen und Impulsen bei und nimmt wesentlichen Einfluss auf unsere Motivation. Der PFC ist an der Perspektivübernahme beteiligt, ermöglicht, dass wir uns in andere hineinversetzen können und Empathie empfinden. Wenn wir Entscheidungen treffen, Informationen als günstig oder ungünstig bewerten oder versuchen mit „Stress" umzugehen, indem wir Situationen beispielsweise neu bewerten, ist der PFC aktiv (Sallet et al. 2011; Trepel 2017). Dabei können unterschiedliche Regionen des PFC unterschieden und diesen gewisse funktionelle Schwerpunkte zugeordnet werden (➤ Abb. 2.2):

- Ventrolateraler PFC (vlPFC): kombinatorisches und planendes Denken
- Orbitofrontaler PFC: Exekutivfunktionen, u. a. Entscheidungsfindung und Bewertung von Informationen [günstig/ungünstig], motivationale Aspekte
- Dorsolateraler PFC (dlPFC): Exekutivfunktionen, u. a. Verfolgung von Zielen
- Ventromedialer PFC (vmPFC): u. a. Stressregulation und Coping

Der PFC als ein evolutionsbiologisch in seiner menschlichen Ausprägung relativ junger Teil des Gehirns benötigt am längsten, bis er ausgereift ist (ca. 25. Lebensjahr). Seine Entwicklung geht während der Adoleszenz wesentlich mit den Lernprozessen im sozialen Bereich, der Fähigkeit zu verbesserter Emotionsregulation und der Verfolgung langfristiger Ziele einher (Blakemore 2012).

Das **limbische System** umfasst unterschiedliche, evolutionär ältere Strukturen, die im Innern des Gehirns verborgen sind, d. h. subkortikal liegen (➤ Abb. 2.3). Es ist an der Entstehung unseres Gefühlslebens stark beteiligt. Auch an der Gedächtnisbildung wirken wesentliche Strukturen des limbischen Systems wie der Hippokampus oder die Amygdala mit. Das limbische System beinhaltet auch wesentliche Strukturen des sogenannten Beloh-

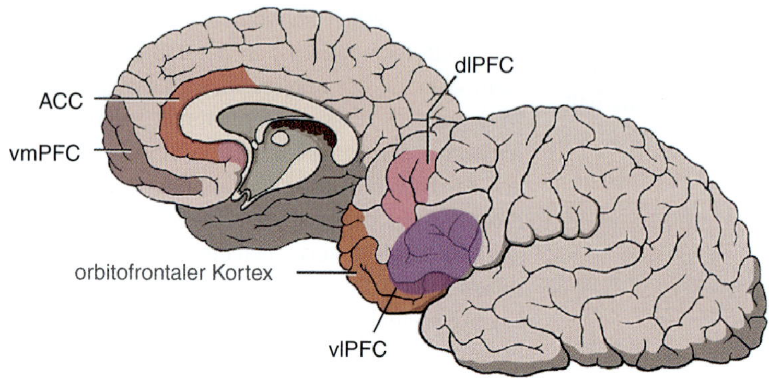


**Abb. 2.2** Regionen des präfrontalen Kortex (PFC)
ACC: anteriorer zingulärer Kortex, vmPFC: ventromedialer PFC, vlPFC: ventrolateraler PFC, dlPFC: dorsolateraler PFC (Maier und Watkins 2010; McKlveen et al. 2015) [E1020–003]

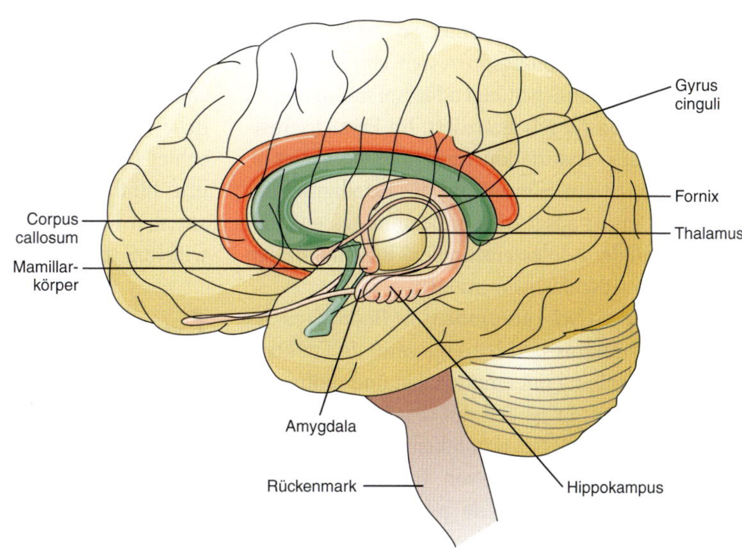


**Abb. 2.3** Limbisches System
[G290–003]

nungssystems. In der Pubertät kommt es hormonell bedingt zu einer Stimulation der limbischen Strukturen des Gehirns. Dies führt u. a. zu einer erhöhten Emotionalität und Belohnungssensitivität (Guyer et al. 2016).

Die **Amygdala** ist Teil des limbischen Systems und zentral an der Entstehung von Emotionen beteiligt. Ihr wird vor allem eine Assoziation mit negativen Emotionen, Stress und „Alarmreaktionen" (z. B. beim Anblick einer Giftschlange) nachgesagt. Sie ist wesentlich an Angstreaktionen und der emotionalen Bewertung von Sinnesreizen sowie der Abspeicherung von affektiv gefärbten Gedächtnisinhalten beteiligt. Ein vereinfachtes Beispiel mag hier zur Verdeutlichung dienen: Jemand, der schon einmal von einem Hund gebissen wurde, begegnet auf der Straße einem Hund mit seinem Besitzer. Die frühere Attacke durch den Hund wurde u. a. mithilfe der Amygdala emotional bedeutsam als negatives Erlebnis im Gedächtnis abgespeichert. Der aktuelle Anblick des Hundes führt zunächst zu einer Aktivierung der Amygdala und zu einer Stressreaktion. In Verbindung mit dem PFC kommt es jedoch zu einer Neubewertung der Situation, indem weitere Erfahrungen aus dem Gedächtnis aktiviert und vielleicht besondere Umstände in der Situation (Hund ist an der Leine) hinzugezogen werden, um mit der Stresssituation umzugehen (Kim et al. 2015; Trepel 2017). Während der Adoleszenz kommt es zu Veränderungen in der Aktivität der Amygdala und dem Grad der Vernetzung mit anderen Gehirnregionen. Dies hat vermutlich Einfluss auf das Risikoverhalten und die veränderte Emotionalität von Jugendlichen (Guyer et al. 2016).

Der **anteriore zinguläre Kortex (ACC)** ist Teil des limbischen Systems und des Papez-Zirkels, der für die Gedächtnisbildung wichtig ist. Als Teil des limbischen Systems hat er wesentlich mit Emotionen zu tun. Er ist an der Bewertung sozialer Prozesse und der Angstregulation beteiligt. Auch bei der Hemmung von Impulsen und der Fehlererkennung sowie bei Entscheidungsprozessen, vor allem in Bezug auf soziale Situationen, ist er aktiv (Lockwood und Wittmann 2018; Tang et al. 2019). Studien konnten bei Adoleszenten eine im Vergleich zu Kindern und Erwachsenen vermehrte Aktivität in Bereichen des ACC als Reaktion auf soziales Ausgrenzungserleben nachweisen, was mit der besonderen Bedeutung der sozialen Interaktion in dieser Entwicklungsphase korreliert (Guyer et al. 2016).

Das **Striatum** ist als Teil der Basalganglien eigentlich primär bekannt für seine Beteiligung an motorischen Abläufen, um diese flüssig zu gestalten. Darüber hinaus konnte jedoch auch eine Funktion im Rahmen von sozialer Belohnung und hier insbesondere im Hinblick auf Belohnungsungerechtigkeit nachgewiesen werden (Báez-Mendoza und Schultz 2013; Forbes und Dahl 2012). Bezüglich der Aktivität des Striatums wurde zudem eine unmittelbare

Hormonabhängigkeit beobachtet. So war im Zusammenhang mit Belohnungsprozessen eine maximale Aktivität bei männlichen Jugendlichen mit der Höhe des Testosteronspiegels assoziiert. Im Erwachsenenalter war diese Assoziation rückläufig (Guyer et al. 2016). Dies ist ein Hinweis auf die Beteiligung des Striatums an der ausgeprägten Belohnungssensitivität während der Adoleszenz und ein Beispiel für den Einfluss der Geschlechtshormone.

Der **Nucleus (Ncl.) accumbens** ist Bestandteil des ventralen Striatums und hat eine zentrale Funktion im Zusammenhang mit emotionalen und motivationalen Prozessen. Er ist Teil des sogenannten Belohnungszentrums. Der Ncl. accumbens ist für zahlreiche psychische Erkrankungen von Interesse, u. a. für Suchterkrankungen, da viele psychoaktive Drogen an dieser Stelle ansetzen. Durch eine vermehrte bzw. verlängerte Aktivierung der Dopaminrezeptoren des Ncl. accumbens lösen Drogen einen Belohnungsreiz aus und führen so zu dem Wunsch, dieses Gefühl wiedererleben zu wollen (Salgado und Kaplitt 2015). Im Jugendalter besteht für Suchterkrankungen aufgrund der hohen Belohnungssensitivität eine besonders große Vulnerabilität.

Die Funktionen der **Insula,** einem verdeckten Teil der Großhirnrinde, sind vielfältig. Die in diesem Kontext besonders relevanten beziehen sich auf die Integration sensorischer Informationen, die Interozeption, also das Wahrnehmen der Vorgänge in unserem Körperinnern und damit unseres Befindens. Sie hat in diesem Zuge auch eine wesentliche Bedeutung für das Erleben von Emotionen. Auch im Kontext mit Empathie und sozialer Kognition konnte eine Beteiligung der Insula nachgewiesen werden (Uddin et al. 2017). Wie Forschungsergebnisse zeigen, weisen Jugendliche, vor allem Mädchen, eine altersbedingte Zunahme der neuronalen Reaktion im Zusammenhang mit der Bewertung durch Gleichaltrige auf. Daran sind Netzwerke beteiligt, in denen neben Striatum und ventromedialem PFC auch die Insula eine wesentliche Rolle spielt (Guyer et al. 2016).

Die **neuronalen Reifungsprozesse** sind im Einzelnen komplex, und die Forschung steht diesbezüglich erst am Anfang. So konnten neben Volumen- und Aktivitätsunterschieden von Gehirnstrukturen auch Veränderungen der Vernetzung einzelner Gehirnareale (Konnektivität) nachgewiesen werden, z. B. in Bezug auf den Ncl. accumbens, den Hippokampus und die Insula sowie Teilen des ACC (Jaworska und MacQueen 2015). Auch in der Vernetzung zwischen subkortikalen Regionen und dem PFC wurden deutliche Veränderungen während der Adoleszenz beobachtet (Guyer et al. 2016). Diese Netzwerke haben u. a. Einfluss auf unsere Emotionalität und unsere sozialen Kompetenzen und damit auf zentrale Entwicklungsbereiche der Adoleszenz.

**! MERKE**

Zusammenfassend ist festzuhalten, dass Jugendliche durch eine veränderte Aktivität und Konnektivität vor allem subkortikaler Regionen eine intensivere und instabilere Emotionalität erleben. Sie sind sensitiver für appetitive, aber auch für aversive Reize vor allem im sozialen Kontext (Guyer et al. 2016). Zudem erfolgt die Reifung des für Emotionsregulation, gelingende soziale Interaktion, Risikoeinschätzung sowie mittel- und langfristige Zielverfolgung wesentlichen PFC im Vergleich verzögert. Die adoleszente Entwicklung ist dabei geprägt von einer komplexen Interaktion zwischen Reifung und Lernen. Die Veranlagung in Bezug auf Temperament und kognitive Ressourcen spielt dabei ebenso eine Rolle wie Umweltfaktoren (z. B. familiäres Umfeld oder Peergroup).

## 2.5 Bedeutung der adoleszenztypischen Neurobiologie für die psychosoziale Entwicklung

Es stellt sich die Frage, warum die zerebralen Reifungsprozesse in dieser Form ablaufen. Denn gerade die oft unzureichende Risikoeinschätzung und Impulsivität von Jugendlichen stellen eine erhebliche Gefährdung dar. Riskante Verhaltensweisen sind mit den Haupttodesursachen von Jugendlichen, vor allem Unfällen, assoziiert (Pinquart 2021).

Es gibt Überlegungen, dass die Reifungsprozesse des Gehirns während der Adoleszenz spezielle **entwicklungsfördernde Eigenschaften** mit sich bringen. So scheint durch die verzögerte Reifung des präfrontalen Kortex beispielsweise eine ausgeprägte Flexibilität begünstigt zu werden. Damit wird Neues gesucht und auch rascher assimiliert. Damit gehen das Streben weg von der Herkunftsfamilie hin zu neuen sozialen Kontakten und die Förderung einer Individualisierung einher. Auch ist das adoleszente

Gehirn besonders empfänglich für sozial-affektive Reize und damit verbundene Formen des Lernens. Dies begünstigt, dass die Jugendlichen sich an die Regeln und Normen des außerfamiliären Kontextes anpassen (Guyer et al. 2016).

Diese Phase der Gehirnentwicklung ist aber auch mit einer erhöhten **Vulnerabilität für psychische Erkrankungen** verbunden. So kann beispielsweise die noch nicht ausgereifte affektive Regulationsfähigkeit in eine affektive oder Angststörung münden. Insbesondere auch Suchterkrankungen (➤ Kap. 29) werden durch das Zusammenspiel einer ausgeprägten Empfänglichkeit für Belohnungsreize, der Suche nach neuen Erfahrungen und einer verminderten Risikoeinschätzung begünstigt (Casey et al. 2010; Konrad et al. 2013; Paus et al. 2008). Für psychotische Störungen (➤ Kap. 8) wurde ein Zusammenhang mit einem übermäßigen Pruning nachgewiesen (Paus et al. 2008). Damit ist die Adoleszenz aus neurobiologischer Sicht eine kritische Entwicklungsperiode.

### LITERATUR

Báez-Mendoza R, Schultz W. The role of the striatum in social behavior. Front Neurosci 2013; 7: 233.

Blakemore S-J. Development of the social brain in adolescence. J R Soc Med 2012; 105(3): 111–116.

Casey BJ, Getz S, Galvan A. The adolescent brain. Dev Rev 2008; 28(1): 62–77.

Casey B, Duhoux S, Cohen MM. Adolescence: what do transmission, transition, and translation have to do with it? Neuron 2010; 67(5): 749–760.

Eckert-Lind C, Busch AS, Petersen JH et al. Worldwide secular trends in age at pubertal onset assessed by breast development among girls: a systematic review and meta-analysis. JAMA Pediatr 2020; 174(4): e195881–e195881.

Euling SY, Herman-Giddens ME, Lee PA, Selevan SG, Juul A, Sørensen TI, et al. Examination of US puberty-timing data from 1940 to 1994 for secular trends: panel findings. Pediatrics 2008; 121(Suppl 3): S172–S191.

Forbes EE, Dahl RE. Research Review: Altered reward function in adolescent depression: what, when and how? J Child Psychol Psychiatry 2012; 53(1): 3–15.

Fudvoye J, Lopez-Rodriguez D, Franssen D, Parent A-S. Endocrine disrupters and possible contribution to pubertal changes. Best Pract Res Clin Endocrinol Metab 2019; 33(3): 101300.

Gortner L, Meyer S, Sitzmann FC. Pädiatrie: Stuttgart: Thieme 2012.

Guyer AE, Silk JS, Nelson EE. The neurobiology of the emotional adolescent: from the inside out. Neurosci Biobehav Rev 2016; 70: 74–85.

Jaworska N, Macqueen G. Adolescence as a unique developmental period. J Psychiatry Neurosci 2015; 40(5): 291.

Juul A, Teilmann G, Scheike T, Hertel NT, Laursen EM, Main KW, Skakkebaek NW. Pubertal development in Danish children: comparison of recent European and US data. Int J Androl 2006; 29(1): 247–255.

Kim EJ, Pellman B, Kim JJ. Stress effects on the hippocampus: a critical review. Learn Mem 2015; 22(9): 411–416.

Konrad K, Firk C, Uhlhaas PJ. Brain development during adolescence: neuroscientific insights into this developmental period. Dtsch Arztebl Int 2013; 110(25): 425.

Kray J. Entwicklungspsychologie. Ein Überblick für Psychologiestudierende und -interessierte. Berlin, Heidelberg: Springer 2019, S. 31–41.

Lockwood PL, Wittmann MK. Ventral anterior cingulate cortex and social decision-making. Neurosci Biobehav Rev 2018; 92: 187–191.

Maier SF, Watkins LR. Role of the medial prefrontal cortex in coping and resilience. Brain Res 2010; 1355: 52–60.

Mcklveen JM, Myers B, Herman JP. The medial prefrontal cortex: coordinator of autonomic, neuroendocrine and behavioural responses to stress. J Neuroendocrinol 2015; 27(6): 446–456.

Paus T, Keshavan M, Giedd JN. Why do many psychiatric disorders emerge during adolescence? Nat Rev Neurosci 2008; 9(12): 947–957.

Pinquart M. Prävention und Gesundheitsförderung im Jugendalter. In: Tiemann M, Moholum M (Hrsg.): Prävention und Gesundheitsförderung. Berlin, Heidelberg: Springer 2021, S. 355–369.

Salgado S, Kaplitt MG. The nucleus accumbens: a comprehensive review. Stereotact Funct Neurosurg 2015; 93(2): 75–93.

Sallet J, Mars RB, Quilodran R, Procyk E, Petrides M, Rushworth M. Neuroanatomical basis of motivational and cognitive control: a focus on the medial and lateral prefrontal cortex. In: Mars RB, Sallet J, Rushworth FS (eds.): Neural Basis of Motivational and Cognitive Control. Cambridge, Mass.: MIT Press 2011, pp. 5–20.

Sørensen K, Mouritsen A, Aksglaede L, Hagen CP, Mogensen SS, Juul A. Recent secular trends in pubertal timing: implications for evaluation and diagnosis of precocious puberty. Horm Res Paediatr 2012; 77(3): 137–145.

Tang W, Jbabdi S, Zhu Z, Cottaar M, Grisot G, Lehman JF, et al. A connectional hub in the rostral anterior cingulate cortex links areas of emotion and cognitive control. Elife 2019; 8: e43761.

Toppari J, Juul A. Trends in puberty timing in humans and environmental modifiers. Mol Cell Endocrinol 2010; 324(1–2): 39–44.

Trepel M. Neuroanatomie: Struktur und Funktion. 8. A. München: Elsevier Urban & Fischer 2021.

Uddin LQ, Nomi JS, Hébert-Seropian B, Ghaziri J, Boucher O. Structure and function of the human insula. J Clin Neurophysiol 2017; 34(4): 300–306.

KAPITEL

# 3

Michael Frey

# Psychosoziale Entwicklungsaufgaben der Adoleszenz



## 3.1 Entwicklungsbereiche der Adoleszenz

Der Übergang von der Kindheit zum Erwachsensein erfordert zahlreiche Entwicklungsschritte in Bezug auf sich selbst und die Beziehung zu anderen. Wesentliche **Entwicklungsbereiche** während der Adoleszenz sind (Christie und Viner 2005):

- Autonomie und Selbstbehauptung
- Identität und soziale Rolle
- Bezug zum eigenen Körper
- Sexualität
- Emotionsregulation

Diese Entwicklung ist ein **komplexes Geschehen, in dem neurobiologische, intrapsychische und soziale Faktoren miteinander interagieren.** Das sich entwickelnde Gehirn ist in diesem Alter besonders empfänglich und zeigt eine Art „Hyperplastizität". Insbesondere emotional stark gefärbte Erfahrungen sind oft prägend. So zeigen Studien beispielsweise, dass Muster der sozialen Interaktion mit Gleichaltrigen und auch sexuelle Verhaltensweisen von der Adoleszenz ins spätere Erwachsenenalter persistieren (Guyer et al. 2016).

### 3.1.1 Autonomie und Selbstbehauptung

In der psychosozialen Entwicklung ist ein wesentlicher Entwicklungsstrang der von der Abhängigkeit hin zur Autonomie. Je jünger ein Kind, desto größer ist die Abhängigkeit von den primären Bezugspersonen, in der Regel den Eltern. Bereits im Kindesalter werden sukzessive Schritte hin zu mehr Selbstständigkeit und Unabhängigkeit gegangen, und mit dem Einsetzen der Pubertät wird die Autonomieentwicklung zu einem der Hauptmotive der Entwicklung. Es kommt zu einem Ablösungsprozess von den Eltern und einer Zuwendung zu einer Gruppe Gleichaltriger. Die damit verbundenen Konflikte sind nicht selten Anlässe für krisenhafte Zuspitzungen.

## 3.1.2 Identität und soziale Rolle

3

Für Jugendliche gewinnt eine Frage, die wesentlich zur Identitätsentwicklung beiträgt, große Bedeutung: „Wie werde ich von anderen wahrgenommen?". Die Beantwortung dieser Frage steht sowohl im Zusammenhang mit der sozialen Rolle als auch mit der Identität. Zwischen beiden Bereichen besteht dabei eine intensive Wechselwirkung. Die Identitätsentwicklung ist in der Adoleszenz durch die Suche nach Vorbildern, Ausprobieren und Abgrenzen geprägt. Das kann sich im Kleidungsstil, im Musikgeschmack oder in Hobbys zeigen.

**INFOBOX**

**Begriffsbestimmung**

Identität beschreibt, wie wir Menschen uns vor unserem biografischen Hintergrund und in Bezug auf die soziale Umwelt verstehen und wahrnehmen (Wirtz 2021). Es besteht eine Wechselwirkung zwischen unserer Persönlichkeit und der sozialen Rolle, in der wir uns wiederfinden. Die Persönlichkeit wiederum basiert nach einem Modell von Cloninger auf dem Temperament, das genetisch veranlagt ist, und unserem Charakter, der durch Lernerfahrungen geprägt ist (Cloninger 1994; Garcia et al. 2020) (➤ Abb. 3.1).

Dabei interagiert das veranlagte Temperament mit Umweltfaktoren, z. B. der Familie oder der Peergroup. Jugendliche mit einem günstigen Persönlichkeitsprofil und einem warmherzigen familiären Umfeld weisen beispielsweise oft früher eine reife Identität auf. In der Adoleszenz „reift" die Persönlichkeit, Imbalancen können ausgeglichen werden oder bei starker Ausprägung, u. a. aufgrund der höheren Anforderungen, vermehrt zutage treten. Es gibt Hinweise, dass sich die Persönlichkeitstraits (siehe Infobox) gegenseitig beeinflussen und bei einer großen Dysbalance oder einem Dominieren maladaptiver Traits diese eher persistieren bzw. sich bis hin zu einer Persönlichkeitsstörung aggravieren (Sharp und Wall 2018).

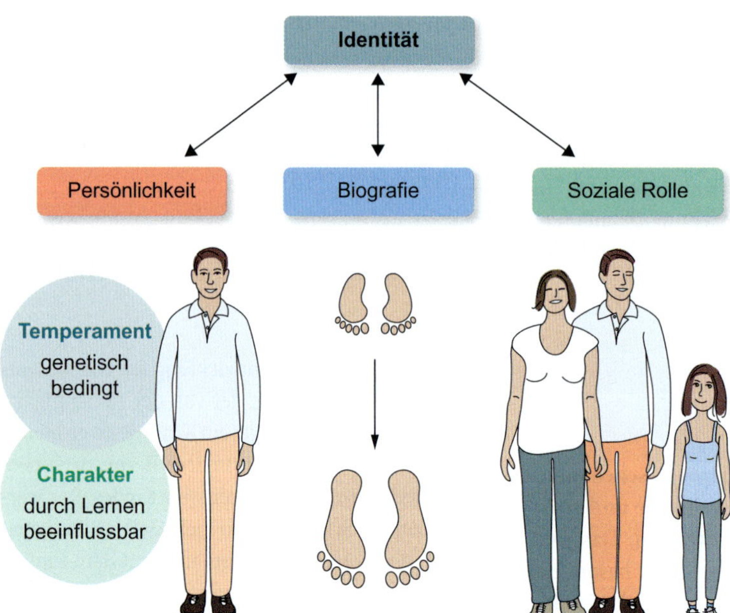


**Abb. 3.1** Zusammenhang zwischen Identität, sozialer Rolle und Persönlichkeit [L231]

**INFOBOX**

**Big Five**

Das 5-Faktoren-Modell von McCrae und Costa (2008) umfasst die Dimensionen:

- Neurotizismus
- Extraversion
- Offenheit für Erfahrung
- Verträglichkeit
- Gewissenhaftigkeit

Diese Persönlichkeitstraits gelten als vor allem genetisch bedingt und damit als relativ stabil über die Lebensspanne. Dabei gibt es die psychosoziale Entwicklung begünstigende Ausprägungen (z. B. ausgeprägte Verträglichkeit im sozialen Umgang) oder ungünstige Konstellationen (z. B. starker Neurotizismus im Sinne eines übermäßigen Besorgtseins und negativer Emotionalität).

Die Identität entwickelt sich von Geburt an sukzessive, mit einem Entwicklungsschub während der Adoleszenz. Sie ist danach zwar nicht lebenslang festgelegt, im Erwachsenenalter in der Regel jedoch stabiler (Meeus 2011). Lebensereignisse (z. B. Migration, Behinderung) können es erfordern, die eigene Identität und auch die soziale Rolle neu zu definieren. Durch die Veränderung in unserer Kommunikation durch **Social Media** sind in der Identitätsentwicklung noch einmal ganz andere Facetten zu beobachten: Einerseits ist eine neue Form des Zugehörigkeitsgefühls und Experimentierens möglich, andererseits kommt aber auch der Selbstdarstellung und „Idealisierung" eine größere Bedeutung zu.

### 3.1.3 Bezug zum eigenen Körper

Während der Adoleszenz geht es darum, mit den reifungsbedingten körperlichen Veränderungen (➤ Kap. 2.2) umzugehen und die aufkommenden neuen Gefühle und Bedürfnisse zu integrieren. Der Bezug zum eigenen Körper entwickelt sich in einem Wechselspiel aus körperlicher Veränderung und Erfahrungen im sozialen Umfeld. Kulturelle Ideale, familiäres Umfeld und Freundeskreis nehmen Einfluss auf den Bezug zum eigenen Körper und natürlich auch die sozialen Medien! Die Adoleszenz ist eine besonders vulnerable Phase für die Entwicklung eines negativen Körperbilds, weshalb in dieser Lebensphase auch ein erhöhtes Risiko für die Erstmanifestation einer Essstörung besteht (Voelker et al. 2015).

### 3.1.4 Sexualität

Sexualität ist ein multifaktorielles Geschehen, bei dem körperliche, psychische und soziale Einflussfaktoren eine Rolle spielen. Retrospektive Befragungen zeigen, dass die erste Erfahrung sexueller Anziehung oft im Alter zwischen 10 und 12 Jahren erlebt wird; danach entwickeln sich die ersten sexuellen Fantasien meist innerhalb eines Jahres (Lefkowitz und Vasilenko 2014). Die psychosexuelle Entwicklung nimmt dabei in der Adoleszenz eine zentrale Stellung ein.

Die Erkundung der Sexualität beginnt zunächst beim eigenen Körper, der sich gerade in der frühen Adoleszenz massiv verändert. Wann Jugendliche und junge Erwachsene sexuell aktiv zu sein beginnen, ist stark kulturabhängig, insbesondere auch im Hinblick auf einen gegebenenfalls bestehenden Unterschied zwischen den Geschlechtern. So gaben 52 % der 15- bis 19-jährigen Männer und nur 4 % der Frauen in Kenia an, im vergangenen Jahr Geschlechtsverkehr gehabt zu haben (Starrs et al. 2018). In einer landesweiten Umfrage in Frankreich lag hingegen das Alter für den ersten Geschlechtsverkehr bei den weiblichen Jugendlichen nur geringfügig höher als bei den männlichen (16,5 vs. 15,8 Jahre) (Moreau et al. 2016). Zudem besteht eine große interindividuelle Spanne: So ergab eine niederländische Studie, dass 10 % der 14-Jährigen bereits Geschlechtsverkehr gehabt und zugleich 10 % der 19-Jährigen noch keinen ersten Kuss erlebt hatten.

Mit Blick auf die psychische Gesundheit zeigt sich, dass – entgegen früheren Annahmen – frühe sexuelle Erfahrungen in der Jugend sich nicht zwangsläufig negativ auswirken. Auch der oft vermutete grundsätzliche negative Einfluss sozialer und anderer Medien hinsichtlich der sexuellen Entwicklung kann nicht durch Studien belegt werden. Hier ist vielmehr ein sehr differenzierter Blick notwendig (Lefkowitz und Vasilenko 2014). Ein wesentlicher Aspekt ist sicher die sehr niedrigschwellige Verfügbarkeit einer sehr diversen Auswahl an sexuellen Inhalten und Praktiken im Internet. Dies kann überfordern, es kann aber auch zur Erkundung der eigenen Präferenzen und Interessen beitragen. Dass die Darstellung von Sexualität dabei oftmals verzerrt ist, um das Konsumverhalten zu fördern, kann zu nichtzutreffenden Erwartungen führen, gerade wenn zu diesem

Zeitpunkt noch keine referenziellen Erfahrungen in der realen Welt existieren.

Zusammenfassend ist davon auszugehen, dass die niedrigschwellige Verfügbarkeit von sexuellen Inhalten die eigene sexuelle Sozialisierung mitprägt, mit Nach-, aber auch mit Vorteilen.

### 3.1.5 Emotionsregulation



Während der Adoleszenz müssen nicht nur neue Gefühle und Bedürfnisse (z. B. Sexualität) integriert werden, sondern es entsteht auch eine Art „emotionaler Aufruhr". Durch die neubiologischen Veränderungen (➤ Kap. 2.3) wird Stimmungsschwankungen, Impulsivität und der Reagibilität auf Belohnungsanreize Vorschub geleistet. Dabei bestehen große interindividuelle Unterschiede, die neben Veranlagung auch mit dem sozialen und kulturellen Umfeld zu tun haben. Reifung interagiert mit Lernprozessen. Mehr oder weniger gute Fähigkeiten, die eigenen Gefühle zu regulieren (was u. a. entscheidend mit Erziehungserfahrungen zu tun hat), treffen in dieser Entwicklungsphase auf einen regelrechten Ansturm intensiver Emotionen. Dies kann für Jugendliche stark belastend sein und zu krisenhaften Zuspitzungen oder zur Entwicklung psychischer Erkrankungen führen. Die Förderung der Emotionsregulation spielt in der Prävention und Therapie von Jugendlichen und jungen Erwachsenen eine zentrale Rolle.

### 3.1.6 Mädchen und Jungen

Es gibt zahlreiche Geschlechtsunterschiede, die in der adoleszenten Entwicklung zum Tragen kommen. Diese sind ausgesprochen vielschichtig und erst im Ansatz erforscht. Es gibt beispielsweise robuste Daten, die zeigen, dass Mädchen von klein auf besser darin sind, nonverbale Signale zu interpretieren, und damit auch sensibler auf mögliche diesbezügliche Inkongruenzen reagieren (McClure 2000; Vrtička et al. 2014). Mädchen sind auch stärker auf **interpersonelle Kontakte** bezogen und legen mehr Wert auf die Bewertung durch andere als Jungen; sie reagieren daher auf interpersonelle Stresssituationen auch eher mit depressiven Reaktionen als Jungen (Conley und Rudolph 2009).

Jungen haben hingegen im Vergleich zu Mädchen etwas mehr Schwierigkeiten mit dem Bedürfnisaufschub (Silverman 2003). Jungen erfahren mehr unverhohlene und körperliche Aggression, während Mädchen mehr indirekt auf der Beziehungsebene Opfer von Ausgrenzung, Abwertung und Aggressionen werden können (Herd und Kim-Spoon 2021).

Auch unterscheiden sich Jungen und Mädchen hinsichtlich ihrer **Bewältigungsstrategien.** So neigen Mädchen z. B. eher als Jungen dazu, den Fehler bei sich zu suchen und zu ruminieren (Rumination = gedankliches „Wiederkäuen", eine Form des Grübelns), was gerade auch in der Entwicklung von depressiven Erkrankungen für Mädchen ein Risikofaktor sein kann. Jungen tendieren hingegen zu Vermeidungsverhalten und suchen den Fehler tendenziell bei anderen (Herd und Kim-Spoon 2021; Hu et al. 2015).

### 3.1.7 Das erste Mal

Aus Erwachsenenperspektive ist es zunächst nicht immer nachvollziehbar, warum die subjektive Bedeutung von Ereignissen, z. B. von schlechten ersten Beziehungserfahrungen, für Jugendliche oftmals ein existenzielles Ausmaß annimmt. Im Vergleich zu Erwachsenen fehlt es Jugendlichen jedoch in der Regel an früheren Erfahrungen, die in der Bewertung des Ereignisses als biografischer Erfahrungshorizont herangezogen werden könnten, um den erlebten Schmerz oder das Scheitern zu relativieren. Viele Erfahrungen sind die Ersten ihrer Art. In der subjektiven Erlebenswelt der Jugendlichen ist das „erste Mal" daher ungleich bedeutungsvoller und kann daher auch zu größerer Verzweiflung und Hoffnungslosigkeit führen.

## 3.2 Entwicklung als biopsychosoziales Phänomen

Entwicklung ist ein **komplexes Geschehen mit Wechselwirkungen** von biologischen, psychischen und sozialen Faktoren. Einige Beispiele sollen dies veranschaulichen.

### 3.2.1 „Großer Macker" oder Führungsperson

Bei Jungen konnten Untersuchungen darlegen, dass der Zusammenhang zwischen einem höheren Testosteronspiegel und den gezeigten Verhaltensweisen von der Gruppe Gleichaltriger abhing. Waren die Jugendlichen in einer im Sozialverhalten unauffälligen Gruppe, korrelierte ein höherer Testosteronspiegel mit einer Führungsrolle und sozialer Anerkennung. In einer Gruppe von im Sozialverhalten auffälligen Jugendlichen hingegen war der höhere Testosteronspiegel mit sozialer Dominanz und gestörtem Sozialverhalten assoziiert (Rowe et al. 2004).

### 3.2.2 Pubertät als Ausweg?

Auch unsere körperliche Erscheinung nimmt Einfluss darauf, wie die Umwelt auf uns reagiert. So verändert sich mit den körperlichen Zeichen des Erwachsenwerdens, wie andere uns einordnen oder behandeln. Umgekehrt nimmt aber auch das soziale Umfeld Einfluss auf unsere körperliche Entwicklung. So wurde beispielsweise bei Mädchen, die mit einer „streng kontrollierenden" Mutter aufwuchsen, ein früherer Pubertätseintritt beobachtet (Belsky et al. 2007).

### 3.2.3 Das Gehirn – ein Abbild des Freundeskreises

Die in ➤ Kap. 2 beschriebenen Entwicklungsprozesse des Gehirns sind grundlegend für die soziale Interaktion. So ist z. B. das neu auftretende Interesse an Sexualität und Partnerschaft ein zu integrierender Aspekt in den sozialen Beziehungen von Jugendlichen. Auch die noch nicht ausgereifte Emotionsregulation stellt Freundschaften und andere Beziehungen in diesem Alter nicht selten auf eine Belastungsprobe. Umgekehrt konnte auch ein Einfluss der sozialen Umgebungsfaktoren und insbesondere der sozialen Verbundenheit auf die Gehirnaktivität beobachtet werden. Es gibt beispielsweise Befunde, wie das soziale Netzwerk Einfluss auf die kognitive Verarbeitung von Aufgaben nimmt. Es scheint so, dass Jugendliche, die einen größeren oder diverseren Freundeskreis haben, mehr unterschiedliche Gehirnregionen aktivieren, um voreilige Reaktionen zu inhibieren (Tompson et al. 2020). Auch die in funktioneller Bildgebung zu beobachtenden Aktivierungsmuster bei sozialen Stresssituationen wie Ausgrenzungserlebnissen zeigten Unterschiede in Abhängigkeit von der Größe des Freundeskreises (Schmälzle et al. 2017).

## 3.3 Wann ist man erwachsen?

Der Versuch, Erwachsensein zu definieren, unterliegt kulturellen und historischen Veränderungen. Havighurst (1948) hat beispielsweise als Kriterien für das „Erwachsensein" neben dem Auszug aus dem Elternhaus, der Berufstätigkeit und einer stabilen Partnerschaft noch die Elternschaft herangezogen. In Studien von Seiffge-Krenke, mehr als 50 Jahre später, wird Elternschaft nicht mehr als definierendes Merkmal herangezogen, da dies nicht mehr der gesellschaftlichen Realität entspricht.

Zu beobachten ist über die Zeit auch eine deutliche Veränderung, wann die erwähnten Entwicklungsschritte erreicht werden. Lag beispielsweise in den 1990er-Jahren das Durchschnittsalter für eine Heirat und das erste Kind noch zwischen 26 und 28 Jahren, so hat 20 Jahre später eine Verlagerung auf das Alter zwischen 31 und 33 stattgefunden (➤ Abb. 3.2) (Seiffge-Krenke 2015). Auch kulturelle Unterschiede müssen dabei berücksichtigt werden: So wohnen z. B. in südlichen Ländern Kinder oft viel länger bei ihren Eltern als in Mittel- und Nordeuropa. Damit definieren zum einen der Pubertätseintritt als biologische Grundlage und zum anderen soziale Faktoren die Dauer der sogenannten Adoleszenz. Da diese nun deutlich längere Entwicklungsperiode, die sich bis zum Ende des 3. Lebensjahrzehnts erstrecken kann, noch nicht wirklich dem Erwachsensein entspricht, wurde von Arnett et al. (2014) der Begriff „**emerging adulthood**" für das Alter zwischen 18 und 30 Jahren vorgeschlagen.

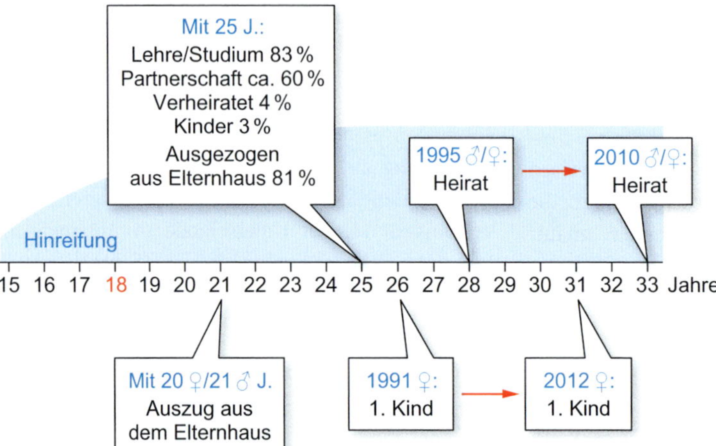


**Abb. 3.2** Meilensteine des Erwachsenwerdens: Abgebildet sind die neurobiologischen Reifungprozesse (blaue Kurve) und die soziokulturellen Eckpfeiler der adoleszenten Entwicklung (Seiffge-Krenke 2015). [P492/L231]

## 3.4 Entwicklungsaufgaben und psychische Erkrankungen

Die Entwicklungsaufgaben der Adoleszenz bringen, wie oben dargestellt, eine **erhöhte Vulnerabilität für psychische Erkrankungen** mit sich. Umgekehrt beeinträchtigen aber auch psychische Erkrankungen in dieser Lebensphase die erfolgreiche Bewältigung von Entwicklungsaufgaben. So weiß man, dass psychische Erkrankungen im Jugend- oder jungen Erwachsenenalter im Hinblick auf die berufliche Entwicklung mit einem erhöhten Risiko für einen niedrigeren Schulabschluss, mit geringerem Einkommen und verminderter beruflicher Produktivität einhergehen. Aber auch hinsichtlich der sozialen Integration und Partnerschaft werden die Weichen in diesem Lebensalter gestellt. Menschen, die während der Adoleszenz psychisch erkrankt sind, haben daher häufiger als Gesunde instabile Partnerschaften, keine Kinder sowie insgesamt weniger soziale Kontakte (Viner und Tanner 2009). Diesen Aspekten ist in der Therapie besondere Aufmerksamkeit zu widmen.

### LITERATUR

Arnett JJ, Žukauskienė R, Sugimura K. The new life stage of emerging adulthood at ages 18–29 years: implications for mental health. Lancet Psychiatry 2014; 1(7): 569–576.

Belsky J, Steinberg LD, Houts RM, Friedman SL, DeHart G, Cauffman E, et al. Family rearing antecedents of pubertal timing. Child Dev 2007; 78(4): 1302–1321.

Christie D, Viner R. Adolescent development. BMJ 2005; 330(7486): 301–304.

Cloninger CR. Temperament and personality. Curr Opin Neurobiol 1994; 4(2): 266–273.

Conley CS, Rudolph KD. The emerging sex difference in adolescent depression: interacting contributions of puberty and peer stress. Dev Psychopathol 2009; 21(2): 593–620.

Euling SY, Herman-Giddens ME, Lee PA, Selevan SG, Juul A, Sørensen TI, et al. Examination of US puberty-timing data from 1940 to 1994 for secular trends: panel findings. Pediatrics 2008; 121(3): S172.

Garcia D, Cloninger KM, Sikström S, Anckarsäter H, Cloninger CR. A ternary model of personality: temperament, character, and identity. In: Sikström S, Garcia D (eds.): Statistical Semantics: M ethods and applications. Cham: Springer 2020, pp. 125–142.

Guyer AE, Silk JS, Nelson EE. The neurobiology of the emotional adolescent: from the inside out. Neurosci Biobehav Rev 2016; 70: 74–85.

Havighurst RJ. Developmental Tasks and Education. Chicago: University of Chicago Press 1948.

Herd T, Kim-Spoon J. A systematic review of associations between adverse peer Experiences and Emotion regulation in adolescence. Clin Child Fam Psychol Rev 2021; 24(1): 141–163.

Hu T, Zhang D, Yang Z. The relationship between attributional style for negative outcomes and depression: a meta-analysis. J Soc Clin Psychol 2015; 34(4): 304–321.

Juul A, Teilmann G, Scheike T, Hertel NT, Holm K, Laursen EM, et al. Pubertal development in Danish children: comparison of recent European and US data. Int J Androl 2006; 29(1): 247–255.

Lefkowitz ES, Vasilenko SA. Healthy sex and sexual health: new directions for studying outcomes of sexual health. New Dir Child Adolesc Dev 2014; 2014(144): 87–98.

McClure EB. A meta-analytic review of sex differences in facial expression processing and their development in

infants, children, and adolescents. Psychol Bull 2000; 126(3): 424.
McCrae RR, Costa PT Jr. The five-factor theory of personality. In: John OP, Robins RW, Pervin LA (eds.): Handbook of Personality: Theory and Research. 3rd ed. New York: Guilford Press 2008, pp. 159–181.
Meeus W. The study of adolescent identity formation 2000–2010: a review of longitudinal research. J Res Adolesc 2011; 21(1): 75–94.
Moreau C, Kågesten AE, Blum RW. Sexual dysfunction among youth: an overlooked sexual health concern. BMC Public Health 2016; 16(1): 1–10.
Rowe R, Maughan B, Worthman CM, Costello EJ, Angold A. Testosterone, antisocial behavior, and social dominance in boys: pubertal development and biosocial interaction. Biol Psychiatry 2004; 55(5): 546–552.
Schmälzle R, O'Donnell MB, Garcia JO, Cascio CN, Bayer J, Bassett DS, et al. Brain connectivity dynamics during social interaction reflect social network structure. Proc Natl Acad Sci U S A 2017; 114(20): 5153–5158.
Seiffge-Krenke I. „Emerging Adulthood": Forschungsbefunde zu objektiven Markern, Entwicklungsaufgaben und Entwicklungsrisiken. Zschr Psychiatr Psychol Psychother 2015; 63(3): 165–173.
Sharp C, Wall K. Personality pathology grows up: adolescence as a sensitive period. Curr Opin Psychol 2018; 21: 111–116.
Silverman IW. Gender differences in delay of gratification: a meta-analysis. Sex Roles 2003; 49(9): 451–463.
Starrs AM, Ezeh AC, Barker G, Basu A, Bertrand JT, Blum R, et al. Accelerate progress – sexual and reproductive health and rights for all: report of the Guttmacher-Lancet Commission. Lancet 2018; 391(10140): 2642–2692.
Tompson SH, Falk EB, O'Donnell MB, Cascio CN, Bayer J, Vettel JM, et al. Response inhibition in adolescents is moderated by brain connectivity and social network structure. Soc Cogn Affect Neurosci 2020; 15(8): 827–837.
Viner J, Tanner JL. Psychiatric disorders in emerging adulthood. Yellowbrick Journal of Emerging Adulthood 2009; 1(1): 6–7.
Voelker DK, Reel JJ, Greenleaf C. Weight status and body image perceptions in adolescents: current perspectives. Adolesc Health Med Ther 2015; 6: 149–158.
Vrtička P, Sander D, Anderson B, Badoud D, Eliez S, Debbané M. Social feedback processing from early to late adolescence: influence of sex, age, and attachment style. Brain Behav 2014; 4(5): 703–720.
Wirtz MA (Hrsg.). Dorsch – Lexikon der Psychologie. 20. A. Göttingen, Bern: Hogrefe 2021.

KAPITEL

# 4 Entwicklung psychischer Erkrankungen über die Lebenszeit

Michael Frey

Mit 14 Jahren haben sich ungefähr 50 % und mit 24 Jahren bereits 75 % aller **psychischen Lebenszeiterkrankungen** manifestiert (Kessler et al. 2005; Lambert et al. 2013; ➢ Abb. 4.1). Ein hoher Anteil der Angststörungen (➢ Kap. 12) beginnt bereits im frühen Kindesalter. Ebenso typisch für das Kindesalter sind Impulskontrollstörungen, ADHS (➢ Kap. 6) und Störungen des Sozialverhaltens (➢ Kap. 7). Affektive Störungen nehmen ab dem frühen Jugendalter zu. Depressionen (➢ Kap. 10) zeigen dabei eine ausgeprägte Geschlechterdifferenz ab dem 13. Lebensjahr. Hier kommt es zu einem steilen Anstieg der Inzidenz bei Mädchen, was hinsichtlich der Prävalenz letztlich auch im Erwachsenenalter zu einer deutlichen Prädominanz von Frauen führt (Frey et al. 2020). Erstmanifestationen von Schizophrenien (➢ Kap. 8) treten ab dem frühen Jugendalter sukzessive häufiger auf und erreichen einen Peak zwischen 20 und 24 Jahren (Männer) bzw. zwischen 25 und 29 Jahren (Frauen). Frauen haben noch einen zweiten Häufigkeitsgipfel im Alter von ca. 45–49 (Jones 2013). Ein Grund für eine Häufung des ersten Auftretens psychischer Erkrankungen im Jugend- und frühen Erwachsenenalter sind vermutlich u. a. die in ➢ Kap. 2 dargestellten Hirnreifungsprozesse.

In einer vielzitierten prospektiven Studie von Copeland et al. (2009) zur Entwicklung von psychischen Erkrankungen zwischen Kindes-, Jugend- und jungem Erwachsenenalter wurde gezeigt, dass sich die Art der **psychiatrischen Störung im Entwicklungsverlauf** verändern kann. So bestand im Erwachsenenalter z. B. ein erhöhtes Risiko, eine generalisierte Angststörung zu entwickeln, wenn die Patienten in der Kindheit oder Jugend eine Depression hatten und umgekehrt. Demgegenüber zeigten Patienten mit Angststörungen im Allgemeinen eine hohe Wahrscheinlichkeit, auch in späteren Jahren mit einer Störung aus diesem Diagnosenspektrum diagnostiziert zu werden. Ein möglicher Wechsel in eine ganz andere Diagnosekategorie ergab sich für

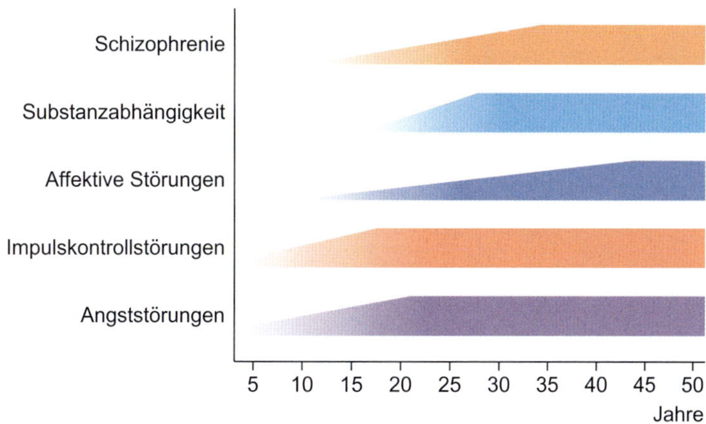


**Abb. 4.1** Die Grafik zeigt, dass sich das Ersterkrankungsalter (x-Achse) je nach Krankheit unterscheidet (Jones 2013). Impulskontrollstörungen und Angststörungen beginnen beispielsweise früh, und das Zeitfenster für die Entwicklung einer Substanzabhängigkeit ist sehr eng und entspricht ziemlich genau der Adoleszenz (15–25 Jahre). Ungefähr die Hälfte aller Lebenszeiterkrankungen beginnt im mittleren Teenageralter (Kessler et al. 2007). [L231]

Kinder mit oppositionell-aufsässigem Verhalten, die ein erhöhtes Risiko für eine spätere Angststörung oder Depression hatten (Copeland et al. 2009). Bei schweren Ausprägungen einer Störung des Sozialverhaltens (ICD-10) (disruptive Verhaltensweisen und dissoziale Störungen in der ICD-11) erfüllt etwas weniger als die Hälfte der Betroffenen im Erwachsenenalter die Diagnosekriterien einer antisozialen Persönlichkeitsstörung (ICD-10). Bei den milderen Formen sind die weiteren Folgestörungen im Erwachsenenalter sehr heterogen (Fairchild et al. 2019). Damit wird deutlich, dass eine bestehende psychische Vulnerabilität im Laufe des Lebens gegebenenfalls ganz unterschiedliche Formen annehmen kann.



### LITERATUR

Copeland WE, Shanahan L, Costello EJ, Angold A. Childhood and adolescent psychiatric disorders as predictors of young adult disorders. Arch Gen Psychiatry 2009; 66(7): 764–772.

Fairchild G, Hawes DJ, Frick PJ, Copeland WE, Odgers CL, Franke B, et al. Conduct disorder. Nat Rev Dis Prim 2019; 5(1): 1–25.

Frey M, Obermeier V, von Kries R, Schulte-Körne G. Age and sex specific incidence for depression from early childhood to adolescence: a 13-year longitudinal analysis of German health insurance data. J Psychiatr Res 2020; 129: 17–23.

Jones PB. Adult mental health disorders and their age at onset. Br J Psychiatry 2013; 202(s54): s5–s10.

Kessler RC, Berglund P, Demler O, Jin R, Merikangas KR, Walters EE. Lifetime prevalence and age-of-onset distributions of DSM-IV disorders in the National Comorbidity Survey Replication. Arch Gen Psychiatry 2005; 62(6): 593–602.

Kessler RC, Amminger GP, Aguilar-Gaxiola S, Alonso J, Lee S, Ustun TB. Age of onset of mental disorders: a review of recent literature. Curr Opin Psychiatry 2007; 20(4): 359.

Lambert M, Bock T, Naber D, Löwe B. Die psychische Gesundheit von Kindern, Jugendlichen und jungen Erwachsenen – Teil 1: Häufigkeit, Störungspersistenz, Belastungsfaktoren, Service-Inanspruchnahme und Behandlungsverzögerung mit Konsequenzen. Fortschr Neurol·Psychiatr 2013; 81(11): 614–627.

KAPITEL

# 5 Überblick: Neuerungen in der ICD-11

Daniel Illy

Die 11. Version der Internationalen statistischen Klassifikation der Krankheiten (ICD-11) bringt im Bereich der Psychiatrie und Psychotherapie zahlreiche Neuerungen mit sich. Da zum Zeitpunkt der Erstellung dieses Kapitels noch keine finale Druckfassung vorlag, beziehen sich die Angaben auf Steinhausen (2019) sowie Krawczyk und Święcicki (2020). Aufgrund der umfangreichen Neuerungen wurde teilweise nach Relevanz ausgewählt.

Die augenscheinlichste Neuerung ist die Etablierung eines alphanumerischen Codes (Beispiel: 6A71.3 für die rezidivierende depressive Störung, gegenwärtig schwere Episode ohne psychotische Symptome). Die einzelnen Bestandteile dieses Codes sind in ➤ Abb. 5.1 noch einmal anschaulich dargestellt.

Für das gesamte Feld der Kinder- und Jugendpsychiatrie ist die Tatsache relevant, dass die Kategorie der „Verhaltens- und emotionalen Störungen mit Beginn in der Kindheit und Jugend" aufgegeben wird. An ihre Stelle treten die „**Neuro-Entwicklungsstörungen**", die in der neu ausgewiesenen Entwicklungsperiode (sprich: in Kindheit und Jugend) entstehen. Es werden folgende Störungsbilder unterschieden:

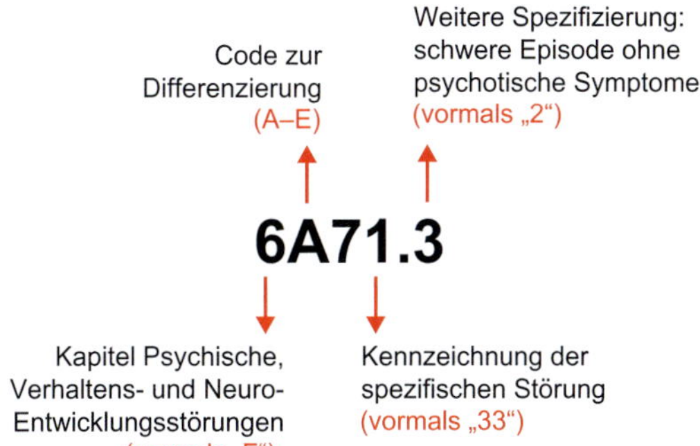


**Abb. 5.1** Kodierung in der ICD-11 [L231]

- **Störungen der geistigen Entwicklung:** vormals Intelligenzminderung mit den bekannten Schweregraden, aber jeweils neuen IQ-Grenzwerten.
- **Entwicklungsstörungen des Sprechens und der Sprache:** Neu ist hier die Entwicklungsstörung der pragmatischen Sprache (in Abgrenzung zum Autismus). Ferner entfällt die Trennung zwischen rezeptiver und expressiver Sprachstörung zugunsten der Sprachentwicklungsstörung mit Beeinträchtigung der rezeptiven und (dann meist auch) der expressiven Sprache. Stottern und Poltern werden den Entwicklungsstörungen der Sprechflüssigkeit untergeordnet.
- **Autismus-Spektrum-Störung** (➤ Kap. 9).
- **Entwicklungsstörungen des Lernens:** Die Kombination der Lese- und Rechtschreibstörung entfällt, dafür wird die isolierte Lesestörung neu aufgenommen.
- **Entwicklungsstörung der motorischen Koordination:** weiterhin Grob-, Fein- und Graphosowie Mundmotorik.
- **Aufmerksamkeitsdefizit-/Hyperaktivitätsstörung** (➤ Kap. 6).
- **Stereotypien:** breitere Aufteilung in primäre und sekundäre Stereotypien. Die stereotype Bewegungsstörung kann, wie schon in der ICD-10, ohne und mit Selbstverletzung kodiert werden.
- **Ticstörungen** (➤ Kap. 15).
- **Sekundäres Neuroentwicklungssyndrom** (z. B. für das Rett- oder Lesch-Nyhan-Syndrom).

Die Schaffung der Kategorie Neuro-Entwicklungsstörungen führt in der Folge auch dazu, dass alle Störungen außerhalb dieser Kategorie für die gesamte Lebenszeit definiert werden (z. B. die Trennungsangst).

Einige Störungsbilder wurden aus der Gruppe der psychischen Störungen entfernt: Insomnie, sexuelle Funktionsstörungen und Geschlechtsinkongruenz (früher: Geschlechtsidentitätsstörung). Gerade bei Letzterer geschah dies auch, um einer weiteren

Stigmatisierung eines Selbsterlebens als psychische Störung zuvorzukommen. Auch die organisch bedingten Störungen (z. B. die Demenzen) werden nicht mehr zu den psychischen Störungen gerechnet; sie finden sich nun größtenteils in der neurologischen Kategorie.

**Jenseits der Neuro-Entwicklungsstörungen** finden sich für das Gebiet der Transitionspsychiatrie ebenfalls relevante Neuerungen: sowohl bei den „alten" (ICD-10) als auch bei den „neuen" Störungen (Letztere sind nachfolgend **fett** gedruckt). Vertiefende Informationen zu den in diesem Buch abgehandelten Störungsbildern finden sich in den jeweiligen Kapiteln in Teil II. Die Reihenfolge entspricht dem Auftreten im Klassifikationssystem (A–E).



Die **Katatonie** wird von der Unterkategorie (F20.2 Katatone Schizophrenie) zum eigenständigen Störungsbild, um der Tatsache Rechnung zu tragen, dass die Katatonie auch außerhalb einer Schizophrenie auftreten kann. Des Weiteren ist relevant, dass die Subgruppen der Schizophrenie (z. B. die hebephrene Schizophrenie) aufgrund unzureichender Auswirkungen auf die Therapie oder Prognose aufgegeben wurden.

Die **Bipolar-II-Störung** beschreibt eine bipolare Störung mit depressiven und lediglich hypomanen Episoden (➤ Kap. 11). Bei der schizoaffektiven Störung entfallen die Subtypen zugunsten einer Unterscheidung zwischen manisch oder depressiv.

Unter den „Zwangsstörungen oder verwandten Störungen" (➤ Kap. 13) hat eine ganze Reihe neuer Störungen Einzug gehalten: die **körperdysmorphe Störung** (zuvor unter Hypochondrie), der **Eigengeruchswahn,** das **zwanghafte Horten,** die **Exkorationsstörung** (zuvor unter Impulskontrollstörungen) und **substanzinduzierte zwanghafte Störungen.**

Die **komplexe posttraumatische-Belastungsstörung** (➤ Kap. 17) zeichnet sich gegenüber der „einfachen" PTBS durch weitere diagnostische Merkmale aus, die sich auch im Rahmen der Borderline-Persönlichkeitsstörung finden (z. B. Probleme mit der Emotionsregulation), und schafft damit ein wichtiges neues Störungsbild, gerade für massive Traumata (z. B. andauernder Missbrauch). Neu in dieser Gruppe ist auch die **anhaltende Trauerstörung** nach dem Tod einer nahestehenden Person mit entsprechender emotionaler Beeinträchtigung des Betroffenen.

Auch bei den dissoziativen Störungen hat sich einiges getan: Fugue und Stupor wurden gestrichen, dafür werden die **dissoziative Identitätsstörung** (vorher als multiple Persönlichkeit unter „Sonstige") und die **Depersonalisation/Derealisation** (vorher unter „Andere neurotische Störungen") stärker betont. Bei den kinder- und jugendpsychiatrisch relevanten Störungen dieser Kategorie (dissoziative Bewegungsstörung, dissoziative Krampfanfälle und dissoziative Sensibilitäts- und Empfindungsstörung) ändert sich hingegen nichts.

Bei den Essstörungen (➤ Kap. 14) halten die **Binge-Eating-Störung** und die **Störung mit vermeidend-restriktiver Nahrungsaufnahme, Pica** und die **Ruminations-Regurgitations-Störung** Einzug.

In der Kategorie „Störungen der körperlichen Belastung oder des körperlichen Erlebens" wird die **Körperintegritätsstörung** kodierbar sein. Betroffene dieser seltenen Störung hegen den Wunsch, eine körperliche Behinderung zu haben.

Die neue Diagnose **Computerspielstörung wird in diesem Buch sehr ausführlich vorgestellt** (➤ Kap. 19).

Unter den Impulskontrollstörungen werden die **zwanghafte sexuelle Verhaltensstörung** (keine Kontrolle mehr über sexuelles Verhalten trotz daraus entstehender Nachteile und Funktionseinschränkung) und die **intermittierende explosive Störung** (Aggressionsdurchbrüche mit anschließendem Gefühl der Erleichterung) neu aufgenommen. Bei den disruptiven Störungen werden die **„Störung mit oppositionellem Trotzverhalten"** mit (vergleichbar mit der „disruptive mood dysregulation disorder" im DSM-5) und ohne chronische Ausprägung von Reizbarkeit und Ärger von der bereits in der ICD-10 enthaltenen „Störung des Sozialverhaltens" (➤ Kap. 7) abgegrenzt. Bei den Störungen des Sozialverhaltens fällt der kontextuelle Bezug weg, entscheidend ist nun das Alter bei Beginn. Außerdem lassen sich bei beiden Störungen bestehende prosoziale Emotionen oder deren Fehlen kodieren.

Bei den Persönlichkeitsstörungen (➤ Kap. 22) haben sich viele Neuerungen ergeben. Die wohl wichtigste ist die Etablierung eines multidimensionalen Modells anstelle der kategorialen Einteilung der ICD-10. In der ICD-11 wird nach Feststellung der für die Diagnose notwendigen Funktionsbeeinträchtigung eine Schweregradbeurteilung vorgenommen.

Es können dann einzelne Dimensionen der Persönlichkeit (Dissozialität, Enthemmung, Anankasmus, Distanziertheit, negative Affektivität) kodiert werden. Nur das Borderline-Muster bleibt als eigenständige Kategorie erhalten.

Bei den sexuellen Störungen (➤ Kap. 21) verlieren die sexuelle Reifungskrise, die ich-dystone Sexualorientierung, die sexuelle Beziehungsstörung, der Fetischismus und der fetischistische Transvestitismus ihren Krankheitswert. Auch beim Sadomasochismus ergeben sich Anpassungen: Eine eigene Krankheitsentität stellt die **sexuell-sadistische Störung** dar. Damit wird den gesellschaftlichen Entwicklungen Rechnung getragen und der Krankheitsbegriff sexueller Spielarten enger gefasst. Neu aufgenommen wurde die **frotteuristische Störung.** Die Geschlechtsidentitätsstörung wird in **Geschlechtsinkongruenz** umbenannt, um einer Stigmatisierung vorzubeugen.

Das Münchhausen-Syndrom wurde um das für die Kinder- und Jugendpsychiatrie durchaus relevante **Münchhausen-by-proxy-Syndrom** (schwere Form der Kindesmisshandlung durch Induzieren von Krankheiten) ergänzt.

Abschließend finden sich in der ICD-11 nun die neurokognitiven Störungen wie Delir oder Demenz, gefolgt von Verhaltensstörungen in Verbindung mit Schwangerschaft, Geburt oder Nachgeburtsphase. Schlafstörungen und sexuelle Funktionsstörungen wurden aus der Kategorie der psychischen Störungen entfernt.

### LITERATUR

Krawczyk P, Święcicki Ł. ICD-11 vs. ICD-10 – a review of updates and novelties introduced in the latest version of the WHO International Classification of Diseases. Psychiatr Pol 2020; 54(1): 7–20.

Steinhausen H-C. Psychische Störungen bei Kindern und Jugendlichen. 9. A. München: Elsevier Urban & Fischer 2019, S. 28–30.

# II Störungsbilder im transitorischen Fokus

KAPITEL

# 6 Aktivitäts- und Aufmerksamkeitsstörungen

Daniel Illy



**Fallbeispiel**

Der 17-jährige Timo stellt sich gemeinsam mit seiner allein sorgeberechtigten Mutter vor. Im Alter von 7 Jahren wurde erstmalig die Diagnose einer Aufmerksamkeitsdefizit-/Hyperaktivitätsstörung (ADHS) gestellt, nachdem im Rahmen der Einschulung eine leichte Ablenkbarkeit im Klassenverband und vor allem eine massive motorische Unruhe beobachtet worden waren. Timo hatte daraufhin bis zum 14. Lebensjahr retardiertes Methylphenidat erhalten; flankierend war zur Unterstützung der mütterlichen Erziehungskompetenz eine Familienhilfe etabliert worden. In Timos 14. Lebensjahr hätten Patient und Mutter beschlossen, die Medikation ohne ärztliche Rücksprache abzusetzen, da er diese zunehmend „vergessen" und an solchen Tagen auch „nicht gebraucht" habe. Die Schulleistungen hätten sich damals auf einem durchschnittlichen Niveau eingependelt, Timo sei aber auch ohne Medikation deutlich weniger „zappelig" gewesen.

Die jetzige Vorstellung erfolge wegen teilweise sehr heftiger Auseinandersetzungen im familiären Kontext, wobei die Streitereien auf Timos Seite mit Schubsen und Schlagen einhergingen. Auslöser könne die Mutter nicht benennen; sie habe jedoch das Gefühl, dass Timo ihren neuen Lebenspartner nicht akzeptiere, da er diesen teilweise wüst beleidige und ablehne. Außerdem habe sie den Eindruck, dass Timo mit der Organisation seiner schulischen Belange auf dem Gymnasium überfordert sei. Sie komme an ihn jedoch nicht mehr ran, er sei diesbezüglich sehr verschlossen. Zudem habe sie den Eindruck, dass Timo in seinem aktuellen Freundeskreis mit Drogen in Kontakt gekommen sei. Generell sei er zunehmend unberechenbarer geworden, und sie „erkenne ihn nicht mehr". Im Rahmen eines Wutanfalls vor einigen Tagen habe Timo etwa einen Glastisch im Wohnzimmer zerstört. Timo selbst gibt zu verstehen, er habe nun „keinen Bock" zu reden, „die Alte" solle mal ihr Leben auf die Reihe kriegen.

# 6.1 Symptomatik

## 6.1.1 Nach ICD-11

Die ICD-11 greift die Subtypeneinteilung des DSM-5 auf: Es werden ein vorwiegend unaufmerksamer, ein vorwiegend hyperaktiv-impulsiver und ein gemischter Typus unterschieden. Eine Störung aus dem Formenkreis der Autismus-Spektrum-Störung gilt nicht mehr als Ausschlusskriterium, und das Alterskriterium wurde relativiert. So muss die Störung fortan nur noch in „Kindheit und Jugend" beginnen, die Diagnose sollte allerdings nicht vor dem Alter von 3 Jahren vergeben werden.

**! MERKE**

Die Aktivitäts- und Aufmerksamkeitsstörung präsentiert sich (vor allem im Kindesalter) mit der typischen Symptomtrias:

1. Hyperaktivität
2. Aufmerksamkeitsstörung
3. Impulsivität



## 6.1.2 In der Transition

Typischerweise unterliegt die Symptomatik der Aktivitäts- und Aufmerksamkeitsstörung einem Wandel im Jugendalter. Wie das obige Fallbeispiel zeigt, kommt es typischerweise zu einer **Abnahme der Hyperaktivität.** Während insbesondere Grundschulkinder meist mehr als drei der fünf notwendigen Kriterien der Überaktivität zeigen (Fuchteln, Platz verlassen, Herumlaufen, Nicht-leise-spielen-Können, anhaltendes Muster exzessiver motorischer Aktivität), ist bei Erwachsenen in der Regel kein solches Verhalten mehr zu beobachten (Retz-Junginger et al. 2008). Dennoch zeigt sich auch hier ein mitunter erhebliches Bewegungsbedürfnis, das vielfach aber in die Biografie des Patienten „eingebaut" ist. So bevorzugen die Betroffenen beispielsweise entsprechende berufliche Tätigkeiten oder vermeiden Theaterbesuche.

In den Vordergrund tritt, auch das zeigt das Fallbeispiel, meist die **Impulsivität,** die sich jedoch nicht zwangsläufig in aggressiv-impulsiven Durchbrüchen äußern muss. Auch **Risikoverhalten** (Mutproben, sexuelles Risikoverhalten) oder **Substanzkonsum** können vordergründig bestehen. Problematisch hierbei ist vielfach die Abgrenzung zu einem „normalen" pubertären Verhalten.

**! MERKE**

Die Symptomatik der Aktivitäts- und Aufmerksamkeitsstörung nimmt in der Adoleszenz also gewissermaßen eine Mittelposition ein. Typischerweise fehlen die klassischen Hyperaktivitätszeichen der jüngeren Patienten, teilweise verbergen sich Symptome jedoch auch hinter einem vermeintlich „normalen" pubertären Verhalten.

Zur besseren Einordnung einer adulten ADHS haben sich die von Wender entwickelten **Utah-Kriterien** bewährt (Wender 1997). In der Folge bildeten sich diagnostisch handhabbare Tools heraus, wie zum Beispiel das Wender-Reimherr-Interview (Rösler 2008). Danach ist die Diagnose zu stellen, wenn Unaufmerksamkeit und Hyperaktivität obligat vorhanden sind und von den Utah-Kriterien (Desorganisation, Impulsivität, „hot temper", Stressüberempfindlichkeit und emotionale Labilität) mindestens zwei als erfüllt anzusehen sind. Gut ein Drittel der erwachsenen Patienten berichtet noch von entsprechenden Symptomen (Schubert et al. 2013).

# 6.2 Aspekte der Transition

Die Transitionspsychiatrie aufmerksamkeitsgestörter Patienten ist eines der Paradebeispiele für die Notwendigkeit eines solchen Schwerpunkts und damit auch eine große Motivation hinter dem Schreiben dieses Buches.

**! MERKE**

Die besondere Bedeutung der Transition bei den Aktivitäts- und Aufmerksamkeitsstörungen spiegelt sich auch in dem Stellenwert wider, der ihr in der S3-Leitlinie (Banaschewski et al. 2017) eingeräumt wird. Zudem ist ausdrücklich zu begrüßen, dass die Leitlinie das Störungsbild sowohl im Kinder- und Jugendlichen- als auch im Erwachsenenalter adressiert und so alle Altersgruppen erfasst.

Der Einbezug aller Altersgruppen ist deshalb so wichtig, weil – ungeachtet der Gemeinsamkeiten der Fachrichtungen Erwachsenen- und Kinder-/Jugendpsychiatrie – Aufmerksamkeitsstörungen erst in den letzten Jahren in den Fokus aller psychiatrisch Tätigen gerückt sind. Noch heute lässt sich das in den Lehrbüchern gut am Kapitelumfang festmachen.

**BEWERTUNG**

Ich kann mich noch gut erinnern, dass ich, primär aus der Erwachsenenpsychiatrie kommend, beim Erstkontakt Berührungsängste mit dem Thema der Aktivitäts- und Aufmerksamkeitsstörung hatte. Das betraf insbesondere die medikamentöse Behandlung (BtM-Rezepte, Vorgehen bei Suchtpatienten), aber auch die vielen Erwachsenenpsychiatern unbekannte Wirksamkeit einer medikamentösen Behandlung, gerade im Vergleich zu den Effektstärken einer Psychotherapie.

In der Leitlinie werden mehrere zentrale Probleme im Zusammenhang mit der Transition von Patienten mit Aktivitäts- und Aufmerksamkeitsstörungen angesprochen. Zunächst ist die **Zunahme von Alltagsanforderungen** zu nennen (Schmidt und Petermann 2009). Schulabschlüsse, Beginn von Ausbildung oder Studium, aber auch der Auszug aus der elterlichen Wohnung stellen gerade Patienten mit einem hohen Maß an Desorganisiertheit vor Herausforderungen. Mit zunehmendem Lebensalter steigt zudem das **Risiko für komorbide Störungen;** beispielhaft werden Suchterkrankungen und Persönlichkeitsstörungen genannt (Klein et al. 2012).

Die Notwendigkeit einer engmaschigeren Versorgung trifft hier auf das Problem einer Versorgungslücke. So konnte etwa eine Studie in England das Verlorengehen von Informationen beim Wechsel vom Jugend- zum Erwachsenenpsychiater benennen (Hall et al. 2015). **Unterbrechungen in der Behandlung** sind häufig, wenn es nicht gar zum vollständigen Abbruch der Behandlung kommt. Vielfach fehlen auch Behandlungsunterlagen aus der Kindheit, sodass dem Erwachsenenpsychiater keine ausreichenden Informationen vorliegen, um die Diagnose „neu" zu vergeben. Die Leitlinie bemängelt ferner den unzureichenden Forschungsstand zu der Frage, wie sich entsprechend besser kontrollierte Übergabeprozeduren auf das Outcome der Störung auswirken könnten (Swift et al. 2014).

## 6.3 Epidemiologie

Die Prävalenzraten der ADHS sind altersabhängig. Im Kindes- und Jugendalter kann für Deutschland eine Prävalenz von etwa 5 % angenommen werden (Schlack et al. 2014). Im Erwachsenenalter halbieren sich die Prävalenzraten auf etwa 2,5 % (Simon et al. 2009). Aufgrund der bereits beschriebenen Besonderheit in der Veränderung der Symptomatik könnte die Anzahl der erwachsenen Betroffenen jedoch auch höher sein.

## 6.4 Ätiologie

Im Sinne einer multifaktoriellen Ätiologie sind viele bedingende Faktoren einer Aufmerksamkeitsstörung bislang nicht geklärt. Angenommen werden vor allem genetische Prädispositionen sowie prä-, peri- und frühe postnatale Umwelteinflüsse, die Einfluss auf die funktionale (hierbei vor allem Transmitterstoffe) und strukturelle Entwicklung des Gehirns haben (> Abb. 6.1).

Im Rahmen der Transitionspsychiatrie sind vor allem die **familiären Häufungen** einer ADHS interessant. So haben Verwandte ersten Grades ein bis zu 8-fach erhöhtes Risiko, ebenfalls an ADHS zu erkranken (Mick und Farone 2008). Geschwister oder Eltern erkrankter Kinder sind in bis zu einem Drittel der Fälle selbst betroffen (Biedermann et al. 1992; Farone et al. 1995). Folglich lohnt es sich, genauer hinzuschauen. Nicht selten lassen sich in der Lebenszeitanamnese der Eltern ADHS-Symptome eruieren, die erst vor dem Hintergrund einer Veränderung in der Symptomatik des Kindes präsent werden („Ich war als Jugendlicher genauso!"). **Biografische Lebensereignisse** wie Trennungen, berufliche Wechsel etc. bieten vor dem Hintergrund einer bestehenden Diagnose des Kindes neue Anhaltspunkte. Mitunter ist das Kind als sogenannter Indexpatient Wegbereiter für eine spezifische Therapie der bis dahin undiagnostizierten Eltern. Vielfach ließe sich dieser Schritt schon sehr viel früher, etwa im Kindesalter, gehen. Hier werden jedoch psychische Symptome eher bagatellisiert oder auf äußere

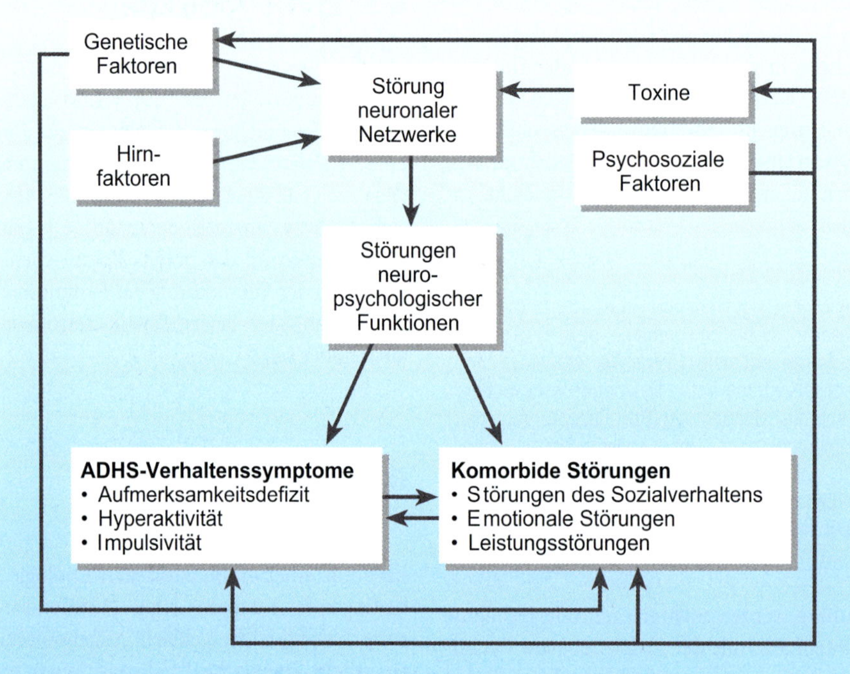


**Abb. 6.1** Schema der ätiologischen Faktoren einer Aufmerksamkeitsstörung (Steinhausen 2019) [L106]



Umgebungsfaktoren bezogen („Wenn ich mich in der Schule so verhalten hätte, dann hätte es was gesetzt!").

## 6.5 Komorbiditäten

Komorbide Störungen werden in der Transitionsphase vor allem aus folgenden Gründen relevant:

- Sie können eine zugrunde liegende Aufmerksamkeitsstörung überdecken und eine Erstdiagnostik im jungen Erwachsenenalter erschweren.
- Sie beeinflussen das Therapieoutcome einer bereits diagnostizierten Aufmerksamkeitsstörung.
- Sie sorgen gerade bei komorbiden Suchtstörungen für Unsicherheiten bei der medikamentösen Behandlung.

Die Dominanz der Störung des Sozialverhaltens im Kindesalter, die mit bis zu 50 % die häufigste komorbide Störung darstellt (Noordermeer et al. 2016), nimmt im Verlauf der Adoleszenz ab. Im Erwachsenenalter zeigen maximal 25 % der Betroffenen delinquentes Verhalten oder eine antisoziale Persönlichkeit (Banaschewski et al. 2017). Dafür steigt die Wahrscheinlichkeit, eine komorbide **Abhängigkeitserkrankung** zu entwickeln (Biedermann et al. 1997). Entscheidend hierbei ist es, gerade bei der noch undiagnostizierten ADHS, eine etwaige Selbstmedikation zu erfassen. Gerade der Konsum von Alkohol und Cannabis kann unter das (unbewusste) Ziel der Linderung von Symptomen fallen („mal den Kopf zur Ruhe bringen"). Gleiches gilt für den Gebrauch von Stimulanzien zur Steigerung der Aufmerksamkeitsleistung.

**INFOBOX**

**BtM-Rezepte für Suchtpatienten?**

Die Sorge, Suchtpatienten BtM-Rezepte auszustellen, ist nachvollziehbar, lässt sich aber durch eine vertrauensvolle Arzt-Patient-Beziehung und entsprechende Kontrolluntersuchungen in den Griff bekommen. Durch eine adäquate Pharmakotherapie (auch mit Stimulanzien) lässt sich das Risiko der Entwicklung einer Suchterkrankung sogar reduzieren (Huss und Lehmkuhl 2002). Als Alternativpräparat steht Atomoxetin (seit 2013 auch für Erwachsene) zur Verfügung.

## 6.6 Diagnostik

Die Diagnostik einer ADHS ist das tägliche Brot des Kinder- und Jugendpsychiaters und soll an dieser Stelle nur kurz skizziert werden. In der Regel bedarf es neben einer fundierten Anamnese einer Intelligenztestung (zum Ausschluss einer schulischen Überforderung, aber auch bei gegebenenfalls bereits zu beobachtenden Einschränkungen hinsichtlich Verarbeitungsgeschwindigkeit und Arbeitsgedächtnis) sowie Selbst- und Fremdbeurteilungsbögen (z. B. DISYSP). Ergänzend bieten sich beispielsweise Tests zur Aufmerksamkeitsleistung (z. B. TAP) an. In der Adoleszenz können sich zur Erfassung der untypischeren Symptome auch noch die bereits angesprochenen Utah-Kriterien (etwa in Form des Wender-Reimherr-Interviews) als sinnvoll erweisen.

Bei Erwachsenen kommt vielfach das Problem einer fehlenden Fremdanamnese hinzu: Eltern sind entweder nicht mehr kontaktierbar oder erinnern sich nicht. Zeugnisse können Hinweise geben, ersetzen aber nicht die bei Kindern einsetzbaren Fragebögen für Lehrer.

**BEWERTUNG**

So gesehen ist nachvollziehbar, dass Erwachsenenpsychiater gerade bei bestehendem Substanzabusus und aufgrund schwierigerer Ausgangsbedingungen Vorbehalte haben, die Diagnose ADHS zu stellen.

Berührungsängste sollten jedoch nicht den Ausschlag dafür geben, die Diagnose nicht zu vergeben und den Betroffenen somit eine spezifische Behandlung vorzuenthalten. Eine weniger starre Altersgrenze bei der Behandlung jugendpsychiatrischer Patienten und entsprechende Transitionsangebote können helfen, die Versorgung zu verbessern.

## 6.7 Therapie

Neben flankierenden Maßnahmen (Psychoedukation, Elterntrainings, Veränderungen der schulischen Gegebenheiten und kognitiver Verhaltenstherapie) stellt die **Psychopharmakotherapie** die zentrale Säule der Behandlung (insbesondere der Kernsymptome) dar. Dabei ist natürlich der Schweregrad der Beeinträchtigung zu berücksichtigen.

**BEWERTUNG**

Wesentlich für das Verständnis einer effektiven Behandlung von Aufmerksamkeitsstörungen ist die Kenntnis der Effektstärken der medikamentösen Behandlung. Wer einmal erlebt hat, wie sich Noten von Kindern innerhalb weniger Wochen ändern, wie sich ganze IQ-Profile aufgrund einer besseren Verarbeitungsgeschwindigkeit verschieben und notorische Schulverweigerer plötzlich gerne in die Schule gehen, kann nachvollziehen, warum es so wichtig ist, die jeweiligen Effektstärken zu kennen. Das bedeutet nicht, dass man nicht auch kritisch über den Einsatz von Stimulanzien sprechen sollte und natürlich auch nicht, dass die Behandlung einer ADHS nicht multimodal und unter Hinzunahme einer Psychotherapie erfolgen sollte. Aber es rechtfertigt vielleicht – auch bei sich erhärtenden Verdachtsdiagnosen, Wartezeiten auf Therapieplätze oder schwerer zu greifenden adoleszenten Verlaufsformen –, einen zeitlich befristeten Medikationsversuch durchzuführen.

6

Unter den nichtmedikamentösen Maßnahmen haben sich Elterntrainings und Schulinterventionen als besonders effektiv erwiesen (Banaschewski et al. 2017). Bei erwachsenen Patienten scheint kognitive Verhaltenstherapie eher Auswirkungen auf die subjektive Selbstwahrnehmung der Symptome, jedoch keinen objektivierbaren Effekt auf die Zielsymptomatik zu haben (Jensen et al. 2016). Der Stellenwert psychotherapeutischer Verfahren ist gegenüber der pharmakologischen Behandlung also reduziert. Gleichwohl sei an dieser Stelle aber noch einmal darauf hingewiesen, dass Patienten dennoch von Psychotherapie profitieren können, auch wenn diese nicht primär die Zielsymptome erreicht. Die Behandlung reaktiver depressiver Verstimmungen aufgrund von Frustration in der Schule, die Etablierung von Tagesstruktur, die Verhinderung von Prokrastination etc. – all dies kann psychotherapeutisch aufgegriffen und bearbeitet werden.

Ein Gruppentherapieprogramm für Jugendliche, das sich gezielt den Kernsymptomen widmet, stellt das SAVE-Manual (Strategien für Jugendliche mit ADHS) dar (Sproeber et al. 2013). Im Rahmen einer

Literaturrecherche ließen sich diesbezüglich zwar keine Wirksamkeitsdaten finden, Themenauswahl und Gestaltung erscheinen jedoch sinnvoll.

Bei Erwachsenen sieht die Datenlage noch schlechter aus. Immerhin scheint sich herauszustellen, dass Medikation einer Placebobehandlung überlegen ist; die Wirksamkeit nichtmedikamentöser Maßnahmen lässt sich dagegen nicht abschätzen (de Crescenzo et al. 2017).

## Auflösung Fallbeispiel

Timos Verhalten sollte den Behandelnden dazu bewegen, die Vordiagnose ADHS unter Berücksichtigung der neuen Lebenssituation zu überprüfen. Fremdbeurteilungsbögen sind hier nun wahrscheinlich weniger zielführend; gegebenenfalls würde Timo aber zustimmen, seine Aufmerksamkeitsleistung mithilfe eines Computertests (TAP) zu überprüfen.

In einem offenen und vertraulichen Gespräch sollte allein mit dem Patienten gesprochen werden, um eine Substanzmittelanamnese (mit viel Verständnis für eine Selbstmedikation), aber auch die Ursachen der impulsiven Durchbrüche zu eruieren. Ärger über den neuen Lebenspartner der Mutter (vielleicht wegen des Scheiterns eigener Beziehungen infolge seines impulsiven Verhaltens) sollte ebenso als mögliche Ursache erfragt werden wie schulische Überforderung und Perspektivlosigkeit.

Timo sollte klargemacht werden, dass nun, vor dem Erreichen der Volljährigkeit, die beste Möglichkeit besteht, ihm noch störungsspezifisch zu helfen („Auf der Erwachsenentherapiestation bist du dann der Jüngste und stehst mit deinem Problem vielleicht alleine dar."). Die ambulante Eindosierung auf ein Stimulans kann zum einen diagnostische Klarheit bringen, zum anderen aber auch eine Entzerrung der häuslichen Situation bewirken. So lässt sich im Verlauf eine bei weiterer Eskalation drohende zwangsweise Vorstellung in der Erwachsenenpsychiatrie aufgrund von Fremdgefährdung vermeiden.

6

### LITERATUR

Banaschewski T, Bauer M, Bea M, Döpfner M, Geld M, Grosse KP et al. Langfassung der S3 Leitlinie Aufmerksamkeitsdefizit-/Hyperaktivitätsstörung (ADHS) im Kindes-, Jugend- und Erwachsenenalter. AWMF-Registernummer 028–045. Stand: 5/2017; www.awmf.org/leitlinien/detail/ll/028-045.html (letzter Zugriff: 22.4.2022).

Biederman J, Faraone SV, Keenan K, Benjamin J, Krifcher B, Moore C, et al. Further evidence for family-genetic risk factors in attention deficit hyperactivity disorder. Patterns of comorbidity in probands and relatives psychiatrically and pediatrically referred samples. Arch Gen Psychiatry 1992; 49(9): 728–738.

Biederman J, Wilens T, Mick E, Faraone SV, Weber W, Curtis S, et al. Is ADHD a risk factor for psychoactive substance use disorders? Findings from a four-year prospective follow-up study. J Am Acad Child Adolesc Psychiatry 1997; 36(1): 21–29.

de Crescenzo F, Cortese S, Adamo N, Janiri L. Pharmacological and non-pharmacological treatment of adults with ADHD: a meta-review. Evid Based Ment Health 2017; 20(1): 4–11.

Faraone SV, Biederman J, Chen WJ, Milberger S, Warburton R, Tsuang MT. Genetic heterogeneity in attention-deficit hyperactivity disorder (ADHD): gender, psychiatric comorbidity, and maternal ADHD. J Abnorm Psychol 1995; 104(2): 334–345.

Hall CL, Newell K, Taylor J, Sayal K, Hollis C. Services for young people with attention deficit/hyperactivity disorder transitioning from child to adult mental health services: a national survey of mental health trusts in England. J Psychopharmacol 2015; 29(1): 39–42.

Huss M, Lehmkuhl U. Methylphenidate and substance abuse: a review of pharmacology, animal, and clinical studies. J Atten Disord 2002; 6 (Suppl 1): S65–71.

Jensen CM, Amdisen BL, Jørgensen KJ, Arnfred SM. Cognitive behavioural therapy for ADHD in adults: systematic review and meta-analyses. Atten Defic Hyperact Disord 2016; 8(1): 3–11.

Klein RG, Mannuzza S, Olazagasti MAR, Roizen E, Hutchison JA, Lashua CE, Castellano XF. Clinical and functional outcome of childhood attention-deficit/hyperactivity disorder 33 years later. Arch Gen Psychiatry 2012; 69(12): 1295–1303.

Mick E, Faraone SV. Genetics of attention deficit hyperactivity disorder. Child Adolesc Psychiatr Clin N Am 2008; 17(2): 261–84, vii–viii.

Noordermeer SD, Luman M, Oosterlaan J. A systematic review and meta-analysis of neuroimaging in oppositional defiant disorder (ODD) and conduct disorder (CD) Taking attention-deficit hyperactivity disorder (ADHD) into account. Neuropsychol Rev 2016; 26(1): 44–72.

Retz-Junginger P, Sobanski E, Alm B, Retz W, Rösle, M. Alters- und geschlechtsspezifische Besonderheiten der

Aufmerksamkeitsdefizit-/Hyperaktivitätsstörung. Nervenarzt 2008; 79: 809–819.

Schlack R, Mauz E, Hebebrand J, Hölling H; KiGGS Study Group. Hat die Häufigkeit elternberichteter Diagnosen einer Aufmerksamkeitsdefizit-/Hyperaktivitätsstörung (ADHS) in Deutschland zwischen 2003–2006 und 2009–2012 zugenommen? Ergebnisse der KiGGS-Studie – Erste Folgebefragung (KiGGS Welle 1). Bundesgesundheitsbl Gesundheitsforsch Gesundheitsschutz 2014; 57(7): 820–829.

Schmidt S, Petermann F. Developmental psychopathology: attention deficit hyperactivity disorder (ADHD). BMC Psychiatry 2009; 17(9): 58.

Schubert I, Buitkamp M, Lehmkuhl G. Versorgung bei ADHS im Übergang zum Erwachsenenalter aus Sicht der Betroffenen. In: Böcken J, Braun B, Repschläger U (Hrsg.): Gesundheitsmonitor 2013. Gütersloh: Bertelsmann Stiftung 2013, S. 88–121.

Simon V, Czobor P, Bálint S, Mészáros A, Bitter I. Prevalence and correlates of adult attention-deficit hyperactivity disorder: meta-analysis. Br J Psychiatry 2009; 194(3): 204–211.

Sproeber N, Brettschneider A, Fischer L, Fegert J, Grieb J. SAVE – Strategien für Jugendliche mit ADHS: Verbesserung der Aufmerksamkeit, der Verhaltensorganisation und Emotionsregulation. Berlin, Heidelberg: Springer 2013.

Steinhausen H-C. Psychische Störungen bei Kindern und Jugendlichen. 9. A. München: Elsevier Urban & Fischer 2019.

Swift KD, Sayal K, Hollis C. ADHD and transitions to adult mental health services: a scoping review. Child Care Health Dev 2014; 40(6): 775–786.

Wender PH. Adult attention-deficit hyperactivity disorder. J Atten Disord 1997; 1(4): 245–247.

KAPITEL

# 7

Michael Frey

# Disruptive Verhaltensweisen und dissoziale Störungen



**Fallbeispiel**

Die Termine zur Begutachtung des fast 18-jährigen Christian finden in der Justizvollzugsanstalt statt. Dort befindet sich Christian seit fast 2 Wochen in Untersuchungshaft, nachdem er nachts mit Freunden bei zwei Motorradhändlern in der Stadt Motorräder zerkratzt und mit Graffiti besprüht hat. Dabei entstand ein Schaden in sechsstelliger Höhe. Die Fragestellung des Gutachtens lautet, ob eine psychische Störung vorliegt und die Prognose durch eine Jugendhilfemaßnahme günstig beeinflusst werden kann.

## 7.1 Symptomatik

### 7.1.1 Nach ICD-11

Die Gruppe der **disruptiven Verhaltensweisen und dissozialen Störungen** ist in der ICD-11 dadurch definiert, dass diese Störungen von ausgeprägtem und anhaltendem trotzigem, provozierendem, ungehorsamem oder gehässigem Verhalten gekennzeichnet sind. Dies kann so weit gehen, dass die Grundrechte anderer oder wichtige gesellschaftliche Normen, Regeln oder Gesetze verletzt werden. Der Beginn von disruptiven und dissozialen Störungen liegt dabei überwiegend in der Kindheit. Die Symptomkonstellation ist sehr heterogen.

Die ICD-11 unterscheidet in der Kategorie der disruptiven und dissozialen Störungen zwei Unterkategorien:

- **Störung des Sozialverhaltens mit oppositionellem, aufsässigem Verhalten** und
- **dissoziale Verhaltensstörungen**.

Weggefallen ist die Kombinationsdiagnose der hyperkinetischen Störung des Sozialverhaltens (ICD-10: F90.1), die bei der häufig bestehenden Komorbidität mit ADHS vergeben werden konnte. Hier werden nun zwei Diagnosen angegeben.

Bei der Störung mit oppositionellem und trotzigem Verhalten kann spezifiziert werden, ob sie mit chronischer Verärgerung und Reizbarkeit auftritt oder nicht. Dies berücksichtigt die häufige Komorbidität mit einer ausgeprägten Affektregulationsstörung (Görtz-Dorten und Döpfner 2021). Bei der dissozialen Verhaltensstörung wird unterschieden, ob diese in der Kindheit oder in der Jugend beginnt und ob limitierte prosoziale Emotionen vorliegen.

- Die Unterscheidung hinsichtlich des **Beginns der Störung** trägt der dadurch beeinflussten Prognose Rechnung. Ein Beginn in der Kindheit geht mit einem erhöhten Risiko für die Entwicklung einer Persönlichkeitsstörung, von Kriminalität und Abhängigkeitserkrankungen einher (Görtz-Dorten und Döpfner 2021).
- Die **eingeschränkte Prosozialität** kann sich u. a. durch fehlendes Interesse an den Gefühlen anderer, durch fehlende Reue oder fehlendes Schuldbewusstsein äußern und spiegelt Forschungsbefunde wider, die eine Subgruppe mit abgebrüht-unemotionalen Wesenszügen („callous-unemotional traits") belegen (Fairchild et al. 2019; Görtz-Dorten und Döpfner 2021).

Andere Subkategorien wie die „Störung des Sozialverhaltens auf den familiären Rahmen beschränkt" wurden aufgegeben.

Auf eine konkrete Anzahl zu erfüllender Kriterien wurde in der ICD-11 verzichtet; vielmehr werden die Grundzüge der Störung beschrieben, und vor allem wird auch die **Beeinträchtigung der Funktionsfähigkeit in wichtigen Lebensbereichen** betont. Die Schwierigkeit liegt dabei nicht selten darin, jugendtypisches Verhalten von einer dissozialen Störung abzugrenzen.

Im Folgenden werden die unterschiedlichen Begrifflichkeiten (ICD-10 vs. ICD-11) entsprechend dem Kontext verwendet, um z. B. bei Studienergebnissen zu verdeutlichen, welche diagnostischen Kriterien herangezogen wurden.

### 7.1.2 In der Transition

Bei einer dissozialen Symptomatik sind unterschiedliche **Trajektorien** zu beobachten:

- Eine Gruppe weist bereits **früh in der Kindheit** dissoziale Verhaltensweisen auf, die dann aber bis zum späten Jugendalter remittieren.
- Eine andere Gruppe zeigt einen Störungsbeginn **erst ab der Pubertät** und eine oft Peergroup-assoziierte Symptomatik. In vielen Fällen remittieren auch diese Verhaltensweisen im späten Jugend- oder frühen Erwachsenenalter.
- Besonders schlecht ist die Prognose für **frühe schwerwiegende dissoziale Verhaltensweisen,** die in der Jugend persistieren und gegebenenfalls in eine antisoziale Persönlichkeitsstörung im Erwachsenenalter münden (Petras et al. 2008).

Die Annahme eines überwiegenden Entwicklungskontinuums von der „Frühform" des oppositionell-aufsässigen Verhaltens über eine Störung des Sozialverhaltens (SSV) (nach ICD-10) hin zu einer antisozialen Persönlichkeitsstörung lässt sich durch die Forschung so nicht belegen. Es gibt zwar Trajektorien, die diesem Entwicklungsstrang folgen, aber deutlich mehr, die das nicht tun (Fairchild et al. 2019). Studien zeigen, dass die Folgestörungen im Erwachsenenalter, nachdem im Jugendalter eine SSV diagnostiziert wurde, durchaus heterogen sind. Bei etwa der Hälfte der Kinder, die Sozialverhaltensprobleme haben, persistieren diese nicht ins Jugend- bzw. Erwachsenenalter (Hill 2003), und bei mehr als 50 % mit der Diagnose im Jugendalter folgt daraus keine antisoziale Persönlichkeitsstörung im Erwachsenenalter (Fairchild et al. 2019).

**! MERKE**

**Risikofaktoren** für die Entwicklung einer antisozialen Persönlichkeitsstörung sind (Koelch et al. 2019):

- Komorbide ADHS
- Geringe kognitive Leistungsfähigkeit
- Lese-Rechtschreib-Störung (LRS)
- Frühe Delinquenz

Früh auftretende **Delinquenz,** gegebenenfalls vor der Strafmündigkeit mit 14 Jahren, ist ein starker Prädiktor für Kriminalität und Verhaltensstörungen im Erwachsenenalter. Eine delinquente Vorgeschichte in der Jugend erhöhte für Männer (17–32 Jahre) das Risiko einer Inhaftierung um das 3- bis 4-Fache (Black 2015). Interessant ist auch der Zusammenhang mit Risikofaktoren, die den schulischen Erfolg gefährden (**LRS und geringe kognitive Leistungsfähigkeit**) und damit die Wahrscheinlichkeit erhöhen, in eine sozioökonomisch schwierige Lage zu kommen. Zudem können sie zu einem schlechten Selbstwert beitragen und dadurch kompensatorischen Verhaltensweisen, um Anerkennung zu erhalten (z. B. „großer Macker“ in der Gang), Vorschub leisten.

Sofern die dissozialen Verhaltensweisen fortbestehen, verändert sich die Symptomatik meist mit dem Alter. Direkt aggressive Verhaltensweisen (z. B. Schlagen, Schubsen) nehmen mit zunehmendem Alter ab und nicht unmittelbar aggressive Verhaltensweisen (Lügen, Stehlen) und Strafdelikte (z. B. Betrug) nehmen zu (Fairchild et al. 2019). Das steht in direktem Zusammenhang mit der kognitiven Entwicklung und der Verbesserung der Impulskontrolle.

## 7.2 Aspekte der Transition

Insbesondere junge Erwachsene, die als Jugendliche die Diagnose einer dissozialen Störung erhalten haben, sind gefährdet, mit Volljährigkeit in eine **Transitionslücke** zu fallen. Die Patientengruppe zeichnet sich durch eine sehr geringe Therapieadhärenz aus und erfährt bzw. akzeptiert häufig auch keine Unterstützung durch die Eltern. Außerdem wird die Diagnose einer SSV (ICD-10) praktisch nie in die erwachsenenpsychiatrische Versorgung übernommen. Damit geht aber auch Wesentliches an Information verloren, und behandlungsrelevante Aspekte werden nicht berücksichtigt. Es bleibt abzuwarten, ob die Umstellung auf die ICD-11 diesbezüglich eine Veränderung mit sich bringen wird. Auch die häufige komorbide ADHS gerät mit dem Übergang in die erwachsenenpsychiatrische Versorgung häufig aus dem Blickfeld (➤ Kap. 6).

Der Aspekt der „**pädagogischen Probleme**“ ist in der Erwachsenenpsychiatrie nicht abgebildet, sodass ein zentraler Bedarf dieser Patientengruppe nicht adressiert werden kann. Zudem fehlt es an effektiven psychosozialen, psychotherapeutischen und medikamentösen Interventionen für diese Altersgruppe (Koelch et al. 2019). Umso höher ist der Stellenwert bei bestehender ADHS, zumindest diese adäquat zu versorgen. Eine ADHS geht mit einem dreifach erhöhten Risiko einher, keinen Schulabschluss zu erwerben, einem doppelt so hohen Risiko, später arbeitslos zu sein, sowie einem jeweils zweifach erhöhten Risiko für eine Abhängigkeitserkrankung bzw. eine depressive Störung (Erskine et al. 2016). Dabei konnte für eine fachgerechte medikamentöse Behandlung der AHDS neben robusten Effekten auf eine Risikoreduktion bezüglich Abhängigkeitserkrankungen, affektiver Störungen und Suizidalität sowie Kriminalität auch ein positiver Effekt auf das erreichte Bildungsniveau gezeigt werden (Boland et al. 2020; Ruiz-Goikoetxea et al. 2018).

Wie auch in der S3-Leitlinie empfohlen, ist aufgrund häufiger **Reifungs- und Entwicklungsverzögerungen** zu beachten, dass jugendpsychiatrische Maßnahmen gegebenenfalls über die Volljährigkeit hinaus erforderlich sind. Das SGB VIII definiert als jungen Volljährigen, wer 18, aber noch nicht 27 Jahre alt ist (§ 7 SGB VIII). Die Hilfe wird in der Regel aber nur bis zur Vollendung des 18. Lebensjahres, selten bis zum 21. Lebensjahr gewährt; in begründeten Einzelfällen soll sie laut Gesetz aber für einen begrenzten Zeitraum darüber hinaus fortgesetzt werden (§ 41 SGB VIII) (Koelch et al. 2019). Gerade bei jungen Erwachsenen, die im Jugendalter die Kriterien einer SSV erfüllt haben, ist dies ein relevanter Aspekt. Bei kaum einer anderen psychischen Erkrankung ist die **pädagogische Unterstützung im Rahmen von Jugendhilfemaßnahmen** relevanter.

Auch die Entwicklungsrückstände in Bezug auf Schulabschluss und Berufsausbildung kommen in diesem Alter besonders zum Tragen und stellen einen Risikofaktor für eine weitere Gefährdung der psychosozialen Entwicklung dar. Eingliederungshilfen nach SGB IX können meist aufgrund der noch fehlenden Voraussetzungen nicht gewährt werden. Gegebenenfalls werden Hilfen des SGB II oder SGB III im Sinne einer Unterstützung im Bereich Ausbildung und Berufseinstieg in Anspruch genommen (Koelch et al. 2019). Der hohe Unterstützungsbedarf und die prognostische Tragweite steht bei Patienten mit dieser Problematik ab der Volljährigkeit oft in scharfem Kontrast zu den Unterstützungsmöglichkeiten.

**! MERKE**

Bei der Diagnose einer Störung des Sozialverhaltens sind Entwicklungsverzögerungen und pädagogische Bedarfe besonders in den Blick zu nehmen und entsprechende psychosoziale Unterstützungsmöglichkeiten für die Prognose besonders relevant.

Da diese Patienten auch häufiger mit dem Gesetz in Konflikt geraten, ist auch ein Blick auf das **Strafrecht** von Bedeutung. Hier ist ein Übergangszeitraum vorgesehen, der Gerichten die Möglichkeit gibt, bei Entwicklungsverzögerungen das Jugendstrafrecht anzuwenden. Das Jugendstrafrecht ist dabei vom Erziehungsgedanken geprägt, mit dem Ziel einer erneuten Straffälligkeit vorzubeugen (§ 2 Jugendgerichtsgesetz [JGG]). Als Jugendlicher wird dabei definiert, „…wer zur Zeit der Tat vierzehn, aber noch nicht achtzehn …" ist und als „…Heranwachsender, wer zur Zeit der Tat achtzehn, aber noch nicht einundzwanzig Jahre alt ist" (§ 1 JGG) Nach § 105 JGG kann, wenn die „Gesamtwürdigung der Persönlichkeit des Täters bei Berücksichtigung auch der Umweltbedingungen ergibt, daß er zur Zeit der Tat nach seiner sittlichen und geistigen Entwicklung noch einem Jugendlichen gleichstand", das Jugendstrafrecht angewendet werden.

7

## 7.3 Epidemiologie

Die KiGGS-Studie gibt für Deutschland bezüglich SSV eine Prävalenz von 7,6 % (Unterstichprobe von KiGGS, BELLA-Modul) im Altersbereich von 7–17 Jahren an (Ravens-Sieberer et al. 2008). Dabei sind Jungen 2- bis 4-mal häufiger betroffen (Petermann und Petermann 2013). Weltweit wird, bezogen auf die Definition der Conduct Disorder, von einer Prävalenz von 2–2,5 % mit 2- bis 4-fach häufiger betroffenen Jungen ausgegangen (Fairchild et al. 2019). Für kriminelles Verhalten liegt der Beginn Studien zufolge typischerweise schon zwischen dem 9. und 15. Lebensjahr, mit einem Peak zwischen 15 und 19 Jahren sowie einem Rückgang zwischen 20 und 29 Jahren (Moffitt 2018). Hier ist ein Zusammenhang mit der Altersspanne der Adoleszenz deutlich zu erkennen.

## 7.4 Ätiologie

Für die Entstehung einer dissozialen Störung wird von einem **multifaktoriellen Geschehen** ausgegangen. Es gibt auch Ansätze, die dissoziale Verhaltensstörungen vor dem Hintergrund eines **externalisierenden Spektrums** verstehen, das von oppositionellen Verhaltensweisen über ADHS und Substanzabusus bis hin zur antisozialen Persönlichkeit reicht. Dabei scheint eine genetische Veranlagung zu bestehen, die Impulsivität und Enthemmung und damit die Neigung zu externalisierenden Verhaltensweisen fördert (Fairchild et al. 2019).

Ausschlaggebend für die Entwicklung einer dissozialen Störung sind (Koelch et al. 2019):

- Genetisch bedingte Temperamentsfaktoren
- Umweltfaktoren (vor allem die familiäre Situation und das Erziehungsverhalten der Eltern)
- Lebensumfeld
- Einfluss Gleichaltriger

Betrachtet man die Ätiologie entlang der Entwicklung des Menschen, so nehmen bereits **pränatale Faktoren** Einfluss. Gut belegt ist das Risiko durch pränatale Noxen (Rauchen, Alkohol, Drogen) sowie mütterlichen Stress während der Schwangerschaft. Dabei scheint der mütterliche Stress Einfluss auf die Entwicklung des präfrontalen Kortex des Ungeborenen zu nehmen (Fairchild et al. 2019). **Perinatale Komplikationen** (z. B. Hypoxie) und eine Mangelernährung sind weitere Risikofaktoren. Häufiger Hunger während der Kindheit steht im Zusammenhang mit verminderter Selbstkontrolle, vermehrter Impulsivität und Neigung zu Gewalttätigkeit im Erwachsenenalter (vor allem Männer) (Fairchild et al. 2019).

Die Bedeutung des **familiären Einflusses** ist gut belegt. Zwillingsstudien verweisen darauf, dass ca. 50 % der Varianz bei Conduct Disorders auf Umweltfaktoren zurückzuführen sind (Fairchild et al. 2019). **Mangelnde Erziehungskompetenzen der Eltern** spielen ebenfalls eine zentrale Rolle und stellen einen Risikofaktor dar (Fairchild et al. 2019). Hier können sich ungünstigerweise genetische Veranlagung und familiäre Faktoren potenzieren. Eltern, die selbst an einer antisozialen Persönlichkeitsstörung leiden, zeigen besonders geringe Erziehungskompetenzen und neigen zu dysfunktionalen oder gefährdenden Erziehungsmethoden.

Ein „**schwieriger Freundeskreis**" ist zunächst für das Jugendalter nicht ungewöhnlich, und Studien belegen, dass u. a. gute elterliche Kompetenzen dies kompensieren können. Fehlen solche jedoch oder ist der negative Einfluss der Peergroup sehr groß, ist dies ein nachgewiesener Risikofaktor (Fairchild et al. 2019).

Bei Jugendlichen mit einer SSV konnten **neurokognitive Defizite** in den Bereichen Gesichts- und Emotionserkennung sowie Empathie nachgewiesen werden. Ferner haben sie Schwierigkeiten in der Entscheidungsfähigkeit und beim Verstärkungslernen. Insbesondere männliche Jugendliche scheinen Auffälligkeiten in der Reaktion auf Belohnungen zu zeigen (Fairchild et al. 2019). Entsprechend wurden **neurobiologische strukturelle sowie funktionelle Auffälligkeiten** vor allem auch in den damit verbundenen Gehirnregionen gefunden, z. B. im limbischen System und im Belohnungszentrum (Fairchild et al. 2019).

## 7.5 Komorbiditäten

Bei insgesamt **hoher Komorbidität** gehen disruptive Verhaltensweisen und dissoziale Störungen vor allem mit ADHS, Angststörungen, Teilleistungsstörungen sowie autistischen Störungen einher, aber auch mit PTBS und Depressionen, die beiden Letztgenannten vor allem bei Mädchen (Koelch et al. 2019). Kinder mit einer komorbiden ADHS zeigen einen früheren Beginn der Sozialverhaltensstörung, eine schwerere Symptomausprägung und eine höhere Persistenz der Symptomatik (Black 2015; Fairchild et al. 2019).

## 7.6 Diagnostik

Entsprechend der multifaktoriellen Ätiologie sind in die Diagnostik sowohl eine ausführliche biografische **Eigen- und Fremdanamnese und störungsspezifische Entwicklungsgeschichte** einzubeziehen. Hinsichtlich der **Temperamentsfaktoren** geben oft schon Verhaltensweisen im Säuglings- und Kleinkindalter Hinweise (z. B. „Schreibaby", Regulationsschwierigkeiten, Irritierbarkeit). Damit ist eine fremdanamnestische Erhebung mit den primären Bezugspersonen in dieser Altersspanne sehr hilfreich, was im Rahmen der Transition besonders berücksichtigt werden muss. Die **kognitiven Fähigkeiten** sollten mit einem IQ-Test erfasst werden; bei Hinweisen auf umschriebene Entwicklungsstörungen (z. B. LRS) sollten auch diese untersucht werden, zumal dies mögliche Überforderungssituationen aufdecken kann und prognostische Relevanz hat.

Beispielsweise können die Fragebögen des DISYPS-III (Diagnostik-System für Psychische Störungen) nach ICD-10 und DSM-5 für Kinder und Jugendliche (Döpfner und Görtz-Dorten 2017) ergänzend zur Diagnostik eingesetzt werden. Nachdem die Anzahl der zu erfüllenden Diagnosekriterien in der ICD-11 nicht mehr vorgegeben, sondern eine globalere Einschätzung verlangt wird, kommt der **klinischen Einschätzung** ein höherer Stellenwert zu (Görtz-Dorten und Döpfner 2021). Außerdem ist es wichtig, auf die **Komorbiditäten** zu achten, um diese entsprechend behandeln zu können.

Für die Planung der Therapie ist es wichtig, sich ein Bild von den unterschiedlichen Lebensbereichen zu machen, in denen Schwierigkeiten bestehen, und diejenigen zu identifizieren, die gegebenenfalls einen starken Einfluss auf die Persistenz der Störung haben bzw. die weitere Entwicklung gefährden (z. B. Peergroup). Die Identifikation entsprechender **Ressourcen** (z. B. sportliche Aktivität, Talente, Freunde mit positivem Einfluss) können einerseits wichtig sein, um die Adhärenz zu fördern, und Ausgangspunkte bilden, um günstige Einflüsse im Rahmen von Therapie und psychosozialen Interventionen zu stärken.

## 7.7 Therapie

Im Jugendalter haben sich **verhaltenstherapeutische Interventionen** sowie Ansätze mit **Einbeziehung der Familie** bewährt. Die Erziehungskomponenten dieser Interventionen fußen auf Theorien des sozialen Lernens mit altersgemäßen Interventionen und Konsequenzen. In den USA ist u. a. die **Multisystemische Therapie** gut etabliert. Sie nimmt antisoziale Verhaltensweisen in der alltäglichen Umgebung, in der sie durchgeführt wird, in den Fokus. In den unterschiedlichen Lebensbereichen (Schule, Familie etc.) unterstützt ein Behandlungsteam die Betroffenen intensiv (mehrere Kontakte/Woche, 24/7-Rufbereitschaft) über 3–5 Monate. Ziele sind die Förderung der Problemlösefähigkeiten und des prosozialen Umgangs mit Gleichaltrigen sowie die Verbesserung der familiären Interaktion und der schulischen Leistungen (Fairchild et al. 2019).

Die Empfehlungen der S3-Leitlinie hinsichtlich der einzuleitenden Maßnahmen machen deutlich, wie wichtig das Umfeld bei diesem Störungsbild ist. Die Leitlinie empfiehlt **niedrigschwellige Angebote,** die **im Lebensumfeld** der Jugendlichen verfügbar sind, unter **Einbeziehung der Eltern** bzw. Sorgeberechtigten (DGKJP 2016).

Es geht darum, **störungsaufrechterhaltende Bedingungen zu verändern.** Bei selbst psychisch belasteten Eltern oder Eltern mit insuffizienten Erziehungskompetenzen und/oder ausgeprägten Konflikten untereinander soll versucht werden, diese zu unterstützen. Ist bei problematischen familiären Verhältnissen eine Veränderung durch Unterstützungsmaßnahmen nicht erfolgreich oder nicht zu erwarten, ist gegebenenfalls ein Wechsel in ein stützendes Umfeld, z. B. eine **stationäre Jugendhilfemaßnahme** notwendig. Im Rahmen der Transition in eine erwachsenenpsychiatrische Betreuung ist der Zugang zu manchen der Unterstützungsmöglichkeiten aufgrund des Alters der Patienten erschwert. Diese stellen jedoch eine wichtige Säule der Behandlung dar.

Je jünger die Patienten sind, desto mehr Wert muss auf die Unterstützung des Umfelds, insbesondere der Eltern, gelegt werden. Bei gefährdenden Bedingungen ist bei Minderjährigen hier immer auch an eine **Kindeswohlgefährdung** mit entsprechenden Maßnahmen zu denken.

In der Regel ist eine **ambulante Behandlung** indiziert. Eine **teilstationäre Behandlung** kommt in Betracht, wenn eine ambulante Behandlung unzureichend war. Ein Vorteil des teilstationären Settings gegenüber der vollstationären Behandlung ist, dass Therapieinhalte unmittelbar im Lebensumfeld erprobt und die Familien intensiv einbezogen werden können. Eine **vollstationäre Behandlung** ist indiziert, wenn eine akute Eigen- oder Fremdgefährdung besteht bzw. eine komorbide Erkrankung ein entsprechendes Behandlungssetting erfordert.

Es gibt keine zugelassene **medikamentöse Behandlung** für eine dissoziale Störung. Medikamentös werden im Regelfall komorbide Störungen behandelt. Die Leitlinie spricht sich klar gegen eine alleinige medikamentöse Behandlung aus; gegebenenfalls kann symptomorientiert begleitend die Gabe von Psychopharmaka (z. B. Risperidon, das einen Kurzzeiteffekt auf reaktive Aggressivität und Irritierbarkeit bei 5- bis 18-Jährigen zeigt; Fairchild et al. 2019) als Off-Label-Behandlung notwendig sein (DGKJP 2016).

Für die **Prognose** ist insbesondere das Scheitern an alterstypischen **Entwicklungsaufgaben** zu bedenken. Häufig wird kein Schulabschluss erzielt, und in der Folge ist keine erfolgversprechende berufliche Entwicklung möglich. Aufgrund von **Straftaten** können rechtliche Folgen die weitere Entwicklung beeinträchtigen.

## Auflösung Fallbeispiel

Die eigenanamnestischen Angaben machen ebenso wie die Angaben der Eltern deutlich, dass neben der Störung des Sozialverhaltens bei Christian schon früh die Kriterien einer ADHS erfüllt waren. Die Eltern hätten damals lange überlegt, sich aber gegen eine medikamentöse Behandlung der ADHS entschieden. Christian habe durchgehend Schwierigkeiten in der Schule gehabt, da er zusätzlich auch noch eine LRS aufwies. Er habe die Schule ohne Schulabschluss verlassen und bisher keine Ausbildung begonnen. Ausgeprägte Schwierigkeiten im Sozialverhalten hätten mit ca. 14 Jahren begonnen, als Christian an seinen aktuellen Freundeskreis Anschluss fand. Seither sei es zu zahlreichen Vorfällen bis hin zu Ladendiebstahl gekommen, aber immer zusammen mit seinen Freunden. Die Eltern hätten in den letzten beiden Jahren die Kontrolle über ihren Sohn vollständig verloren, häufig wüssten sie nicht, wo er sich aufhielte. Die Unterstützung durch das Jugendamt in Form eines Erziehungsbeistands habe an dieser Situation leider nicht viel geändert.

Als Ergebnis der Begutachtung werden eine dissoziale Verhaltensstörung und eine ADHS diagnostiziert. Die Anamnese legt nahe, dass Christian infolge der ADHS und der LRS in seiner schulischen

Leistung sicher hinter seinen Möglichkeiten zurückgeblieben ist. Der Einfluss des schulischen Misserfolgs und des ungünstigen Freundeskreises hat vermutlich zur aktuellen Situation beigetragen. Um die Prognose günstig zu beeinflussen, werden eine stationäre Jugendhilfemaßnahme, eine kognitive Verhaltenstherapie und eine medikamentöse Behandlung der ADHS empfohlen.

## LITERATUR


Black DW. The natural history of antisocial personality disorder. Can J Psychiatry 2015; 60(7): 309–314.

Boland H, Disalvo M, Fried R, Woodworth KY, Wilens T, Faraone SV, Biederman J. A literature review and meta-analysis on the effects of ADHD medications on functional outcomes. J Psychiatr Res 2020; 123: 21–30.

DGKJP – Deutsche Gesellschaft für Kinder- und Jugendpsychiatrie, Psychosomatik und Psychotherapie e. V. (Hrsg.). Langfassung der evidenz- und konsensbasierten Leitlinie S3: Störungen des Sozialverhaltens: Empfehlungen zur Versorgung und Behandlung. AWMF-Registernummer 028–020. Stand: 9/2016; www.awmf.org/leitlinien/detail/ll/028-020.html (letzter Zugriff: 22.4.2022).

Döpfner M, Görtz-Dorten A, Görtz-Dorten A. DISYPS-III: Diagnostik-System für psychische Störungen nach ICD-10 und DSM-5 für Kinder und Jugendliche-III. Göttingen: Hogrefe 2017.

Erskine HE, Norman RE, Ferrari AJ, Chan GC, Copeland WE, Whiteford HA, Scott JG. Long-term outcomes of attention-deficit/hyperactivity disorder and conduct disorder: a systematic review and meta-analysis. J Am Acad Child Adolesc Psychiatry 2016; 55(10): 841–850.

Fairchild G, Hawes DJ, Frick PJ, Copeland WE, Odgers CL, Franke B, et al. Conduct disorder. Nat Rev Dis Prim 2019; 5(1): 1–25.

Görtz-Dorten A, Döpfner M. Störungen mit oppositionellem und trotzigem Verhalten und dissoziale Verhaltensstörungen. Zr Kinder Jugendpsychiatr Psychother 2021; 49(6): 494–498.

Hill J. Early identification of individuals at risk for antisocial personality disorder. Br J Psychiatry 2003; 182(S44): s11–s14.

Koelch MG, Döpfner M, Freitag CM, Dulz B, Rösler M. Störung des Sozialverhaltens und Antisoziale Persönlichkeitsstörung – Herausforderungen in der Transition vom Jugend-zum Erwachsenenalter. Fortschr Neurol Psychiatr 2019; 87(11): 634–637.

Moffitt TE. Male antisocial behaviour in adolescence and beyond. Nat Hum Behav 2018; 2(3): 177–186.

Petermann F, Petermann U. Störungen des Sozialverhaltens. Kindheit und Entwicklung 2013; 22(3): 123–126.

Petras H, Kellam SG, Brown CH, Muthén BO, Ialongo NS, Poduska JM. Developmental epidemiological courses leading to antisocial personality disorder and violent and criminal behavior: effects by young adulthood of a universal preventive intervention in first-and second-grade classrooms. Drug Alcohol Depend 2008; 95: S45–S59.

Ravens-Sieberer U, Wille N, Erhart M,Bettge S, Wittchen H-U, Rothenberger A, et al. Prevalence of mental health problems among children and adolescents in Germany: results of the BELLA study within the National Health Interview and Examination Survey. Eur Child Adolesc Psychiatry 2008; 17(1): 22–33.

Ruiz-Goikoetxea M, Cortese S, Aznarez-Sanado M, Magallón S, Alvarez Zallo N, Luis EO, et al. Risk of unintentional injuries in children and adolescents with ADHD and the impact of ADHD medications: a systematic review and meta-analysis. Neurosci Biobehav Rev 2018; 84: 63–71.

KAPITEL

# 8 Schizophrenie

Michael Frey



**Fallbeispiel**

Der 18-jährige Martin sitzt der behandelnden Ärztin angespannt gegenüber und sieht sich immer wieder misstrauisch im Raum um. Auf die ihm gestellten Fragen antwortet er meist nur einsilbig. Er berichtet davon, dass er sich in den letzten Wochen nicht mehr sicher gefühlt habe. Ein YouTube-Influencer habe es auf ihn abgesehen. Dieser Influencer würde in verschlüsselten Botschaften alle gegen ihn aufbringen; alle wüssten über sein Privatleben Bescheid, er könne nirgendwo mehr hingehen, ohne dass ihn die anderen Menschen anstarren würden. Zeitweise könne er hören, was für abwertende Dinge die anderen über ihn dächten.

## 8.1 Symptomatik

### 8.1.1 Nach ICD-11

Das zentrale Kennzeichen von Psychosen ist ein **Verlust des Realitätsbezugs,** der sich wie im Fallbeispiel z. B. in wahnhaften Überzeugungen oder Sinnestäuschungen wie Stimmenhören äußern kann. Am häufigsten sind Psychosen aus dem schizophrenen Formenkreis.

Für die Diagnosestellung einer Schizophrenie müssen gemäß ICD-11 über 1 Monat die meiste Zeit mindestens zwei der folgenden Symptomgruppen erfüllt sein (mindestens eines der Symptome muss aus der Gruppe A–D stammen):

A) **Persistierender Wahn** ( z. B. Verfolgungswahn)
B) **Persistierende Halluzinationen** ( z. B. Stimmenhören)

C) **Formale Dankstörungen** ( z. B. Vorbeireden oder Zerfahrenheit)
D) **Ich-Störungen** ( z. B. Gedankenentzug, oder -ausbreitung)
E) Negativsymptome ( z. B. Antriebsmangel oder sozialer Rückzug)
F) Grob desorganisiertes Verhalten ( z. B. zielloses oder bizarr wirkendes Verhalten)
G) Psychomotorische Störung ( z. B. Haltungsstereotypien)

Die beschriebenen Symptome sind dabei nicht auf eine somatische Erkrankung zurückzuführen und keine direkte pathophysiologische Folge von z. B. Drogenintoxikationen. Damit wird zwischen **primären und sekundären psychotischen Syndromen** unterschieden. Eine substanzinduzierte Psychose würde beispielsweise als „sekundär" eingeordnet, da eine klare Ursache abgrenzbar ist.

Für die primären psychotischen Störungen besteht die Möglichkeit einer **dimensionalen Einschätzung der Schwere** (mild, moderat, schwer) in folgenden Bereichen:

- Positivsymptome
- Negativsymptome
- Depressive Symptome
- Manische Symptome
- Psychomotorik
- Kognition

**Tab. 8.1** Übersicht zur Klassifikation der ICD-11: Schizophrenie und andere primäre psychotische Störungen

| Diagnose | Kategoriale Kurzcharakteristika |
|---|---|
| **Schizophrenie** | Unter anderem mindestens ein Positivsymptom, Mindestdauer 1 Monat |
| **Schizoaffektive Störung** | Zeitgleiche Erfüllung der Kriterien einer Schizophrenie und einer mittelgradigen oder schweren affektiven Störung |
| **Schizotype Störung** | Über mehrere Jahre „psychosenahe" Symptome, ohne die Kriterien einer der psychotischen Störungen zu erfüllen |
| **Akute und vorübergehende psychotische Störung** | Akut für einige Tage bis maximal 3 Monate auftretende psychotische Symptome |
| **Wahnhafte Störung** | Wahn über mindestens 3 Monate, ohne Symptome, die einer Schizophrenie zuzurechnen wären |

**BEWERTUNG**

Im Vergleich zur ICD-10 wurden in der ICD-11 (➤ Tab. 8.1) einige entscheidende Veränderungen eingeführt, die dem Stand der Forschung Rechnung tragen: Zum einen wurde die schon erwähnte Möglichkeit einer dimensionalen Beschreibung der Symptomatik geschaffen, zum anderen wurde, was besonders wesentlich ist, die Subtypisierung der Schizophrenie aufgegeben. Damit gibt es z. B. keine Diagnose „Hebephrenie" mehr.
Aber auch in der ICD-11 gibt es weiterhin keine gesonderten Kriterien für Kinder und Jugendliche, was entwicklungspsychologische Besonderheiten außer Acht lässt. Zu begrüßen ist die Einführung der „Katatonie" als eigenständige Diagnose, was somit eine Kodierung auch bei nichtpsychotischen Störungen ermöglicht (Schultze-Lutter et al. 2021).

## 8.1.2 In der Transition

Die Symptomatik psychotischer Erkrankungen ist gerade in der frühen Adoleszenz von entwicklungspsychologischen Aspekten abhängig. So ist zum Beispiel vor dem Hintergrund der sogenannten **Kontinuitätshypothese** eine subklinische Symptomatik häufiger. Epidemiologische Untersuchungen zeigen, dass psychotisches Erleben in subklinischer Ausprägung bei ca. 8 % der Bevölkerung zu finden ist, ohne dass die Betroffenen die Kriterien einer manifesten Psychose erfüllen würden (van Os et al. 2009). Ein jüngeres Alter scheint die Wahrscheinlichkeit für solche Phänomene zu erhöhen (Kelleher und Cannon 2011).

**Wahninhalte** stehen in ihrer inhaltlichen Ausdifferenzierung mit der kognitiven Entwicklung und dem zuvor bestehenden Weltbezug in Zusammenhang (Resch und Schimmelmann 2013). Das bestimmt die inhaltliche Ausgestaltung und Komplexität der Wahnphänomene. Im Kindesalter stehen daher oftmals Wahnstimmungen, wenig ausdifferenzierte Wahninhalte und abnormes Bedeutungserleben im Vordergrund. Bei Early-Onset-Psychosen (vor dem 18. Lebensjahr) ist im Vergleich zum Erwachsenenalter seltener ein systematisierter Wahn zu beobachten (McClellan et al. 2007). Mit zunehmender

Entwicklung entsprechen die Wahnphänomene dann im späteren Jugendalter denen von Erwachsenen.

Am häufigsten sind im Rahmen einer Schizophrenie **akustische Halluzinationen** zu beobachten (ca. 50 % der Betroffenen) (Mehl et al. 2020). **Optische Halluzinationen** treten bei Erwachsenen eher selten (ca. 15–35 %) auf und sind ein Hinweis auf eine mögliche organische Ursache der Psychose. Im Kindesalter sind sie jedoch häufig (ca. 80 %) (Resch und Schimmelmann 2013). Daher ist auch bei Halluzinationen in der frühen Adoleszenz das Entwicklungsalter zu berücksichtigen.

## 8.2 Aspekte der Transition

Die Prognose für Patienten mit einem jungen Ersterkrankungsalter ist schlechter, und zwar nicht nur aus neurobiologischen Gründen ( z. B. mehr kognitive Defizite), sondern auch aufgrund psychosozialer Beeinträchtigungen, die in eine Zeit mit zentralen Entwicklungsaufgaben fallen. **Früherkennung** ist in dieser Altersgruppe besonders wichtig, um einerseits im günstigsten Fall die Exazerbation einer manifesten Psychose zu vermeiden oder aufschieben zu können, aber auch, um die **Adhärenz** – ein langfristig entscheidender prognostischer Faktor – zu fördern. Die Task-Force Transitionspsychiatrie/Störungsbereich Psychosen empfiehlt folgende Maßnahmen (Karow et al. 2019):

- Strukturen und Angebote zur **Früherkennung und Frühintervention:** *Early Interventions Services* wie z. B. in Australien etablierte Früherkennungs- und Behandlungsnetzwerke, die altersübergreifend arbeiten und eine gut begleitete Transition ermöglichen.
- **Frühe psychosoziale Unterstützung** im jeweiligen Lebensumfeld und **aufsuchende Angebote:** Beispiele hierfür sind z. B. *Assertive Community Treatment* – ein ambulantes interdisziplinäres Angebot für Menschen mit schweren psychischen Erkrankungen in ihrem Lebensumfeld.
- **Psychotherapeutische Therapieangebot:** Hier fand in den letzten Jahren ein Paradigmenwechsel statt. Vor allem in der prodromalen Phase stellt die psychotherapeutische Behandlung eine zentrale Säule dar. Aber auch für bereits an einer Psychose Erkrankte haben psychotherapeutische Interventionen an Bedeutung gewonnen und auch Eingang in die S3-Leitlinie Schizophrenie (DGPPN 2019) gefunden. Gute Evidenz besteht dabei für kognitive Verhaltenstherapie ( z. B. Metakognitives Training: Moritz et al. 2010).
- **Information, Entstigmatisierung und flächendeckende Versorgung:** Gerade die Schizophrenie ist eine häufig missverstandene und stark stigmatisierte Erkrankung. Aufklärungsarbeit in der Bevölkerung ist daher notwendig. Die Zugangswege zu qualifizierter Diagnostik und Behandlung sind oft nicht niedrigschwellig genug, und das Wissen über Frühsymptome ist oftmals unzureichend. Dem soll auf struktureller Ebene und durch Fort- und Weiterbildung von im Gesundheitssystem Tätigen entgegengewirkt werden.

## 8.3 Epidemiologie

Die Wahrscheinlichkeit, an einer Schizophrenie zu erkranken, liegt kulturübergreifend bei ca. 0,5–1 % (Rössler 2011). 10–15 % sind sogenannte Early-Onset-Psychosen (EOP), die vor dem 18. Lebensjahr auftreten. Ein sehr kleiner Teil (1–3 %) beginnt als Very-Early-Onset-Psychosen (VEOP) sogar vor dem 13. Lebensjahr (Schultze-Lutter et al. 2015). Bei ca. 60 % der männlichen und 50 % der weiblichen Betroffenen liegt die Erstmanifestation vor dem 25. Lebensjahr, wobei Männer im Schnitt 3–5 Jahre früher erkranken (Häfner et al. 1991; Rössler 2011).



## 8.4 Ätiologie

Die Entstehung psychotischer Erkrankungen wird durch ein **multifaktorielles Vulnerabilitäts-Stress-Modell** erklärt.

Keshavan (1999) formulierte das sogenannte **3-Hits-Modell;** es geht von der Annahme aus, dass die Erstmanifestation einer psychotischen Erkrankung die Kulmination einer langen Entwicklung im

Vorfeld ist. Die drei entscheidenden Momente, in denen es zu Abweichungen in der Gehirnentwicklung kommt (3 Hits), sind dabei:

- **Prä- und Perinatalzeit:** In dieser Zeit kommen zu einer polygenetisch vererbten Hirnentwicklungsstörung Gen-Umwelt-Interaktionen hinzu, welche die Entstehung einer psychotischen Erkrankung begünstigen. Dies können Noxen ( z. B. Drogen oder Medikamente), Stress oder Infektionen sein.
- **Adoleszenz:** Nach den Entwicklungsprozessen vor der Geburt und während der Kindheit erfährt das Gehirn im Laufe der Adoleszenz noch einmal eine massive Veränderung und ist in dieser Zeit besonders vulnerabel. Es kommt zum sogenannten Pruning (➢ Kap. 2.3). Dieser Prozess führt zu einer starken Reduktion der Synapsendichte. Das Gehirn passt sich an und spezialisiert sich. Zahlreiche Forschungsergebnisse belegen, dass Menschen mit einer Schizophrenie ein Übermaß an Pruning erleben (Paus et al. 2008).
- **Manifeste Psychose:** Mit der Manifestation der Psychose kommt es dann zu neurodegenerativen Prozessen, die zu einer weiteren Beeinträchtigung führen.

Es ist also von einem langen Vorlauf auszugehen, der auch das Auftreten von prodromalen Symptomen erklärt. Zudem spielt die Gen-Umwelt-Interaktion eine wesentliche Rolle, was auch eine Chance zur Prävention bietet. An **Risikofaktoren** spielen vor allem eine positive Familienanamnese für psychotische Erkrankungen, Cannabiskonsum und frühkindliche Traumatisierung eine Rolle.



## 8.5 Komorbiditäten

Studien zeigen, dass bei über 40 % der an einer Schizophrenie Erkrankten als komorbide Störung ein **Substanzabusus** bzw. eine **Substanzabhängigkeit** besteht, insbesondere von Cannabis (27,5 %), Alkohol (24,3 %) und Stimulanzien (7,3 %). Bei männlichen Patienten liegt das Risiko dafür um ein Vielfaches höher (Hunt et al. 2018). Gerade Cannabis ist häufig auch ein Auslöser einer Schizophrenie; bei regelmäßigem Cannabiskonsum ist das Risiko für die Entwicklung einer Schizophrenie um das 2- bis 4-Fache erhöht (Thomasisus 2017). Davon abzugrenzen ist eine drogeninduzierte Psychose, die innerhalb von 2 Wochen nach dem letzten Konsum einsetzt und meist nur einige Tage bis wenige Wochen dauert.

An weiteren komorbiden psychischen Erkrankungen treten vor allem **Angststörungen** (ca. 5–20 %) und **Depressionen** (ca. 30 %) auf (Achim et al. 2011; Etchecopar-Etchart et al. 2021).

## 8.6 Diagnostik

Die **Diagnostik** erfolgt mithilfe von Exploration, Anamnese und klinischem Eindruck. Dabei spielt insbesondere der psychopathologische Befund eine wesentliche Rolle, der strukturiert Veränderungen im Erleben, Wahrnehmen, Denken und Fühlen erhebt. Ergänzend werden gegebenenfalls halbstandardisierte Interviews und Fragebögen eingesetzt.

**Differenzialdiagnostisch** müssen einige andere Krankheitsbilder abgegrenzt werden, zumal dies wesentlich für die Wahl der richtigen Therapie ist. Dabei bestehen u. a. Überschneidungen mit affektiven, Persönlichkeits- und Zwangsstörungen. Gerade im Jugendalter kommt der differenzialdiagnostischen Einordnung von Halluzinationen eine große Bedeutung bei. Denn zum einen können Halluzinationen auch bei anderen Diagnosegruppen auftreten, z. B. bei der Borderline-Persönlichkeitsstörung oder bei dissoziativen Störungen, zum anderen aber auch bei Gesunden. Je jünger die Patienten sind, desto häufiger treten meist vorübergehende Halluzinationen auch bei sonst Gesunden auf (D'Agostino et al. 2019; Kelleher et al. 2012a; Putnam 1997).

**INFOBOX**

**Menstruationsassoziierte Psychose**

Menstruationsassoziierte Psychosen sind zwar eine Seltenheit, aber gerade im Jugendalter sind sie immer wieder anzutreffen. Auffallend ist ein menstruationsassoziierter Verlauf, der häufig von schizoaffektiven Symptomen gekennzeichnet ist. Die einzelnen Phasen zeigen einen entsprechenden Rhythmus, wenngleich die Ausprägung interindividuell unterschiedlich ist. Es besteht die pathophysiologische Hypothese, dass Östrogen einen

gewissen protektiven Effekt hinsichtlich einer psychotischen Symptomatik hat und ein Östrogenabfall mit einer Verschlechterung der Symptomatik einhergeht.
Für die Behandlung kommen neben Antipsychotika auch Antikontrazeptiva zum Einsatz. Aufgrund der Seltenheit liegen keine evidenzbasierten Behandlungsempfehlungen vor (Seeman 2012; Sönmez und Köşger 2015). Im Rahmen der Anamnese sollte aber bei weiblichen Patienten immer nach der Menstruation (Zeitpunkt, Unregelmäßigkeiten etc.) gefragt werden.

## 8.7 Früherkennung

Bei annähernd 90 % der Erwachsenen mit einer psychotischen Erkrankung aus dem schizophrenen Formenkreis treten bereits Jahre vor der Manifestation erste Symptome, im Sinne eines **Prodroms** auf. Vor dem Hintergrund der Schwere und des häufig chronischen Verlaufs der Erkrankung ist dies ein wichtiger Ausgangspunkt für Früherkennung und sekundäre Prävention (Schultze-Lutter et al. 2015).

In diesem Zusammenhang haben sich zwei Konzepte zur Früherkennung mit unterschiedlichem Schwerpunkt etabliert:

1. die Ultra-High-Risk-Kriterien (UHR) und
2. das Konzept der Basissymptome.

Das Konzept der **Ultra-High-Risk-Kriterien (UHR)** hat seinen Ausgangspunkt in der Überlegung, anhand welcher Symptome eine möglichst zutreffende Vorhersage darüber getroffen werden kann, ob ein Betroffener innerhalb der nächsten 12 Monate an einer Psychose erkrankt. Dafür erfasst es **vorübergehende und abgeschwächte psychotische Symptome.**

Für eine psychotische Erkrankung sind drei Ultra-High-Risk-Kriterien definiert (Schultze-Lutter et al. 2015):

1. **APS („attenuated positive symptoms")** abgeschwächte: psychotische Symptome, die sich z. B. durch eine eigentümliche Denk- und Sprechweise, ungewöhnliche Vorstellungen oder magisches Denken, eigenartige Wahrnehmungserlebnisse, Beziehungsideen, paranoide Ideen oder Größenideen äußern können.
2. **BLIPS („brief limited psychotic symptoms"):** spontan remittierende psychotische Symptome, die über Minuten bzw. Stunden bestehen können. Es können formale und inhaltliche Denkstörungen (Wahn), Halluzinationen oder desorganisiertes Verhalten auftreten.[1]
3. Menschen, die einen **Erstgradverwandten** mit einer nichtorganischen Psychose oder einer schizotypen Persönlichkeitsstörung haben und deren **Funktionsniveau** (Global Assessment of Functioning, GAF) im vergangenen Jahr um mindestens ein Drittel abgesunken ist. (Dieses Kriterium hat sich in einer Metaanalyse von 2016 allerdings als nicht verlässlicher Prädiktor herausgestellt; Fusar-Poli et al. 2016).

Das **Konzept der Basissymptome** dagegen möchte Menschen mit einem Risiko für eine psychotische Erkrankung möglichst früh erkennen und erfasst psychoseferne subjektive Symptome, also nur **vom Patienten selbst wahrgenommene Veränderungen im Denken und Wahrnehmen.**

Als **Basissymptome** werden gewertet (Schultze-Lutter et al. 2015):

- Gedankeninterferenz
- Gedankendrängen
- Gedankenblockierung
- Zwangsähnliche Gedankenperseveration
- Störung der rezeptiven und expressiven Sprache
- Störung der Symbolerfassung
- Eigenbeziehungstendenzen
- Derealisationserleben
- Unfähigkeit, die Aufmerksamkeit zu spalten
- Fesselung durch Wahrnehmungsdetails
- Optische und akustische Wahrnehmungsstörungen
- Störung der Diskriminierung von Vorstellungen/Erinnerungen und Wahrnehmungen

Zum Verständnis soll dies an einem Beispiel verdeutlicht werden: Ein 15-Jähriger berichtet von Gedanken, die sich ihm völlig situationsinadäquat und ohne assoziative Logik aufdrängen würden. Vor 2 Tagen sei er beispielsweise mit der Straßenbahn gefahren und habe plötzlich völlig aus dem Kontext gerissen an eine Herde geschorener Schafe denken müssen. Er fühle sich durch diese Gedanken gestört und irritiert. Das von dem Jungen beschriebene Phänomen würde man als **Gedankeninterferenzen**

[1] Die Zeitangaben für APS und BLIPS unterscheiden sich je nach Untersuchungsinstrument zum Teil erheblich.

bezeichnen. Wesentlich ist dabei, dass dies dem Betroffenen auffällt und von ihm als neu und eigenartig bis hin zu störend empfunden wird und dass er die Ursache für diese Veränderung des Denkens eindeutig bei sich selbst verortet und nicht externalisiert. Würde er die Ursache im Außen suchen und z. B. annehmen, dass fremde Mächte ihm diese Gedanken eingeben, wäre dies psychotisches Erleben und würde gegebenenfalls dann auch handlungsleitend für ihn sein.

In einer Studie von Kelleher et al. (2012b) erfüllten bis zu 8 % der untersuchten 11- bis 13-jährigen Schülerinnen und Schüler die UHR-Kriterien für eine prodromale Symptomatik. Dabei stellt sich natürlich die Frage, wie hoch das Risiko ist, bei bestehenden Basissymptomen bzw. erfüllten UHR-Kriterien eine Psychose zu entwickeln. Eine Metaanalyse von Catalan et al. (2021) zeigte für jugendliche Hochrisikopatienten eine Übergangsrate von 10,4 % nach 6 Monaten, von 20 % nach 12 Monaten und von 23 % nach 24 Monaten. Dies sind ähnliche Werte, wie sie für Erwachsene beobachtet wurden. Eine andere Studie ergab, dass nach 2 Jahren ca. ein Drittel der Betroffenen ohne Intervention keine Symptome mehr aufwies und sie auch in ihrer psychosozialen Funktionsfähigkeit wieder unauffällig waren (Schlosser et al. 2012).

8

**! MERKE**

Es bedarf daher einer **guten Abwägung, wann diese Früherkennungsinstrumente zum Einsatz kommen,** um Betroffene nicht unnötig zu verunsichern. Die S3-Leitlinie Schizophrenie empfiehlt daher, nur Menschen mit entsprechenden Symptomen und subjektivem Leidensdruck, die von sich aus Hilfe suchen, bzw. Menschen mit einem relevanten Risiko ( z. B. Erstgradverwandte von Personen mit einer Schizophrenie) zu untersuchen (DGPPN 2019).

## 8.8 Therapie

Die **medikamentöse Therapie** ist ein unverzichtbares Element in der Behandlung der Schizophrenie und anderer psychotischer Erkrankungen. Es ist gut durch Studien belegt, dass eine möglichst frühzeitige Pharmakotherapie die Prognose entscheidend verbessert. Dies liegt auch an den oben beschriebenen neurodegenerativen Folgen einer manifesten psychotischen Erkrankung.

Für Jugendliche empfiehlt die **S3-Leitlinie** grundsätzlich das gleiche Vorgehen wie in der Pharmakotherapie für Erwachsene. Es soll eine orale Monotherapie angestrebt werden (DGPPN 2019). Nur mit Blick auf das höhere Risiko von Nebenwirkungen bei Minderjährigen muss das Vorgehen entsprechend angepasst werden. Da es (außer für Clozapin) keine eindeutige Evidenz gibt, dass ein Antipsychotikum anderen in der Wirksamkeit überlegen ist, richtet sich die Auswahl des Präparats insbesondere nach dem Nebenwirkungsprofil und gegebenenfalls dem Zulassungsstatus (Krause et al. 2018; Schimmelmann et al. 2013; Yee et al. 2022; ➤ Tab. 8.2). Bei entsprechender Indikation empfiehlt die Leitlinie auch einen **Off-Label-Use.**

Insbesondere **metabolischen Nebenwirkungen** kommt bei frühem Beginn mit einer gegebenenfalls langjährig einzunehmenden antipsychotischen Medikation eine große Bedeutung bei. Die daraus resultierenden somatischen Folgeerkrankungen verkürzen die Lebenserwartung. Aber auch Nebenwirkungen wie einer **Prolaktinerhöhung** ist im Jugendalter besondere Aufmerksamkeit zu schenken, zumal u. a. der Einfluss auf die pubertäre Entwicklung nicht letztgültig geklärt ist. Auch die dadurch mögliche Beeinträchtigung der sexuellen Funktion und Libido ist gerade in dieser Altersgruppe als besonders ungünstig zu werten. Jugendliche haben ein höheres Risiko, **extrapyramidalmotorische Nebenwirkungen** zu entwickeln. Darauf ist bei der Wahl des Psychopharmakons und der Dosierung, insbesondere auch der Aufdosierungsgeschwindigkeit, zu achten.

Im Vergleich zu Erwachsenen sind auch häufigere Verlaufsuntersuchungen durchzuführen (Correll 2008; Krause et al. 2018; Pringsheim et al. 2019). **Clozapin** ist in seiner Wirksamkeit klar überlegen, hat aber auch ein besonders ungünstiges Nebenwirkungsprofil. Daher ist es nur für therapieresistente Fälle zugelassen. Von einer **Therapieresistenz** spricht man, wenn mit standardisierter Symptomerfassung (u. a. PANNS, BPRS) unter einer Antipsychotikatherapie eine weniger als 20-prozentige Verbesserung eingetreten ist. Es sind eine

**Tab. 8.2** Übersicht über Zulassungsstatus einer Auswahl an häufig eingesetzten Antipsychotika bei Minderjährigen in Deutschland (Huscsava et al. 2020; Ströhle 2022)

| Präparat | Zulassung für Schizophrenie in Deutschland | Bemerkung |
|---|---|---|
| **Aripiprazol** | ≥ 15 Jahre | Vergleichsweise günstiges metabolisches NW-Profil |
| **Amisulprid** | ≥ 15 Jahre | Erhöht den Prolaktinspiegel |
| **Paliperidon** | ≥ 15 Jahre | Primärer Metabolit von Risperidon. Prolaktinspiegel! |
| **Haloperidol** | ≥ 13 Jahre, wenn andere Medikamente unwirksam oder unverträglich waren | Höheres Risiko für extrapyramidalmotorische NW |
| **Clozapin** | ≥ 16 Jahre bei therapieresistenter Schizophrenie | Agranulozytoserisiko, Senkung der Krampfschwelle, Myokarditis. Indiktion bei Therapieresistenz. Spezielle Verlaufsuntersuchungen |
| **Olanzapin** | keine Zulassung < 18 Jahren für diese Indikation | Metabolische NW! Mit Clozapin zusammen das Antipsychotikum mit der höchsten durchschnittlichen Gewichtszunahme |
| **Quetiapin** | keine Zulassung < 18 Jahren für diese Indikation | Metabolische NW! |
| **Risperidon** | keine Zulassung < 18 Jahren für diese Indikation | Erhöht den Prolaktinspiegel |
| **Cariprazin** | keine Zulassung < 18 Jahren für diese Indikation | Seit 2018 in Deutschland verfügbar, ähnlich wie Aripiprazol ein vergleichsweise günstiges metabolisches NW-Profil |

NW = Nebenwirkung(en)

ausreichende Dosierung und Adhärenz sicherzustellen, und es müssen für jeweils mindestens 6 Wochen mindestens zwei unterschiedliche Antipsychotika in ausreichender Dosierung versucht worden sein. Die Gesamtbehandlungsdauer muss mindestens 12 Wochen betragen (DGPPN 2019).

**INFOBOX**

**Mögliche medikamentöse Therapieoptionen der Zukunft**

Es gibt inzwischen auch einige Ansätze für nichtdopaminerge Antipsychotika. Dazu zählen Agonisten am Trace Amine-Associated Receptor (TAAR1), zentrale muskarinische Rezeptoragonisten und inverse 5-$HT_{2A}$-Agonisten bzw. -Antagonisten (Pimavanserin). Weitere Therapieansätze, die untersucht werden, aber noch Zukunftsmusik sind, zielen auf die epigenetische Regulation ab (HDAC-Inhibitoren) und würden damit eine mehr kausale Intervention darstellen (Hasan et al. 2021).

Behandlungsmotivation und **Adhärenz** ist bei allen Patienten mit einer psychotischen Erkrankung ein besonders wichtiger Aspekt, denn man weiß, dass bei wiederholten psychotischen Episoden ein Absetzen der Medikation nach 1 Jahr das Risiko eines Rückfalls verdoppelt (DGPPN 2019). Bei Jugendlichen und jungen Erwachsenen kommen noch das große **Autonomiestreben** und die Tatsache hinzu, dass die notwendige Medikamenteneinnahme diesbezüglich oft als einschränkend erlebt wird.

Eine Metaanalyse ergab, dass ca. ein Drittel der Minderjährigen mit einer schweren psychischen Erkrankung die Medikation nicht wie verordnet einnahm. Die Wahrscheinlichkeit dafür war erhöht, wenn keine Krankheitseinsicht bestand, wenn die Erkrankung besonders schwer war oder wenn zusätzlich ein Substanzabusus bestand (Edgcomb und Zima 2018). Alle drei Faktoren sind auch bei Patienten mit psychotischen Erkrankungen häufig anzutreffen. Daher stellt die Förderung der Therapiemotivation und der Therapieadhärenz einen ganz wesentlichen Aspekt in der Behandlung dar.

**! MERKE**

Die Förderung der Therapiemotivation und Adhärenz ist ein zentraler und sehr wichtiger Bestandteil in der Behandlung von Jugendlichen und jungen Erwachsenen mit einer Schizophrenie oder anderen psychotischen Erkrankungen.

In der Vergangenheit hatten **psychotherapeutische Ansätze** in der Behandlung psychotischer Störungen keinen hohen Stellenwert. Dies hat sich inzwischen grundlegend geändert: So wird in der S3-Leitlinie Schizophrenie für Jugendliche und junge Erwachsene mit der Erstmanifestation einer Psychose zusätzlich zur Medikation mit einem hohen Empfehlungsgrad eine **kognitive Verhaltenstherapie empfohlen** (DGPPN 2019). Für die Behandlung **prodromaler Zustände im Jugendalter** ist Psychotherapie das Mittel der Wahl und eine medikamentöse Behandlung in diesen Fällen meist nicht indiziert.

**INFOBOX**

**Die App Robin**

Für die Behandlung von prodromalen Patienten gibt es auch ganz moderne Ansätze, die aktuell beforscht werden. So bietet z. B. die App „Robin" die Möglichkeit, Jugendliche und junge Erwachsene mit Psychoserisiko-Syndromen zu begleiten. Dabei wird ein modularer Aufbau genutzt, und es können bedarfsgerecht unterschiedliche Themen ausgewählt werden, z. B. Entspannungsübungen, Alltagsaktivierung oder Umgang mit Denkfehlern (Franscini und Traber-Walker 2021).

Über die gesamte Lebensspanne hinweg betrachtet können **drei Verlaufsformen** unterschieden werden: eine einmalig auftretende Episode, ein episodischer und ein chronischer Verlauf. Etwa 25–50 % der Betroffenen haben einen günstigen Verlauf (Schimmelmann und Resch 2013).

## Auflösung Fallbeispiel

Die Anamnese und die Erhebung des psychopathologischen Befunds bestätigen den Verdacht auf eine psychotische Episode. Aufgrund der stark eingeschränkten Funktionsfähigkeit im Alltag und der indizierten medikamentösen Behandlung sieht die Ärztin die Indikation für eine stationäre Behandlung. Dem steht Martin zunächst sehr ablehnend gegenüber. Der Einbezug seiner Eltern – zu denen er noch Vertrauen hat – und die inhaltliche Fokussierung auf die Verunsicherung und Ängste, die er erlebt, ermöglichen es, dass Martin sich auf eine offen-stationäre Behandlung einlässt.

8

### LITERATUR


Achim AM, Maziade M, Raymond É, Olivier D, Mérette C, Roy M-A. How prevalent are anxiety disorders in schizophrenia? A meta-analysis and critical review on a significant association. Schizophr Bull 2011; 37(4): 811–821.

Catalan A, Salazar de Pablo G, Vaquerizo Serrano J, Mosillo P, Baldwin H, Fernández-Rivas A, et al. Annual Research Review: Prevention of psychosis in adolescents – systematic review and meta-analysis of advances in detection, prognosis and intervention. J Child Psychol Psychiatry 2021; 62(5): 657–673.

Correll CU. Antipsychotic use in children and adolescents: minimizing adverse effects to maximize outcomes. Focus 2008; 6(3): 368–378.

D'Agostino A, Monti MR, Starcevic V. Psychotic symptoms in borderline personality disorder: an update. Curr Opin Psychiatry 2019; 32(1): 22–26.

DGPPN – Deutsche Gesellschaft für Psychiatrie und Psychotherapie, Psychosomatik und Nervenheilkunde e. V. (Hrsg.). S3-Leitlinie Schizophrenie. AWMF-Registernummer 038–009. Stand: 3/2019; www.awmf.org/leitlinien/detail/ll/038-009.html (letzter Zugriff: 22.4.2022).

Edgcomb JB, Zima B. Medication adherence among children and adolescents with severe mental illness: a systematic review and meta-analysis. J Child Adolesc Psychopharmacol 2018; 28(8): 508–520.

Etchecopar-Etchart D, Korchia T, Loundou A, Llorca PM, Auquier P, Lançon C, et al. Comorbid major depressive disorder in schizophrenia: a systematic review and meta-analysis. Schizophr Bull 2021; 47(2): 298–308.

Franscini M, Traber-Walker N. Jugendliche mit erhöhtem Psychoserisiko: App-unterstützte Behandlung mit dem Therapieprogramm Robin. Wien: Springer 2021.

Fusar-Poli P, Cappucciati M, Borgwardt S, Woods SW, Addington J, Nelson B, et al. Heterogeneity of psychosis risk within individuals at clinical high risk: a meta-analytical stratification. JAMA Psychiatry 2016; 73(2): 113–120.

Häfner H, Maurer K, Löffler W, Riecher-Rössler A. Schizophrenie und Lebensalter. Nervenarzt 1991; 62(9): 536–548.

Hasan A, Häckert J, Strube W. Nicht dopaminerge Antipsychotika: Hintergründe und neue Substanzen. InFo Neurologie+ Psychiatrie 2021; 23(4): 42–49.

Hunt GE, Large MM, Cleary M, Lai HMX, Saunders JB. Prevalence of comorbid substance use in schizophrenia spectrum disorders in community and clinical settings, 1990–2017: systematic review and meta-analysis. Drug Alcohol Depend 2018; 191: 234–258.

Huscsava M, Reinhardt, Martin, Plener, Paul, Fegert, Jörg, Kölch, Michael. Update Zulassung von Psychopharmaka für Minderjährige in Deutschland und Österreich. Psychopharmakotherapie 2020; 27(2): 44–52.

Karow A, Holtmann M, Koutsouleris N, Pfennig A, Resch F. Früherkennung und Frühintervention bei psychotischen Störungen in der Transitionsphase. Fortschr Neurol Psychiatr 2019; 87(11): 629–633.

Kelleher I, Cannon M. Psychotic-like experiences in the general population: characterizing a high-risk group for psychosis. Psychol Med 2011; 41(1): 1–6.

Kelleher I, Connor D, Clarke MC, Devlin N, Harley M, Cannon M. Prevalence of psychotic symptoms in childhood and adolescence: a systematic review and meta-analysis of population-based studies. Psychol Med 2012a; 42(9): 1857–1863.

Kelleher I, Murtagh A, Molloy C, Roddy S, Clarke MC, Harley M, Cannon M. Identification and characterization of prodromal risk syndromes in young adolescents in the community: a population-based clinical interview study. Schizophr Bull 2012b; 38(2): 239–246.

Keshavan MS. Development, disease and degeneration in schizophrenia: a unitary pathophysiological model. J Psychiatr Res 1999; 33(6): 513–521.

Krause M, Zhu Y, Huhn M, Schneider-Thoma J, Bighelli I, Chaimani A, Leucht S. Efficacy, acceptability, and tolerability of antipsychotics in children and adolescents with schizophrenia: a network meta-analysis. Eur Neuropsychopharmacol 2018; 28(6): 659–674.

McClellan J, Kowatch R, Findling RL. Practice parameter for the assessment and treatment of children and adolescents with bipolar disorder. J Am Acad Child Adolesc Psychiatry 2007; 46(1): 107–125.

Mehl S, Falkenberg I, Leopold K, Bechdolf A, Kircher T. Symptomatik der Schizophrenie. In: Falkai P, Hasan A (Hrsg.). Praxishandbuch Schizophrenie. Diagnostik – Therapie – Versorgungsstrukturen. 2. A. München: Elsevier Urban & Fischer 2020, S. 13–25.

Paus T, Keshavan M, Giedd JN. Why do many psychiatric disorders emerge during adolescence? Nat Rev Neurosci 2008; 9(12): 947–957.

Pringsheim T, Okun MS, Müller-Vahl K, Martino D, Jankovic J, Cavanna AE, et al. Practice guideline recommendations summary: treatment of tics in people with Tourette syndrome and chronic tic disorders. Neurology 2019; 92(19): 896–906.

Putnam FW. Dissociation in Children and Adolescents: A Developmental Perspective. New York: Guilford Press 1997.

Resch F, Schimmelmann BG. Entwicklungspsychopathologie. In: Schimmelmann BG, Resch F (Hrsg.). Psychosen in der Adoleszenz. Entwicklungspsychopathologie, Früherkennung und Behandlung. Stuttgart: Kohlhammer 2013, S. 73–85.

Rössler W (Hrsg.). Epidemiologie der Schizophrenie. Swiss Medical Forum 2011; 11(48): 885–888.

Schimmelmann BG, Resch F. Terminologie, Epidemiologie und Verlauf. In: Schimmelmann BG, Resch F (Hrsg.). Psychosen in der Adoleszenz. Entwicklungspsychopathologie, Früherkennung und Behandlung. Stuttgart: Kohlhammer 2013, S. 19–32.

Schimmelmann BG, Schmidt SJ, Carbon M, Correll CU. Treatment of adolescents with early-onset schizophrenia spectrum disorders: in search of a rational, evidence-informed approach. Curr Opin Psychiatry 2013; 26(2): 219–230.

Schlosser DA, Jacobson S, Chen Q, Sugar CA, Niendam TA, Li G, et al. Recovery from an at-risk state: clinical and functional outcomes of putatively prodromal youth who do not develop psychosis. Schizophr Bull 2012; 38(6): 1225–1233.

Schultze-Lutter F, Michel C, Schmidt SJ, Schimmelmann BG, Maric NP, Salokangas RK, et al. EPA guidance on the early detection of clinical high risk states of psychoses. Eur Psychiatry 2015; 30(3): 405–416.

Schultze-Lutter F, Meisenzahl E, Michel C. Psychotische Störungen in der ICD-11: Die Revisionen. Z Kinder Jugendpsychiatr Psychother 2021; 49(6): 453–462.

Seeman M. Menstrual exacerbation of schizophrenia symptoms. Acta Psychiatr Scand 2012; 125(5): 363–371.

Sönmez I, Köşger F. Menstrual cycle in schizophrenic patients: review with a case. Nöro Psikiyatri Arşivi 2015; 52(4): 417.

Ströhle A. Update Psychopharmakotherapie psychischer Erkrankungen im Erwachsenenalter. Psychotherapeut 2022; 67: 85–96.

Thomasisus R. Gesundheitliche Auswirkungen von Cannabismissbrauch bei Jugendlichen und jungen Erwachsenen. In: Duttge G, Holm-Hadulla RM, Müller JL, Steuer M (Hrsg.): Verantwortungsvoller Umgang mit Cannabis. 1. A. Göttingen: Universitätsverlag 2017, S. 27–45.

van Os J, Linscott RJ, Myin-Germeys I, Delespaul P, Krabbendam L. A systematic review and meta-analysis of the psychosis continuum: evidence for a psychosis proneness-persistence-impairment model of psychotic disorder. Psychol Med 2009; 39(2): 179–195.

Yee CS, Bahji A, Lolich M, Vázquez GH, Baldessarini RJ. Comparative efficacy and tolerability of antipsychotics for juvenile psychotic disorders: a systematic review and network meta-analysis. J Clin Psychopharmacol 2022; 42(2): 198–208.

KAPITEL

# 9

Daniel Illy

# Autismus-Spektrum-Störungen



**Fallbeispiel**

Der 18-jährige Alexander stellt sich mit seinen Eltern in der Spezialsprechstunde für Medienabhängigkeit vor. Grund der Vorstellung sei ein zuletzt ausufernder Medienkonsum, der den Eltern gerade in Zeiten der gegenwärtigen Vorbereitung auf die Abiturprüfungen große Sorge bereite. Zu Beginn des Gesprächs wirkt der Patient verschüchtert, vermeidet Blickkontakt mit dem Untersucher und antwortet nur knapp auf Fragen. Erst nachdem der Untersucher Fragen zu den aktuell gespielten Games stellt, beginnt Alexander zunehmend redseliger zu werden. Er interessiere sich schon länger für Panzer, nun habe er kürzlich ein Multiplayer-Online-Spiel begonnen, in dem man schrittweise immer mehr Panzer freischalten könne.

Alexander selbst sieht gegenwärtig keine Problematik. Er brauche das Spiel, um den gerade anfallenden Stress der Prüfungen und der Frage „Was kommt danach?" aushalten zu können. Auffällig in der Darlegung seiner Situation sind die monotone Sprechweise und der „professoral" anmutende Tonfall. Den Eltern zufolge sei Alexander „schon immer" ein Einzelgänger gewesen; es gebe nur vereinzelt Freundschaften, überwiegend habe er Kontakt zu seinen „Online-Freunden".

Die psychiatrische Anamnese sei bislang blande. Auch in der Familie gebe es keine nennenswerten Erkrankungen. Der Vater wirkt im Erstkontakt emotional distanziert und ebenfalls schüchtern. Auf Nachfrage gibt er an, eine „gewisse Mitschuld" für das Interessensgebiet seines Sohnes zu haben. Er arbeite als Ingenieur in der Luft- und Raumfahrttechnik und habe seinem Sohn schon früh die von technischen Gerätschaften ausgehende Faszination vermitteln wollen.

# 9.1 Symptomatik

## 9.1.1 Nach ICD-11

Die ICD-11 weicht die kategoriale Einteilung der tiefgreifenden Entwicklungsstörungen auf, indem sie, analog dem DSM-5, die Autismus-Spektrum-Störung etabliert. Unterschiede in der Symptomatik werden fortan anhand folgender Kriterien getroffen:

1. Symptomatik aus dem autistischen Spektrum: Beeinträchtigung von sozialer Interaktion und Kommunikation, Stereotypien (Wiederholungen von immer gleich ablaufenden Bewegungen), eingeengte Interessensgebiete
2. Intellektuelle Entwicklung
3. Beeinträchtigung der sprachlichen Fähigkeiten

Kategorialer gedacht (wie in der ICD-10) sind somit **frühkindliche Autismusformen** (dann in der Regel mit Defiziten in der intellektuellen und sprachlichen Entwicklung) vom leichteren **Asperger-Autismus** (hier meist normale bis überdurchschnittliche Intelligenz und keine Sprachentwicklungsverzögerung) abzugrenzen. Kategoriale Sonderformen bestanden in Form des **atypischen Autismus** (nicht alle Kriterien erfüllt) oder beispielweise des **hochfunktionalen Autismus,** einer frühkindlichen Variante mit höherem kognitivem Funktionsniveau. Das Spektrummodell greift diese Symptomatik auf und ermöglicht eine **wirklichkeitsnähere Einordnung** der betroffenen Personen (➤ Abb. 9.1).

## 9.1.2 In der Transition

Das eingangs beschriebene Fallbeispiel wurde natürlich mit Bedacht gewählt und greift die Kernproblematik der Transitionspsychiatrie bei Störungen aus dem autistischen Formenkreis auf. Gerade die leichteren Verlaufsformen ohne klar ersichtliche Einschränkungen im Alltag („links" im Spektrum: Asperger-Autismus, ➤ Abb. 9.1) können **über viele Jahre unerkannt** bleiben und sich nur im Rahmen

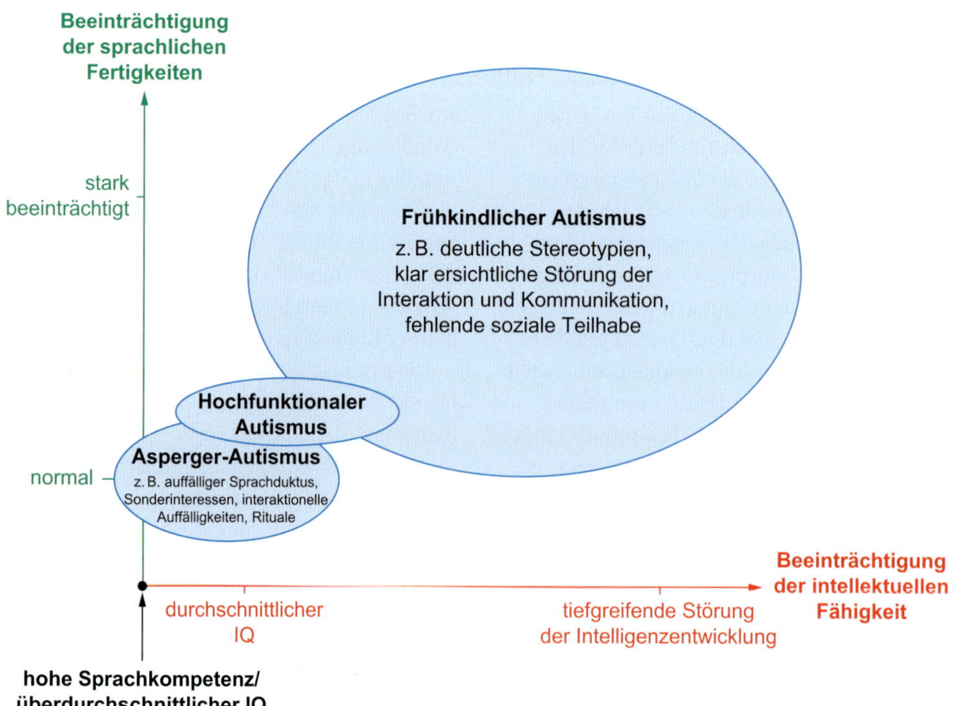


**Abb. 9.1** Kategoriale Störungsbilder im Spektrum [L231]

9

einer anderen Thematik (Schwierigkeiten im Beruf, Störungen in der Paarbeziehung etc.) zeigen. Im Rahmen meiner Arbeit in der von mir etablierten Sprechstunde zur Videospiel- und Internetabhängigkeit (Computerspielstörung und Internetnutzungsstörung) hat mich überrascht, dass wir immer wieder mal einen bis zur Erstvorstellung nicht diagnostizierten Fall von Autismus ausfindig machen konnten.

Während der frühkindliche Autismus also in der Regel die Domäne der Kinderpsychiatrie ist und hier ein entsprechend hoher Therapie- und Förderbedarf notwendig (und zum Glück mittlerweile auch verfügbar) ist, sieht das Angebot für Jugendliche und junge Erwachsene mit weniger starken Einschränkungen in der Regel „weniger rosig" aus. Dabei sind es gerade die **Entwicklungsaufgaben der Adoleszenz** (Führen einer Beziehung, Berufswahl, selbstständiges Wohnen), die autistische Patienten vor Herausforderungen stellen. Nicht selten versteckt sich eine solche Störung daher hinter den Komorbiditäten oder, wie im Fallbeispiel, hinter einem hohen Medienkonsum.

Ein essenzieller Schritt ist also zunächst die Diagnose der jeweiligen Störung. Das Konzept der Spektrumstörungen hat dabei viele (bereits ausführlich besprochene) Vorteile, erschwert allerdings auch die Abgrenzung gegenüber Personen mit „autistischen Zügen", im Prinzip also mit einer (absolut nicht pathologisch zu sehenden) Persönlichkeitsstruktur. Es lohnt, gerade **dezente Symptome** wie Sonderinteressen, einen auffälligen Sprachduktus und das generelle Wirken des Patienten im Gesamtkontext zu betrachten und gegebenenfalls diagnostisch nachzufassen, und zwar nicht, um zu pathologisieren, sondern um spezifisch therapeutisch zu behandeln, beispielsweise – um beim Fallbeispiel zu bleiben – mit einer Gruppentherapie zum Üben sozialer Fertigkeiten.

**BEWERTUNG**

Auch in diesem Fall zeigen die Kapitelaufteilungen der Lehrbücher, welchen Stellenwert die Diagnose Autismus im Alltag der Erwachsenenpsychiatrie hat. Erwachsene Patienten mit der Diagnose haben diese in der Regel im Kindes- und Jugendalter erhalten. Ein Großteil der Behandler dürfte (wie auch der Autor zu Beginn seiner Weiterbildung in der Kinder- und Jugendpsychiatrie) keine umfassenden praktischen Kenntnisse bei der Behandlung des Störungsbildes aufweisen. Natürlich gibt es auch spezialisierte Anlaufstellen, wir wollen hier aber die Regel aufzeigen.

## 9.2 Aspekte der Transition

Neben den Aufmerksamkeitsstörungen stellen die Autismus-Spektrum-Störungen eine weitere Krankheitsentität dar, die von vielen Erwachsenenpsychiatern in der Regel nur am Rande beachtet wird.

Hinzu kommt die bereits angesprochene Schwierigkeit, dass es insbesondere die leichten Verlaufsformen sind, die lange Zeit unerkannt bleiben, die aber vor dem Hintergrund der an diese Patienten gestellten Entwicklungsaufgaben in der Adoleszenz möglicherweise einen spezifischen Therapiebedarf haben. Auch die Überleitung bereits diagnostizierter jugendlicher Patienten in die Erwachsenenpsychiatrie steht vor diesem Problem. Spezifische Versorgungsstrukturen ( z. B. in Form von Wohnheimen oder Bildungseinrichtungen) sind rar, und auch die psychotherapeutische und psychiatrische Versorgung junger autistischer Erwachsener ist vielerorts unzureichend. Nicht ohne Grund sind es gerade die Anträge zur Verlängerung der Behandlung autistischer Patienten über den 18. Geburtstag hinaus, die von den Krankenkassen genehmigt werden.

Die Behandlung junger Erwachsener mit autistischen Störungen wird also auf absehbare Zeit aufgrund der dort bestehenden Expertise eine Domäne der Kinder- und Jugendpsychiatrie bleiben. Dennoch: Nicht alle Patienten erhalten die Möglichkeit einer verlängerten Behandlung, und auch sie endet irgendwann einmal. Die **weitere Schaffung und der Ausbau entsprechender Versorgungsstrukturen** sind also wünschenswert.

## 9.3 Epidemiologie

Die Prävalenzrate liegt, auf das gesamte Autismus-Spektrum bezogen, bei 0,62 % (Elsabbagh et al. 2012). Vergleicht man das mit den Prävalenzraten einer eher kategorialen Herangehensweise, zeigt sich, bedingt durch den weitergefassten Störungsbegriff, eine Zunahme der Anzahl Betroffener: frühkindlicher Autismus 0,1 %, Asperger-Syndrom 0,03 %, atypischer Autismus unzureichende Daten (Kölch et al. 2020). Die Zunahme an diagnostizierten Fällen war bereits in den Jahren zuvor diskutiert worden (Fombomme 2005); maßgeblich scheint dabei vor allem eine verbesserte Diagnostik zu sein. Erstdiagnostizierte Transitionspatienten scheinen aus unserer Sicht jedoch nicht den Großteil dieser Zunahme auszumachen, sodass oben genannte Einschränkungen weiterhin ihre Gültigkeit behalten.

## 9.4 Ätiologie

Die Entstehung von Autismus-Spektrum-Störungen ist ein noch unzureichend erforschtes Feld. Gesichert erscheint jedoch, wie bei den meisten psychischen Erkrankungen, eine **multifaktorielle Genese.** Genetische und Umweltfaktoren führen zu einer Beeinflussung der Entwicklung des zentralen Nervensystems und bedingen dadurch die jeweiligen **neurokognitiven Besonderheiten und Verhaltensweisen** der Betroffenen.

Aufgrund neurokognitiver Defizite ableitbare Symptome sind:

1. Beeinträchtigung der Fähigkeit zu empathischem Einfühlen (Theory of Mind), wobei hier zusätzlich eine Unterscheidung zwischen affektiven und kognitiven Aspekten möglich ist (False-Belief-Aufgaben)
2. Defizite in Exekutivfunktionen (Handlungsplanung, Selbstregulation)
3. Schwache zentrale Kohärenz und damit Betonung von Einzel- statt Gesamtreizen („Bäume statt Wald“)

Gegenwärtig wird der Einfluss bestimmter Hirnregionen ( z. B. präfrontaler Kortex und limbisches System) und Neurotransmitter (z. B Oxytocin) erforscht.

9

## 9.5 Komorbiditäten

Häufige komorbide Störungen sind vor allem Angsterkrankungen (62 %), selbstverletzendes Verhalten (49 %) und Zwangsstörungen (37 %). Die bis zum Erscheinen der ICD-11 nicht parallel vergebbare Diagnose der Aufmerksamkeitsstörung wird in der Literatur (NICE 2013) mit 41 % angegeben. Die Möglichkeit einer parallelen Diagnosevergabe ist für viele Behandler ein Segen, da autistische Patienten häufig Defizite in der Aufmerksamkeit zeigen und bislang off-label behandelt werden mussten.

Für das vorliegende Buch interessantere Komorbiditäten in dieser spezifischen Altersgruppe sind in der notwendigen Breite leider nicht spezifisch genug erforscht. Gerade Patienten mit leichterer Symptomatik (Asperger-Syndrom) zeigen häufig reaktiv bestehende Komorbiditäten wie depressive Störungen aufgrund von Beziehungskonflikten (Depressionen gesamt: 13 %) oder den im Fallbeispiel erwähnten erhöhten Medienkonsum bis hin zur stoffungebundenen Abhängigkeit.

## 9.6 Diagnostik

Die Diagnostik einer Autismus-Spektrum-Störung soll an dieser Stelle nur kurz skizziert werden. Um den Goldstandard einzuhalten, ist eine Zusatzweiterbildung vonnöten. Deutschlandweit gibt es spezialisierte Zentren, die eine entsprechende Diagnostik abdecken und auch für niedergelassene Kolleginnen und Kollegen ohne eine solche Weiterbildung in der Regel als Ansprechpartner greifbar sind.

Ein sinnvolles **standardisiertes Vorgehen** sieht wie folgt aus:

1. Screening mittels Fragebogen (Aktuell + Lebenszeit) zur Sozialen Kommunikation (FSK)
2. Screening mittels *Social Responsiveness Scale* (SRS)
3. Diagnostisches Interview für Autismus – Revidiert (ADI-R) mit den Bezugspersonen
4. Diagnostische Beobachtungsskala für Autistische Störungen-2 (ADOS-2)

Die diagnostische Breite des ADOS ist beeindruckend, da sich damit vom Kleinkind bis zum Erwachsenen alle Altersgruppen diagnostizieren lassen. Bei den Instrumenten, die sich fremdanamnestischer Verfahren bedienen, ist zu beachten, dass die Eltern erwachsener Patienten mitunter nicht zur Verfügung stehen.

## 9.7 Therapie

Die bereits skizzierten Besonderheiten führen dazu, dass viele Therapieprogramme (zu Recht) auf eine sehr junge Zielgruppe ausgelegt sind und demgemäß vor allem den Aspekt der frühen Förderung vorantreiben. Das bringt die Frage auf, ob es spezifische therapeutische Angebote für Adoleszente (gegebenenfalls mit lediglich leichter Symptomatik) gibt.

Der im Mai 2021 erschienene zweite Teil der Leitlinie zur Therapie von Autismus-Spektrum-Störungen (DGKJP und DGPPN 2021) trennt nach defizitären Teilbereichen und bietet ebenso wie schon die Leitlinie „Aufmerksamkeitsstörungen" Handlungsempfehlungen für alle Altersbereiche. Gut evaluiert ist dabei beispielsweise für den Teilbereich der sozialen Interaktion und Kommunikation für Jugendliche und Erwachsene das soziale Kompetenztraining in der Gruppe (PEERS). Die Effekte waren dabei auch anhaltend zu sehen (Laugeson et al. 2015). Bei repetitivem Verhalten, Sonderinteressen und Hyper- sowie Hyporeaktivität ist die Studienlage im Erwachsenenbereich sehr schwach. Hier verweist die Leitlinie auf die britischen NICE-Guidelines im Kinder- und Jugendbereich (NICE 2013).

Die restlichen Therapieverfahren sind ebenfalls eher nicht im Erwachsenenbereich untersucht. Ausnahmen sind die *Cognitive Enhancement Therapy* (Eack et al. 2018; CEBM-Level 2, Effekte u.a. auf die Arbeitsfähigkeit), die Synchronisierungsbasierte Tanztherapie (Mastrominico et al. 2018; CEBM-Level 4, keine Effekte auf die Empathiefähigkeit) und Bewerbungstrainings in unterschiedlichen Settings (DGKJP und DGPPN 2021, CEBM-Level 2–3; Effekte siehe Leitlinie).

**BEWERTUNG**

Es fehlt also an Wirksamkeitsstudien, und generell ist die Verfügbarkeit spezifischer therapeutischer Interventionen in der Altersgruppe transitorischer Patienten unzureichend. Gerade weniger stark beeinträchtigte Patienten mit autistischer Symptomatik scheinen im erwachsenenpsychiatrischen System „unterzugehen". Das haben natürlich auch schon andere Kolleginnen erkannt und entsprechende Programme auf den Weg gebracht, so etwa Isabel Dziobek und Sandra Stoll mit ihrem 2019 bei Kohlhammer erschienenen Buch „Hochfunktionaler Autismus bei Erwachsenen: Ein kognitiv-verhaltenstherapeutisches Manual".

Die medikamentöse Therapie bei Autismus-Spektrum-Störungen hat unterstützenden Charakter. Eine Zulassung im Kinder- und Jugendbereich besteht für Melatonin-Präparate bei Schlafstörungen. Die Behandlung komorbider Störungen hat einen zentralen Stellenwert, etwa die Gabe von Stimulanzien bei Aufmerksamkeitsstörungen. Bei nicht anders beherrschbaren fremdaggressiven Durchbrüchen kann vorübergehend der Einsatz von nieder- oder sogar hochpotenten Neuroleptika (Antipsychotika) indiziert sein.

9

### Auflösung Fallbeispiel

Die aktuelle Symptomatik von Alexander sollte den Untersucher dazu bewegen, weitere Diagnostik in Richtung einer Autismus-Spektrum-Störung zu veranlassen. Die Videospiele können dabei zunächst als Ressource genutzt werden, um mit dem Patienten überhaupt ins Gespräch zu kommen. FSK, SRS, dann gegebenenfalls ADI-R und ADOS könnten die Diagnose sichern. Im Rahmen von Elterngesprächen sollte auch Hinweisen nachgegangen werden, ob der Kindsvater möglicherweise eine eigene autistische Symptomatik „mitbringt".

„Auf dem letzten Meter" könnten bei erfolgter Diagnosestellung Maßnahmen zur schulischen Förderung ergriffen werden. Zielführend wäre aktuell aber vor allem das Beüben sozialer Interaktion und Kommunikation. Aufgrund der wahrscheinlich fehlenden Verfügbarkeit einer spezifischen Therapiemöglichkeit (höchstwahrscheinlich wird in

Wohnortnähe wohl keine PEERS-Gruppentherapie angeboten) kann zum Einstieg prinzipiell auch eine unspezifische Gruppentherapie (oder in diesem Fall eine Gruppentherapie für Videospiel- und Internetabhängigkeit) geeignet sein. Begleitend dazu können in einzeltherapeutischen Sitzungen Verselbstständigung und individuelle Themen besprochen werden. In Elterngesprächen können Aspekte wie eigene Anteile (des Kindsvaters), Krankheitsverständnis und Psychoedukation, aber auch mögliche Themen wie Selbstvorwürfe („Wir haben also eine Erkrankung unseres Sohnes nicht wahrgenommen") etc. besprochen werden.

### LITERATUR

DGKJP und DGPPN – Deutsche Gesellschaft für Kinder- und Jugendpsychiatrie, Psychosomatik und Psychotherapie, Deutsche Gesellschaft für Psychiatrie und Psychotherapie, Psychosomatik und Nervenheilkunde e. V. (Hrsg.). Autismus-Spektrum-Störungen im Kindes-, Jugend- und Erwachsenenalter. Teil 2: Therapie. Interdisziplinäre S3-Leitlinie. AWMF-Registernummer 028–047; Stand: 5/2021; www.awmf.org/leitlinien/detail/ll/028-047.html (letzter Zugriff: 22.4.2022).

Eack SM, Hogarty SS, Greenwald DP, Litschge MY, Porton SA, Mazefsky CA, Minshew NJ. Cognitive enhancement therapy for adult autism spectrum disorder: results of an 18-month randomized clinical trial. Autism Res 2018; 11(3): 519–530.

Elsabbagh M, Divan G, Koh YJ, Kim YS, Kauchali S, Marcín C, et al. Global prevalence of autism and other pervasive developmental disorders. Autism Res 2012; 5(3): 160–179.

Fombonne E. The changing epidemiology of autism. J Appl Res Intellect Disabil 2005; 18(4): 281–294.

Kölch M, Rassenhofer M, Fegert JM. Klinikmanual Kinder- und Jugendpsychiatrie und -psychotherapie. 3. A. Berlin: Springer 2020.

Laugeson EA, Gantman A, Kapp SK, Orenski K, Ellingsen R. A randomized controlled trial to improve social skills in young adults with autism spectrum disorder: the UCLA PEERS(®) Program. J Autism Dev Disord 2015; 45(12): 3978–3989.

Mastrominico A, Fuchs T, Manders E, Steffinger L, Hirjak D, Sieber M, et al. Effects of dance movement therapy on adult patients with autism spectrum disorder: a randomized controlled trial. Behav Sci (Basel) 2018; 8(7): 61.

NICE – National Institute for Health and Care Excellence (eds.). The management and support of children and young people on the autism spectrum. Clinical guideline no. 170. 2013; www.nice.org.uk/guidance/cg170 (letzter Zugriff: 22.4.2022).

NICE – National Institute for Health and Care Excellence (eds.). Autism spectrum disorder in adults: diagnosis and management. Clinical guideline no. 142, last update August 2016; www.nice.org.uk/guidance/cg170/resources/autism-spectrum-disorder-in-under-19s-support-and-management-pdf-35109745515205 (letzter Zugriff: 22.4.2022).

KAPITEL

# 10 Depressionen

Daniel Illy



**Fallbeispiel**

Die 16 Jahre alte Lara stellt sich in Begleitung ihres Vaters als ungeplante Notaufnahme vor. Seit ca. 1 Jahr bestünde eine depressive Verstimmung mit Anhedonie, Schlafstörungen, Grübeln und Antriebsmangel. Die Symptomatik sei in den letzten Wochen ohne ersichtlichen Auslöser exazerbiert. Am Wochenende habe Lara sich erstmalig gegenüber dem alleinerziehenden Vater im Rahmen eines Briefes mitgeteilt. Seit 2 Monaten bestünden Lebensüberdrussgedanken ohne konkrete Handlungsabsicht. Die Patientin zeigt sich im Rahmen der Erstvorstellung absprachefähig, und es besteht ein sehr guter Kontakt zum Vater. Als mögliche Ursachen der Exazerbation lassen sich in die Brüche gegangene Freundschaften und ein vermindertes Selbstwertgefühl eruieren. Lara besucht aktuell die 10. Klasse eines Gymnasiums. Zuletzt sei der Schulbesuch aufgrund eines zunehmenden Antriebmangels jedoch nur sporadisch erfolgt. Sie könne für sich ohnehin gerade keine Perspektive ausmachen und wisse gar nicht, „wozu sie das alles machen" solle. Sie habe in den letzten Wochen zudem deutlich an Gewicht verloren, da ihr „nichts mehr" schmecke. Der Vater gibt an, sich bereits vor einigen Monaten um eine Psychotherapie für seine Tochter bemüht zu haben, leider habe er bislang nur Absagen erhalten.

## 10.1 Symptomatik

### 10.1.1 Nach ICD-11

In der ICD bemisst sich der Schweregrad einer depressiven Episode nach der Anzahl der vorliegenden Symptome und wird in leicht (2 Hauptsymptome, 2 Nebensymptome), mittelgradig (2 Hauptsymptome, 3 bis 4 Nebensymptome) und schwer (3 Hauptsymptome und mindestens 4 Nebensymptome) unterteilt. Die Symptome müssen mindestens 2 Wochen bestehen.

**Hauptsymptome der Depression:**

1. Gedrückte Stimmung
2. Anhedonie
3. Antriebsmangel

**Nebensymptome der Depression:**

1. Vermindertes Selbstwertgefühl
2. Schuldgefühle
3. Suizidgedanken
4. Konzentrationsstörungen
5. Negative Sicht auf die Zukunft
6. Schlafstörungen
7. Appetitverlust

Die **unipolare Depression** – in Abgrenzung zu der in ➤ Kap. 11 besprochenen bipolaren Depression – reiht sich in das Feld der affektiven Störungen ein und hat in der Regel einen phasischen Verlauf. Auch wenn man in der ICD die ätiologische Zuschreibung zugunsten einer symptomatischen Beschreibung verlassen hat (früher endogen vs. reaktiv), kann dieser Unterschied für die Therapieplanung wichtig sein. Das obige Fallbeispiel etwa stellt den Beginn einer (möglicherweise) phasisch verlaufenden primären Depression dar, während die depressive Reaktion auf ein singuläres Ereignis (z. B. einen Todesfall in der Familie) eine mitunter andere therapeutische Herangehensweise bedingt. Dies trifft insbesondere auf den Altersbereich der Adoleszenten zu, bei denen **reaktive depressive Symptome** häufiger anzutreffen sind. Abzugrenzen sind zudem chronisch-depressive Verlaufsformen (Dysthymien). Eine Übersicht der affektiven Störungen zeigt ➤ Abb. 10.1.

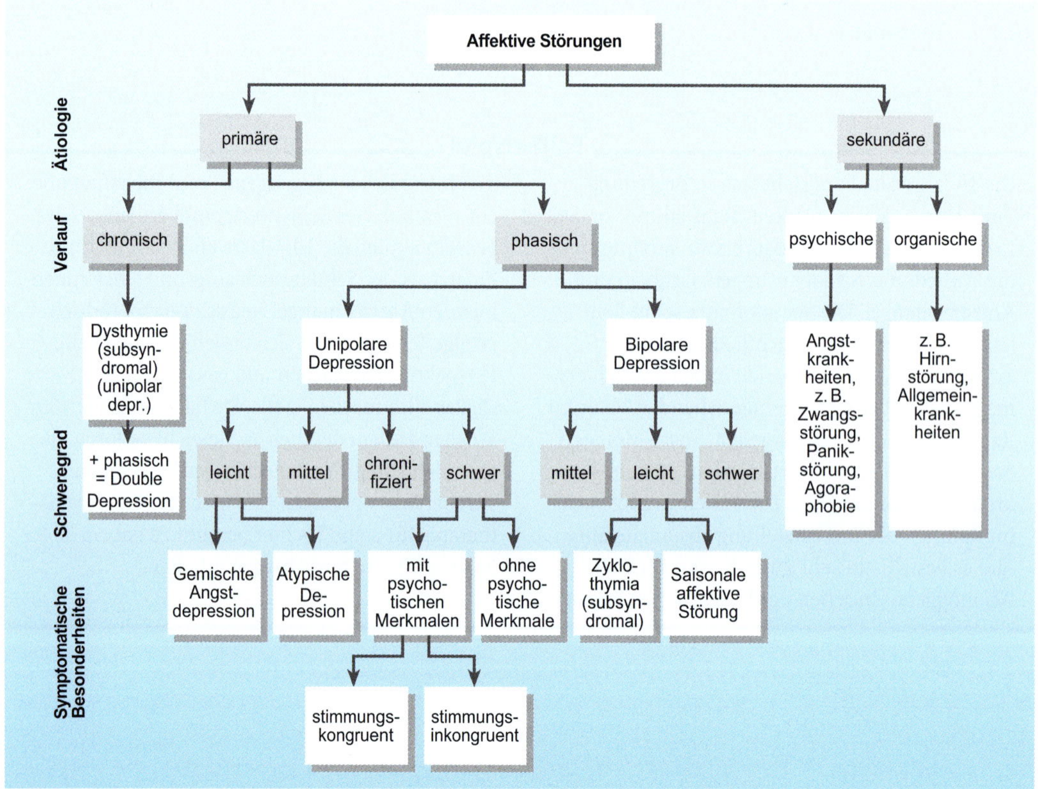


**Abb. 10.1** Klassifikation und Differenzialdiagnose der affektiven Störungen [R470/L106]

Neu in die ICD-11 wurden depressive Episoden infolge eines Substanzabusus aufgenommen.

### 10.1.2 In der Transition

Anders als die eher kinder- und jugendpsychiatrisch dominanten Erkrankungsbilder wie etwa Aufmerksamkeitsstörungen (➤ Kap. 6) stellt sich die Symptomatik der Depression in der Transitionsphase ähnlich wie die Depression des Erwachsenenalters dar. Unterschiede ergeben sich hinsichtlich des stärkeren Stellenwerts „reaktiver" depressiver Symptome und der transitionstypischen Themen wie Freundeskreis, Beziehung und Schulabschluss. Hier sollten Behandelnde nicht in die Falle tappen, vermeintlich geringfügige Auslöser nicht als wichtig wahrzunehmen. Die Trennung vom Partner, mit dem man „sehr lange", also insgesamt 2 Wochen, zusammen war, kann aufgrund des Entwicklungsstands den gleichen Stellenwert haben wie die eventuell greifbarere Depression nach der Scheidung eines 50-jährigen Familienvaters mit drei Kindern. Auch die Abgrenzung zu „pubertären" Symptomen wie Stimmungsschwankungen (➤ Kap. 23) ist von Bedeutung. Zudem weisen Jugendliche je nach Intelligenzniveau und Entwicklungsstand mitunter sehr unterschiedliche Copingstrategien und Erklärungsansätze auf. Das hat unmittelbar Auswirkung auf das therapeutische Outcome, etwa wenn es um die Fähigkeit der Introspektion und des Wahrnehmens von Gefühlen geht.

## 10.2 Aspekte der Transition

Wie auch die adulte Depression wird die depressive Erkrankung Adoleszenter heute zunehmend besser wahrgenommen und in der Folge auch diagnostiziert. Das hat u. a. mit dem (weiterhin notwendigen) Prozess der Entstigmatisierung psychischer Erkrankungen zu tun. Dennoch sind depressive Jugendliche in einigen Belangen gegenüber Erwachsenen in gewisser Weise „benachteiligt", etwa wenn Antriebsmangel und Anhedonie als „pubertäre Null-Bock-Haltung" gewertet werden. Auch heutzutage noch werden Jugendliche mit depressiven Störungen vielfach erst dann im Helfersystem vorstellig, wenn es zu Suizidhandlungen oder Selbstverletzungen gekommen ist. Der jugendlichen Psyche wird gefühlt ein höheres Maß an Melancholie zugesprochen – vielleicht, weil das die Phasen sind, an die Erwachsene die deutlichsten Erinnerungen haben, wenn sie an ihre eigene Jugend denken.

Wie erwähnt, ist dabei die **Abgrenzung von** „normalem" Verhalten wie **pubertären Stimmungsschwankungen** von größter Wichtigkeit. Die für den Autor sinnvollste Vorgehensweise besteht dabei im bereits angedeuteten Rückgriff auf die ätiologische Entstehung der Symptomatik: Wenn sich Symptome nahezu vollständig reaktiv erklären lassen („Die ist nicht mehr meine beste Freundin, die hat am Samstag voll über mich abgelästert"), dann ist natürlich in der Summe und über einen zeitlichen Verlauf dennoch die Entwicklung einer depressiven Episode zu prüfen; eindeutiger ist es jedoch, wenn die Symptome so wie im eingangs skizzierten Fallbeispiel scheinbar aus dem „Nichts" heraus entstehen.

Therapieangebote und -inhalte sollten an die **Reife der Jugendlichen angepasst** werden (➤ Kap. 10.7). Es gibt 14-Jährige, mit denen man bereits sehr gut kognitiv-umstrukturierend arbeiten kann; gleichzeitig kann ein noch nicht ausreichend verselbstständigter 20-Jähriger von einer eher jugendspezifischen Behandlung profitieren. Die „klassische" Depressionsstation einer „typischen" Erwachsenenpsychiatrie ist vielfach nicht auf die Themen und Bedürfnisse junger Erwachsener ausgelegt. Zunehmend entstehen deshalb deutschlandweit Angebote wie etwa die FRITZ-Station am Vivantes Klinikum Am Urban in Berlin.

Zum Zeitpunkt der Entstehung dieses Buches ist die AWMF-Leitlinie (Stand 2013) in Überarbeitung. Es ist zu erwarten, dass dem Thema Transition die gebührende Aufmerksamkeit gewidmet werden wird.



## 10.3 Epidemiologie

Die Lebenszeitprävalenz depressiver Störungen bei Adoleszenten gibt die bekannte schwedische Uppsala-Studie (Alaie et al. 2019) mit 11,4 % an. Adoleszente nehmen also eine Mittelstellung zwischen den einstelligen Prozentzahlen im Kindesalter und den Lebenszeitprävalenzraten von Erwachsenen mit 20 % ein. Während im Kindesalter nahezu ausgeglichene Geschlechterverhältnisse herrschen, wird die Frauenwendigkeit bereits im Jugendalter sichtbar. Dazu gibt es, gerade im Erwachsenenbereich, unzählige Theorien, von denen die am stärksten favorisierten den unterschiedlichen Hormonstatus von Männern und Frauen betreffen, der ja schon im Rahmen der Pubertätsentwicklung zum Tragen kommt. Ein nicht sehr gut erforschter Faktor dürfte jedoch auch das unterschiedliche Rollenbild („Männer dürfen keine Schwäche zeigen") und eine daraus resultierende, beispielsweise hinter Substanzkonsum oder Aggression maskierte, maskuline Depression sein.

**BEWERTUNG**

Gerade in einer Phase, in der junge Menschen ihre Persönlichkeit ausdefinieren, sollte dieser Faktor berücksichtigt werden.

## 10.4 Ätiologie

Die Depression stellt gewissermaßen den Prototyp einer Erkrankung mit **multifaktorieller Genese** dar. So wird das Vulnerabilitäts-Stress-Modell im Rahmen der Psychoedukation häufig am Beispiel depressiver Störungen erklärt. Aufgrund der familiären Häufung depressiver Erkrankungen ist eine deutliche **genetische Komponente** anzunehmen. Jugendliche Patienten werden hier mitunter auch zu Indexpatienten, etwa wenn bislang keine diagnostizierten affektiven Störungen in der Familie bestehen, der Vater aber z. B. alkoholabhängig und gereizt ist (➤ Kap. 10.5). Die genauen genetischen Ursachen werden gegenwärtig noch erforscht; diskutiert werden vor allem dysfunktionale Serotonintransporter und Abweichungen in der Hypothalamus-Hypophysen-Nebennierenrinden-Achse. Diese genetische Verletzlichkeit trifft nun auf langfristig wirksame **psychosoziale Faktoren** (Sozialisation, Glaubenssätze, Copingstrategien etc.) und Lebensereignisse wie etwa Trennung der Eltern, Todesfälle in der Familie, psychische Erkrankungen von Familienmitgliedern, Traumata, Schulprobleme, Trennungen, Konflikte in der Peergroup oder Mobbing.

Das **Vulnerabilitäts-Stress-Modell** stellt dabei, wie das bei der medikamentösen Behandlung (➤ Kap. 10.7) vorgestellte Modell des Serotoninmangels, letztlich nur ein (stellenweise unbefriedigendes) Erklärungsmodell dar. Es hat jedoch durchaus seine Berechtigung, da sich therapeutisch relevante Maßnahmen wie etwa Stressreduktion und Entspannungsverfahren unmittelbar daraus ableiten lassen.

## 10.5 Komorbiditäten

Die jugendliche Depression weist viele Komorbiditäten auf, vor allem aus dem Bereich der Angststörungen. Bei traumatologischer Genese finden sich zudem Überschneidungen mit der posttraumatischen Belastungsstörung (Abgrenzung der Symptome Wiedererleben, Vermeidungsverhalten, autonome Überregung oder Amnesie in Bezug auf traumaähnliche Situationen, ➤ Kap. 17). Die unipolare Depression muss zudem unbedingt gegenüber der bipolaren Depression abgegrenzt werden (sogenannte pseudounipolare Depression, ➤ Kap. 11). Weitere Überschneidungen bestehen mit den Störungen des Sozialverhaltens und Substanzabusus (**cave:** maskierte maskuline Depression). Ein massiver Appetitverlust macht gegebenenfalls die Abgrenzung zur Anorexia nervosa (dort Körperschemastörung, aber **cave:** negatives Selbstbild bei der Depression) notwendig. Letztlich kann depressives Erleben auch die „Endstrecke" vieler anderer psychischer Störungen darstellen, etwa nach wiederholten frustranen Schulerlebnissen im Rahmen einer unbehandelten Aufmerksamkeitsstörung.

## 10.6 Diagnostik

Haupt- und Nebensymptome lassen sich klinisch anamnestisch sehr gut erfragen. Zur Objektivierung stehen Testverfahren wie das Depressionsinventar für Kinder und Jugendliche (DIKJ) oder das Beck-

Depressions-Inventar (BDI-II) zur Verfügung. Obligat ist die Leistungsdiagnostik, um schulische Über- oder Unterforderung ausschließen zu können. Laborchemisch sollten eine Schilddrüsenunterfunktion und eine (Eisenmangel-)Anämie ausgeschlossen werden.

## 10.7 Therapie

Die Gestaltung der Therapie depressiver Erkrankungen richtet sich nach dem Schweregrad der Episode (➤ Abb. 10.2).

Bei **leichten depressiven Episoden** kann das auch von der britischen NICE-Leitlinie (NICE 2012) empfohlene „beobachtende Abwarten" praktiziert werden. Die bei Erscheinen gerade in Bezug auf leichte und mittelschwere Verlaufsformen nicht unumstrittene Leitlinie (Middleton et al. 2005) meint damit allerdings nicht, „nichts" zu tun. Vielmehr ergibt sich ein beobachtend abwartender Ansatz bereits aus der Diagnostikphase bzw. einer engmaschigen Verlaufskontrolle der Symptomatik. Zu beachten ist dabei, dass Betroffene aufgrund fehlender eigener Wahrnehmung oder Wartezeiten im ambulanten Helfersystem mitunter schon einen gewissen Leidensweg hinter sich haben.

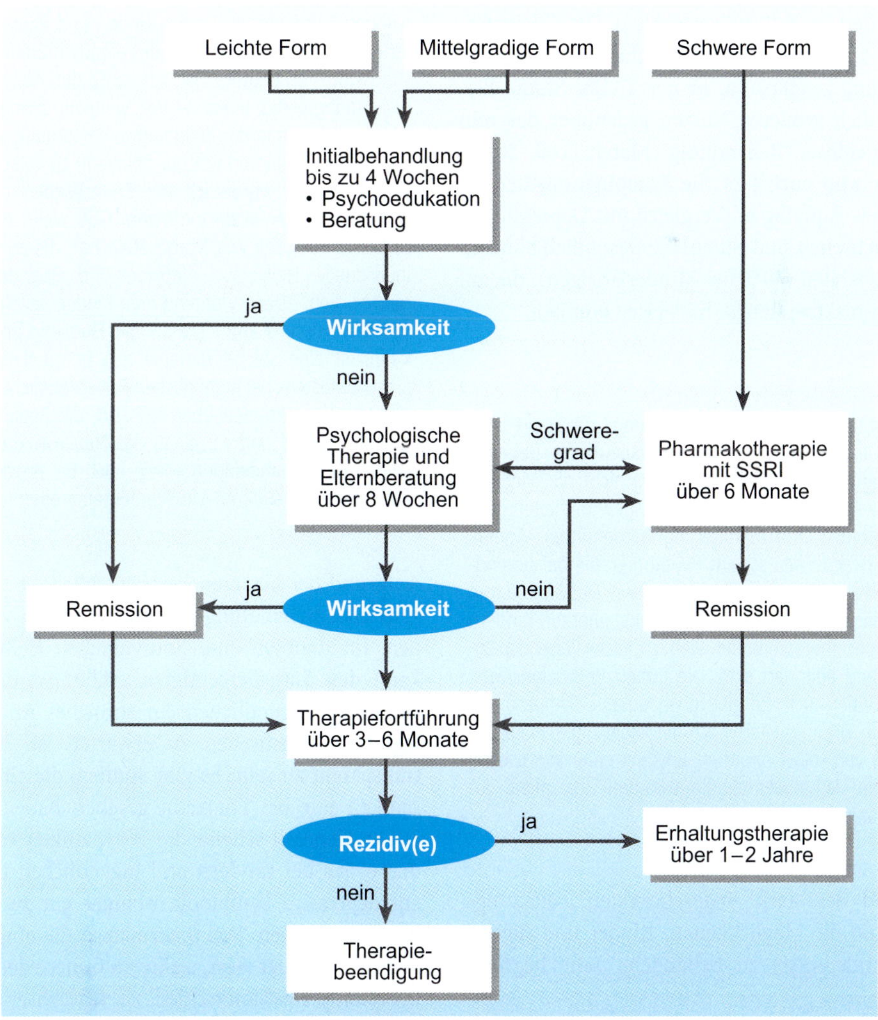


**Abb. 10.2** Therapeutischer Entscheidungsbaum für die Behandlung der Depression (Quelle: Steinhausen 2019) [H104–001/L106]

**BEWERTUNG**

Da erneut mit (bisweilen sehr langen) Wartezeiten zu rechnen ist, bis sich ein ambulanter Psychotherapieplatz findet, ist es ratsam, als Behandelnder bei entsprechender Indikation bereits frühzeitig die Aufnahme einer Psychotherapie zu empfehlen, mitunter auch schon bei leichten Verlaufsformen, wenn klar zu sein scheint, dass eine Besserung nicht von selbst bzw. durch Veränderung psychosozialer Gegebenheiten eintritt. In Zeiten einer massiven psychotherapeutischen Unterversorgung in Deutschland sieht „beobachtendes Abwarten" allerdings eher so aus, dass man den Patienten auf Dutzende von Wartelisten setzen lässt und engmaschig kurzfristige (psychiatrische) Verlaufstermine anbietet.

Ab **mittelschweren Episoden** ist eine Psychotherapie in jedem Fall zu empfehlen. Die Effektstärken der kinder- und jugendpsychotherapeutischen Behandlung zeigten u. a. in der TADS[2]-Studie keinen deutlich größeren Nutzen gegenüber der rein medikamentösen Behandlung (March et al. 2007), dennoch wird auch hier die Kombinationstherapie empfohlen. Auffällig im Vergleich mit Depressionen bei Erwachsenen sind zudem die wesentlich höheren Remissionsraten (50 % bei Minderjährigen), die auf eine eher reaktive Genese hinweisen könnten.

**BEWERTUNG**

Es erscheint logisch, dass eine „Heilung" der Depression ohnehin nur durch eine psychotherapeutische Behandlung möglich ist. Schließlich sind es nicht die Medikamente, die eine Änderung der Lebensgewohnheiten oder eine kognitive Umstrukturierung herbeiführen. Anders als bei Erwachsenen scheint Psychotherapie bei Jugendlichen jedoch schlechter wirksam zu sein. Das kann daran liegen, dass die Therapieangebote sonst eher mit Kindern arbeitender Therapierender vielfach nicht jugendspezifisch genug adaptiert sind. Die hohen Remissionsraten könnten aber auch auf eine eher reaktive Symptomatik hindeuten, die ihrem Kern nach bei Änderung der Lebenssituation von selbst remittiert und mit einer klassischen kognitiven Verhaltenstherapie eventuell gar nicht gut erreichbar ist.

Aufgrund des stark eingeschränkten Zulassungsstatus sind die Möglichkeiten, Kinder und Jugendliche antidepressiv zu behandeln, sehr begrenzt. Ignoriert man (aus gutem Grund) die Substanzklasse der Trizyklika, so bleibt zur Behandlung depressiver Episoden als einziges „modernes" Antidepressivum **Fluoxetin** übrig. Zugelassen ist ferner Johanniskraut – unverständlicherweise ohne überzeugende Wirksamkeitsstudien, weshalb sein Einsatz auch aufgrund von Medikamenteninteraktionen, etwa mit Präparaten zur Empfängnisverhütung, eigentlich vermieden werden sollte.

**BEWERTUNG**

Als primärer Erwachsenenpsychiater habe ich mich im Rahmen meiner zweiten Facharztausbildung in der Kinder- und Jugendpsychiatrie oft gewundert, dass das pharmakologische Verständnis in einem so wichtigen Bereich wie den Antidepressiva in der Kinder- und Jugendpsychiatrie in vielen Fällen aufgrund des eingeschränkten Zulassungsstatus so begrenzt ist. Ich werfe den Kollegen hier nicht mangelndes Interesse vor, vielmehr zwingen Kostenübernahmen in der ambulanten Versorgung sie dazu, bei Depressionen wirklich nur Fluoxetin zu verschreiben. Und Fluoxetin würde ich bei Erwachsenen nicht als Mittel der ersten Wahl einsetzen. Gut, wenn man, wie es bei mir der Fall war, Vorgesetzte hat, die auch einen individuellen Heilversuch mittragen und „über den Tellerrand blicken". Denn während man Kinder vielleicht noch guten Gewissens antidepressiv mit Fluoxetin behandeln kann, ist eine solche Therapie aus pharmakologischer Sicht spätestens bei jugendlichen Patienten nicht wirklich sinnvoll. Interaktionen über CYP2D6, die Beeinflussung des Blutzuckers und vor allem das Nebenwirkungsprofil sollten die Behandelnden – wie auch bei erwachsenen Patienten – zu anderen Medikamenten greifen lassen!

Aufgrund der besseren Verträglichkeit ist zum Beispiel eine Behandlung mit **Escitalopram** vorzuziehen. Im Rahmen eines individuellen Heilversuchs kann den Sorgeberechtigten erklärt werden, dass gerade bei Jugendlichen ein ähnliches Ansprechen wie bei Erwachsenen zu erwarten ist. Um hier transparent zu sein: Es gibt Studien, die eine Wirksamkeit nur bei Fluoxetin gesehen haben (Hazell 2011). Generell scheint die Wirksamkeit von Antidepressiva bei Kindern und Jugendlichen in Bezug auf depressive Symptome weniger gut zu sein als bei Erwachsenen. Das untermauert die obige These von der mitunter stark reaktiven Genese depressiver Symptome im Unterschied zu Erwachsenen. Den Streit in der Peergroup kann kein SSRI lösen! Neuere

[2] Treatment for Adolescents with Depression Study

Studien sehen zumindest Escitalopram als sinnvolle Option bei Jugendlichen an, und in den USA erfolgte die Zulassung von Escitalopram ab 12 Jahren (Selph und McDonagh 2019).

**BEWERTUNG**

Letztlich bleibt die Entscheidung eines Off-Label-Einsatzes eine subjektive Entscheidung des verschreibenden Arztes. Ich persönlich würde Escitalopram in der Regel den Vorzug vor Fluoxetin geben, und meine Patienten profitieren in der Summe vom besseren Nebenwirkungsprofil.

Ein aus erwachsenenpsychiatrischer Sicht ebenfalls schwer nachvollziehbares Thema betrifft die **Triggerung suizidaler Impulse** durch den Einsatz von Antidepressiva – ein Thema, das immer mal wieder dazu führt, dass eine notwendige medikamentöse Behandlung nicht begonnen wird, so groß scheint die Angst vor diesem Thema. Dass latent vorhandene Suizidpläne durch den neu gewonnenen Antrieb umgesetzt werden, ist zwar theoretisch möglich, allerdings fragt man sich schon, welche Beziehung der Behandler in so einem Fall zu seinem Patienten hat. Bevor ich Patienten ein Medikament verordne, habe ich sie gut kennengelernt. Natürlich muss man solche Pläne aktiv erfragen; dies ist ja ohnehin Bestandteil der Anamnese. Und selbstverständlich müssen Eltern in der Phase einer medikamentösen Einstellung auch entsprechend sensibilisiert werden. Der Behandelnde sollte sich bei der Entscheidung über eine medikamentöse Behandlung jedoch nicht von Angst leiten lassen! Zur Vertiefung dieses Themas wird auf ➤ Kap. 35.1 verwiesen.

**BEWERTUNG**

Ich möchte an dieser Stelle nicht überheblich klingen, doch gestatten Sie mir einen kleinen Seitenhieb: Ein Kollege sagte einmal, Erwachsenenpsychiater seien die besseren Kinderpsychiater. Das ist natürlich nicht richtig; das Fach bringt genügend Themen mit, die eine eigene Facharztausbildung rechtfertigen, und für viele Erwachsenenpsychiater sind psychische Erkrankungen im Kindes- und Jugendalter ein Buch mit sieben Siegeln. In Bezug auf das pharmakologische Verständnis hat der Kollege aber vielleicht an manchen Stellen Recht. Und nochmals: Das liegt zu großen Teilen am eingeschränkten Zulassungsstatus der Medikamente, nicht am Interesse der Kollegen. Überlegungen wie die Abschaffung des Fremdjahres in der Erwachsenenpsychiatrie sehe ich deshalb sehr kritisch. Denn als Arzt ein Jahr lang auf einer Depressionsstation für Erwachsene wirklich tagtäglich in der Situation zu sein, aus einem Pool von mehreren Antidepressiva wählen zu müssen (aus guten Gründen!), kann letztlich auch für die jungen Patienten nur von Vorteil sein.

## Auflösung Fallbeispiel

Lara erfüllt gegenwärtig die Symptome einer mittelgradigen depressiven Episode. Aufgrund der bestehenden Lebensüberdrussgedanken und bei fehlender Möglichkeit einer zeitnahen psychotherapeutischen Behandlung ist der Einsatz eines Antidepressivums gerechtfertigt. Mit der Patientin und ihrem Vater wird aufgrund des besseren Nebenwirkungsprofils und bei zu erwartenden Interaktionen mit dem von ihr eingenommenen Kontrazeptivum der Off-Label-Einsatz von Escitalopram besprochen.

Die Symptomatik mutet zwar teilweise „endogen“ an, in kurzen therapeutischen Gesprächen werden dennoch reaktive Aspekte wie etwa die Verarbeitung in die Brüche gegangener Freundschaften thematisiert. Lara kann im Verlauf selbst definieren, was den Wert einer Freundschaft ausmacht. Sie beschließt, sich in einer Tanzgruppe anzumelden, und lernt dort neue Freunde und sogar einen Partner kennen.

Bereits unter 5 mg Escitalopram wird nach 4 Wochen zunächst eine gute Remission der Symptomatik erreicht; im Verlauf wird nach einem Trennungskonflikt allerdings das vorübergehende Aufdosieren auf 10 mg erforderlich. Im weiteren Verlauf beginnt Lara eine ambulante Psychotherapie, nach einem Jahr kann problemlos ein Absetzversuch der Medikation vollzogen werden.

**LITERATUR**

Alaie I, Philipson A, Ssegonja R, Hagberg L, Feldman I, Sampaio F, et al. Uppsala Longitudinal Adolescent Depression Study (ULADS). BMJ Open 2019; 9(3): e024939.

Hazell P. Depression in children and adolescents. BMJ Clin Evid Oct 21; 2011: 1008.

March JS, Silva S, Petrycki S, Curry J, Wells K, Fairbank J, et al. The Treatment for Adolescents with Depression Study (TADS): long-term effectiveness and safety outcomes. Arch Gen Psychiatry 2007; 64(10): 1132–1143.

Middleton H, Shaw I, Hull S, Feder G. NICE guidelines for the management of depression. BMJ 2005; 330(7486): 267–268.

NICE – National Institute for Health and Care Excellence (eds.). Depression: management of depression in primary and secondary care. Clinical Guideline. London: NICE 2012; www.nice.org.uk/process/pmg6/resources/the-guidelines-manual-pdf-2007970804933 (letzter Zugriff: 22.4.2022).

Selph SS, McDonagh MS. Depression in children and adolescents: evaluation and treatment. Am Fam Physician 2019; 100(10): 609–617.

Steinhausen H-C. Psychische Störungen bei Kindern und Jugendlichen. 9. A. München: Elsevier Urban & Fischer 2019.

KAPITEL

# 11 Bipolare Störungen

Daniel Illy



**Fallbeispiel**

Die 17 Jahre und 10 Monate alte Julia stellt sich im Beisein ihrer allein sorgeberechtigten Mutter wegen einer seit einigen Wochen bestehenden depressiven Verstimmung vor. Julia gibt an, sehr unter der aktuellen Trennung von ihrem langjährigen Freund zu leiden. Vorher sei sie sehr aktiv gewesen; sie habe sich für eine Umweltschutzkampagne zur Vermeidung von Müll durch Coffee-2-go-Becher engagiert, nun könne sie kaum noch aus dem Bett kommen; selbst der heutige Termin bereite ihr große Mühe. Akute Suizidgedanken werden verneint, aber die Patientin gibt an, so nicht weitermachen zu wollen. Sie erkenne sich selbst nicht wieder. Der Assistenzarzt in der Psychiatrischen Institutsambulanz diagnostiziert im Rahmen des Erstgesprächs eine mittelgradige depressive Episode. Auffällig bei der Erhebung der Familienanamnese ist das schlechte Bild, das die Mutter vom Vater zeichnet. Dieser sei aktuell mal wieder in Indien auf Meditationsreise und wahrscheinlich mit seinen üblichen „Weibergeschichten" beschäftigt. „Zum Glück" habe sie seit letztem Jahr das alleinige Sorgerecht. Es folgen Blutentnahme, Durchführung eines Elektrokardiogramms (EKG) und Aufklärung über Fluoxetin. Zudem soll sich die Patientin um die Aufnahme einer Psychotherapie kümmern. Zur Befundbesprechung und Rezepterstellung wird ein Folgetermin vereinbart. Da die Mutter beruflich sehr eingespannt ist, wird vorab besprochen, dass die Patientin diesen Termin auch allein wahrnehmen kann.

Die Patientin erscheint, wie geplant allein, mit leichter Verspätung zum Termin und fängt mit der medizinischen Fachangestellten an der Anmeldung einen lauten Streit an, als diese sie auf die Verspätung hinweist. Julia hat sich zwischenzeitlich die Haare grün und rot gefärbt und trägt heute einen sehr kurzen Rock. Im Kontaktverhalten wirkt sie sehr unruhig und getrieben. Im Gespräch mit dem Assistenzarzt fragt sie mehrfach nach persönlichen Informationen, etwa, ob dieser eine Freundin habe. Sie macht eine Bemerkung über dessen „wunderschöne" Lippen und deutet an, ihn küssen zu wollen.

## 11.1 Symptomatik

### 11.1.1 Nach ICD-11

Die Symptomatik der Depression entspricht der der unipolaren Depression (➤ Kap. 10.1).

Die **Manie** wird vielfach als Gegenteil der Depression angesehen, was jedoch nicht ganz korrekt ist. Eine gehobene Stimmung etwa kann gerade im Jugendalter fehlen. Häufiger sind Gereiztheit, Antriebssteigerung und Risikoverhalten. Insbesondere das Schlafverhalten ist ein sehr guter Indikator und in der Manie typischerweise vermindert. Betroffene gehen dann lieber eigenen Ideen nach, vertiefen sich in bestimmte Interessensgebiete oder haben gar überwertige Ideen. Begleitend kann eine erhöhte Libido bestehen. Psychotische Symptome sind zwar seltener als im Erwachsenenalter, kommen jedoch durchaus vor. Sie sind typischerweise stimmungskongruent (unterstützen z. B. die Größenideen), können jedoch teilweise auch bizarr sein und zur Fehldiagnose einer Schizophrenie verführen.

Die Manie lässt sich je nach vorliegender Symptomatik in hypomanische bzw. manische Episoden unterteilen. **Hypomanie** bedeutet hierbei, dass die Symptome zwar nicht das Vollbild erreichen, die Stimmung beispielsweise jedoch bereits gehoben ist. Hypomanie fühlt sich in etwa so an, wie ohne Grund verliebt zu sein. **Isolierte Manien** sind (außer bei bestehendem Substanzkonsum) sehr selten, sodass in der Regel dann eine bipolare Störung mit einander abwechselnden manischen und depressiven Phasen diagnostiziert wird. Anders als in der ICD-10 wird dies in der ICD-11 berücksichtigt: Die isolierte Manie lässt sich nicht mehr kodieren. Liegt gegenwärtig eine depressive Episode vor, so werden analog zur unipolaren Depression drei Schweregrade (leicht, mittel und schwer) unterschieden. Psychotische Symptome finden ebenfalls Berücksichtigung. Eine sogenannte **gemischte Episode** liegt vor, wenn zeitgleich sowohl manische als auch depressive Symptome vorhanden sind. Diese Konstellation hat ein hohes Risiko für Suizidhandlungen. Eine ebenfalls schwere Verlaufsform stellt das sogenannte **Rapid Cycling** dar, bei dem es zum häufigen und raschen Wechsel der einzelnen Phasen kommt. Im Unterschied zur gemischten Episode wechseln Depression und Manie dabei einander ab. Von Rapid Cycling spricht man bei mindestens vier Stimmungsumschwüngen im Jahr. Deutlich seltener, aber auch wesentlich schwerer im Verlauf, sind Zustände von „Ultrarapid Cycling". Bei solchen Krankheitsverläufen wechselt die Stimmung innerhalb von Tagen bzw. gar Stunden. In der Regel finden sich solche Verläufe nur bei erwachsenen Patienten. Die ICD-11 bildet gemischte Episoden ab, jedoch kein Rapid Cycling (andere spezifische bipolare Störungen).

Neu in der ICD-11 ist die Abgrenzung der **Bipolar-I-** von der **Bipolar-II-Störung:** Der an einer Bipolar-I-Störung leidende Patient kennt sowohl schwere depressive Phasen als auch schwere Manien. Der Bipolar-II-Patient hingegen kennt schwere depressive Phasen, aber seine Hochphasen erreichen lediglich die Charakteristik einer Hypomanie. Da die Patienten meist nur bei Leidensdruck ärztliche Hilfe suchen, werden einige bipolare Störungen übersehen und als unipolare Depressionen diagnostiziert (siehe Fallbeispiel). Man nennt diese auch pseudounipolare Depressionen. Die depressiven Symptome machen dem Patienten zu schaffen, die Manie nur, wenn sie klinisch sehr eindrücklich ist. Insbesondere Hypomanien und damit die Diagnose einer Bipolar-II-Störung werden häufig übersehen. Das Risiko, Symptome nicht richtig zu deuten, besteht insbesondere bei Kindern und Jugendlichen, da hier die familiäre Rahmung und Steuerung durch die Eltern einer Eskalation der Symptome vorbeugt. Der erwachsene Hypomaniker hingegen hat mehr Möglichkeiten, sich weiter in die Manie zu katapultieren (indem er z. B. dem Drang nachgibt, die Nacht zum Tag zu machen).

Insbesondere im Jugendalter sind bipolare Störungen von „normalen" Stimmungsschwankungen (➤ Kap. 23) und von der Zyklothymia (➤ Abb. 11.1) abzugrenzen. Bei der **Zyklothymia** handelt es sich um 2 Jahre anhaltende Stimmungsschwankungen, die das Normalmaß überschreiten, aber nicht die Diagnosekriterien einer bipolaren Störung erfüllen. Betroffene zeigen lediglich leichte depressive sowie hypomane Symptome. Im Kindes- und Jugendalter ist diese Diagnose eher eine Rarität.

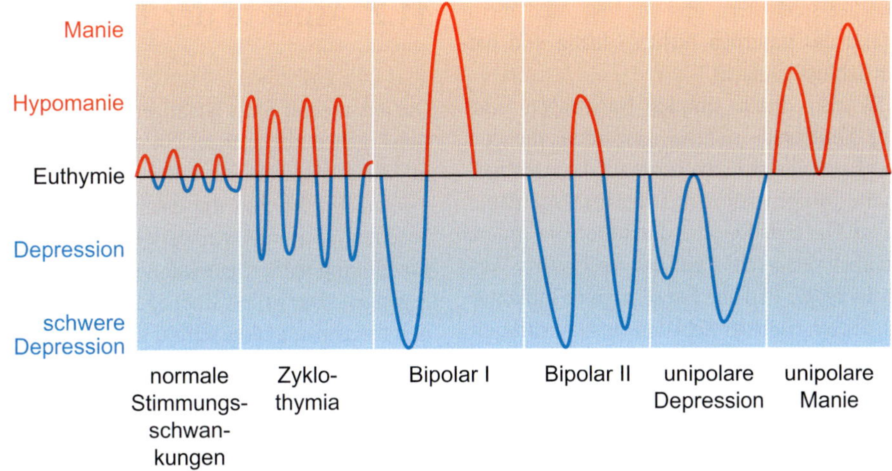


**Abb. 11.1** Affektive Störungen im Überblick (Quelle: Illy 2021) [L231]

## 11.1.2 In der Transition

Die Diagnosestellung einer bipolaren Störung im Jugendalter ist mitunter schwierig. Abgrenzungen zu normalen (pubertären) Stimmungsschwankungen erschweren die Längsschnittbetrachtung, zudem zeigen jugendliche Patienten teilweise keine klassische gehobene Stimmung in der Manie. Hier sind es beispielsweise eher Risikoverhalten oder Antriebssteigerung, die an eine bipolare Störung denken lassen sollten.

**INFOBOX**

**Bipolare Störung im Kindesalter**

Noch schwieriger wird es – dieser Exkurs sei an dieser Stelle gestattet – bei Kindern. Vermehrte Diagnosevergaben der „childhood bipolar disorder" in den USA zeigten im Langzeitverlauf kein erhöhtes Risiko für die Entwicklung einer bipolaren Störung; schlussendlich schuf man mit der „disruptive mood dysregulation disorder" ein neues Störungsbild. Früh in der Lebensgeschichte auftretende Formen einer bipolaren Störung gibt es zwar (vor allem bei entsprechender genetischer Belastung in der Familie), sie sind jedoch selten und zeigen sich eher unspezifisch. Dementsprechend leicht können sie übersehen werden.

Das Problem hierbei ist, dass sowohl die Bipolar-I- als auch die Bipolar-II-Störung typischerweise mit depressiven Episoden beginnen. Diese lassen sich – gerade im Jugendalter – jedoch nur sehr schwer von einer unipolaren Depression abgrenzen. Erschwerend kommt hinzu, dass selbst Manien häufig nicht die Schwere von Manien bei Erwachsenen erreichen und deswegen häufig nicht erkannt werden. Zwar kommt es auch bei Jugendlichen (und seltener bei Kindern) zu gesteigertem Antrieb, Risikoverhalten und mitunter psychotischen Symptomen, häufig führen aber, wie bereits erwähnt, die Familienstruktur und andere regulierende Gegebenheiten dazu, dass Minderjährige die Spirale der Manie sanfter beschreiten.

Es bedarf also der entsprechenden Erfahrung und einiger Kniffe in der Anamnese und Längsschnitterstellung. Kein depressiver Patient möchte nach Maniesymptomen gefragt werden, doch anders kommt man den pseudounipolaren Depressionen „nicht auf die Schliche". Im Fallbeispiel hätte etwa die Frage nach dem Grund der Trennung vom langjährigen Freund folgendes Resultat erbracht: „Das ist mir sehr unangenehm, aber Sie stehen unter Schweigepflicht, oder? Also, ich habe ihn betrogen mit so einem Typen von der Umweltaktion. Wir waren die ganze Woche zusammen, haben wilde Pläne gesponnen, wie wir die Welt verbessern können, kaum geschlafen und am Freitagabend hart gefeiert. Und ja, da hab' ich halt Speed eingeworfen und dann mit ihm rumgemacht. Ich bin sonst eigentlich nicht so drauf, eher schüchtern und so. Naja, und mein Freund fand das natürlich nicht so lustig und hat daraufhin Schluss gemacht."

Hier ist also durch simples Nachfragen eine hypomane Vorepisode sichtbar geworden, die den Behandler bereits beim Erstkontakt auf die „richtige" Fährte hätte bringen können. Die Kernfrage dabei sollte lauten: Hat sich der oder die Betroffene anders als gewöhnlich verhalten? Passt das geschilderte Verhalten nicht zu der Person? Ein sehr guter Indikator sind auch Fragen nach der Schlafdauer. Natürlich gilt es (gerade bei männlichen Behandlern) erst einmal eine Hürde zu überwinden, wenn eine 17-Jährige nach ihrem Sexualleben befragt werden soll. Es sind jedoch solche Feinheiten, die den Unterschied ausmachen können. Die bipolare Störung kann nur als Längsschnittdiagnose vor dem biografischen Hintergrund gestellt werden. Das betrifft übrigens auch die Familienmitglieder. Die vielen Liebschaften und der Meditationstrip des Vaters sind im Fallbeispiel ebenfalls Hinweise auf eine möglicherweise bislang unbekannte familiäre Belastung mit bipolaren Störungen.

**! MERKE**

Die Diagnosestellung im Rahmen einer Längsschnitterhebung der bipolaren Störung (insbesondere in Abgrenzung zu einer pseudounipolaren depressiven Episode) verlangt mitunter intime Fragen zur Sexualität, zu Beziehungen, aber auch zu den Lebensgewohnheiten der Familienmitglieder. Gleichzeitig fällt es depressiven Patienten mitunter schwer, über die Zeit zu sprechen, in denen es ihnen gut (oder mehr als gut) ging. Hier ist zum einen auf die Schweigepflicht (gegebenenfalls auch gegenüber den Eltern) hinzuweisen, zum anderen aber auch auf das entsprechende Setting zu achten. Gegebenenfalls ist es sinnvoller, wenn die Exploration (analog der körperlichen Untersuchung bei Jugendlichen) von einem gleichgeschlechtlichen Behandler durchgeführt wird.

Auch nicht zur Symptomatik passende Teilsymptome sollten Skepsis aufkommen lassen. Ein schizophrener Patient kann sich schon mal als psychotischer Maniker entpuppen, wenn er zwar relativ eindrückliche Körpersymptome im Sinne inhaltlicher Denkstörungen angeben kann, während dieser Krankheitsphase aber in nur einer Woche ein 200-seitiges Manifest zur politischen Situation in Deutschland geschrieben hat.

## 11.2 Aspekte der Transition

Die aus meiner Sicht wichtigen Aspekte der Transition ergeben sich in erster Linie aus der Symptomatik in dieser Altersklasse (➤ Kap. 11.1).

Zunächst ist also die erschwerte Diagnostik zu beachten. Auf die Schwierigkeit der Abgrenzung pseudounipolarer Depressionen wurde bereits eingegangen. Die in ➤ Kap. 11.1 dargelegten Anamnesefragen zum Längsschnitt können dabei hilfreich sein, ebenso sollte der Familienanamnese besondere Aufmerksamkeit gewidmet werden.

Die Abgrenzung manischer Episoden erscheint auf den ersten Blick einfacher, jedoch gilt es auch hier jugendtypische Besonderheiten zu beachten. So kann eine euphorische Stimmung fehlen, analog der gereizten Manie bei Erwachsenen sind mehrere Aspekte der Affektivität zu erfassen. Schwierigkeiten kann auch die Abgrenzung gegenüber „normalem" jugendlichem Verhalten sein.

**BEWERTUNG**

Ein guter Indikator ist hierbei die eigene Jugend als Spiegel. „Unsinn" zu machen gehört (in einem gewissen Rahmen) zum Erwachsenwerden hinzu. Jugendliche, die zum Beispiel nachts über den Zaun des Strandbads klettern, um nackt schwimmen zu gehen, würden jetzt bei mir primär keine Manie-Alarmglocken zum Läuten bringen. Wer aber jedes Wochenende S-Bahn-Surfen geht, um sich so seinen „Kick" zu holen, sollte vielleicht genauer exploriert werden. Ähnliches gilt für den Probierkonsum von Drogen vs. eine anhaltende Substanzeinnahme (gegebenenfalls im Sinne einer Selbstmedikation).

Wie schon bei den depressiven Erkrankungen (➤ Kap. 10) ist hierbei die grundsätzliche Frage nach der Ätiologie entscheidend. Auch wenn diese Systematik in der heutigen symptombeschreibenden Klassifikation keine Rolle mehr spielt, lassen sich „reaktive" von eher „endogenen" Symptomen abgrenzen. Im Fallbeispiel zeigt sich ganz eindrücklich, dass die depressive Episode zwar reaktiv auf die Trennung des Freundes erfolgt. Die für die Trennung ursächliche Situation (das Fremdgehen der Patientin) erfolgte jedoch „aus dem Nichts". Die Patientin selbst gibt an, „sich nicht wiedererkannt zu haben"; eine klare reaktive Triggerung der Hypomanie fehlt.

Ist die bipolare Störung diagnostiziert, stellt sich die Frage nach dem **Behandlungssetting.** Akut eigen- und fremdgefährdende Manien oder Depressionen werden in der Regel akutpsychiatrisch versorgt. Leider gilt in der Akutversorgung vielfach der 18. Geburtstag als Stichtag für die Wahl des Settings. In der Regel fühlen sich Patienten im akuten KJP-Setting besser aufgehoben als im akuten Erwachsenensetting, gleichzeitig ist die Expertise (gerade in der Behandlung akuter Manien) im Erwachsenenbereich vielfach größer. Sollte die Behandlung den 18. Geburtstag beinhalten, ist in jedem Fall auf eine lückenlose Behandlungskontinuität und eine entsprechende Übergabe zu achten.

**! MERKE**

Vielfach arbeiten Kinder- und Jugendpsychiatrien und Erwachsenenpsychiatrien des gleichen Einzugsgebiets im Rahmen sogenannter **Transmissionssprechstunden** eng zusammen. Ein solches Konzept ist ausdrücklich zu begrüßen. Da erwachsenenpsychiatrische Kollegen in der Regel eine höhere Toleranz ansetzen, welche Verhaltensweisen als eigen- oder fremdgefährdend zu werten sind, sollten auch Aspekte wie z. B. Wiederaufnahmekriterien vorab besprochen werden.

## 11.3 Epidemiologie

Die Lebenszeitprävalenzrate in der Altersgruppe der 13- bis 17-Jährigen wird nach Untersuchungen des National Comorbidity Survey in den USA mit 6,2 % angegeben (Kessler et al. 2012). Diese Zahl mutet recht hoch an und könnte dadurch verfälscht sein, dass die Diagnose „bipolar disorder" zeitweise (vor allem aus europäischer Sicht) zu leichtfertig vergeben wurde (Soutullo et al. 2005). Dies zeigt auch die bereits dargelegte Diskussion um die „childhood bipolar disorder". Eine kanadische Studie (Kozloff et al. 2010) fand jedenfalls eine Lebenszeitprävalenz von 2,1 % bei den 15- bis 19-Jährigen. In Deutschland beträgt die 12-Monats-Prävalenz in der erwachsenen Bevölkerung 1,5 % (Jacobi et al. 2014). Davon entfallen 1 % auf die Bipolar-I-Störung; wahrscheinlich gibt es jedoch mehr Bipolar-II-Störungen, als aktuell diagnostiziert werden. Dieser Sachverhalt ist immer wieder Teil von wissenschaftlichen Diskussionen, und es gibt teilweise deutliche Schwankungen der Prävalenzraten.

Um noch einmal einen Vergleich zu anderen Störungsbildern zu ziehen: Wir sprechen hier von Prävalenzraten, die im Rahmen derjenigen von schizophrenen Erkrankungen liegen bzw. diese sogar noch übertreffen. Dennoch ist die Expertise für die Erkrankung (auch im Erwachsenen-, aber gerade im Kinder- und Jugendlichenbereich) vielfach schlechter als bei der Schizophrenie, und zwar sowohl bei Ärzten (wenn es z. B. um den Einsatz von medikamentösen Stimmungsstabilisatoren geht) als auch bei Psychotherapierenden ( z. B. aufgrund fehlender Unterrichtseinheiten in den Curricula der psychotherapeutischen Ausbildung).

## 11.4 Ätiologie

Die bipolare Störung hat eine starke genetische Komponente. Es ist deshalb essenziell, eine gründliche Familienanamnese zu erheben und dabei auch mal „unangenehme" Fragen zu stellen. Depressive Erkrankungen sollten durch Hinterfragen (hypo-)manischer Phasen abgeklopft werden („Ihr Vater war depressiv, hat dann aber wieder Phasen gehabt, in denen er Oldtimer gesammelt hat?"). Es sollte nach unklaren Suiziden, Substanzkonsum, aber auch nach Trennungen gefragt werden. Nicht selten stößt man bei der Frage nach dem Trennungsgrund der Eltern zum Beispiel auf ein wiederholtes Fremdgehen (im Rahmen hypersexueller Phasen). Teilweise bauen sich manische Symptome auch in die Lebensbiografie ein und werden vom Partner toleriert („Meine Frau muss halt alle paar Monate mal auf eine Sexparty gehen, da ist sie dann nicht sie selbst, aber das ist okay für mich") – schön, wenn Beziehungen so tolerant sind und so etwas aushalten. Solche Sachverhalte liefern wichtige diagnostische Hinweise, müssen aber (natürlich mit dem notwendigen Fingerspitzengefühl) erfragt werden.

Die genauen genetischen Ursachen werden gegenwärtig noch erforscht; gegenwärtig werden vor allem Transmittersysteme und Kalziumkanäle diskutiert.

## 11.5 Komorbiditäten

Die Komorbiditäten der bipolaren Störung finden sich meist in aufgrund der Symptomatik erklärbaren Störungen und sollten eher Anlass dazu geben, die Diagnostik auszudehnen. Neben der pseudounipolaren Depression sind das vor allem (insbesondere phasenweiser oder wechselhafter) Substanzkonsum oder Störungen des Sozialverhaltens.

Relevant ist das gemeinsame Auftreten mit einer Aufmerksamkeitsdefizit- und Hyperaktivitätsstörung. Je nach Schweregrad kann sich die bipolare Störung mehr oder weniger dahinter verbergen. Kinder mit einer ADHS haben eine deutlich größere Wahrscheinlichkeit, im höheren Lebensalter bipolar zu erkranken. Die beiden Erkrankungen scheinen sich also gegenseitig zu beeinflussen; die genauen Ursachen sind noch nicht erforscht. Ferner sind Überschneidungen mit Angsterkrankungen beschrieben.

## 11.6 Diagnostik

Aus den bisherigen Kapiteln ist bereits deutlich geworden, wie essenziell die Anamnese und vor allem die Erstellung eines Längsschnitts sind. Ergänzend können Diagnostika depressiver Phasen (➤ Kap. 10) oder die *Young Mania Rating Scale* eingesetzt werden.

## 11.7 Therapie

Die **Psychotherapie** bipolarer Störungen (die aus meiner Sicht, wie bereits erwähnt, unzureichende Berücksichtigung in den Curricula der Ausbildungsinstitute erfährt) konzentriert sich auf die Aufrechterhaltung der Euthymie. Dies gelingt durch die schrittweise Etablierung einer Selbstbeobachtung. Langjährig Betroffene können in der Regel sehr gut schildern, wie sie sich gerade erleben. Essenziell dabei sind die Erarbeitung von Frühwarnzeichen, etwa ein vermindertes Schlafbedürfnis oder eine gesteigerte Libido. Die beiden Pole der Erkrankung erfordern eine antidepressive Psychotherapie (analog den depressiven Erkrankungen), aber auch die Abmilderung einer (in der Regel noch Hypo-)Manie etwa durch Reizabschirmung und Etablierung von Verzicht. Dies kann insbesondere bei Jugendlichen mit „YOLO (You Only Live Once)“-Mindset zu einer Herausforderung werden. Ein starker Einbezug der Angehörigen ist eigentlich in allen Altersgruppen zu empfehlen. Hier bieten sich insbesondere Angehörigengruppen an.

Die **medikamentöse Behandlung** bipolarer Störungen ist hochkomplex und aufgrund der Seltenheit (oder wenn man es etwas bissiger ausdrücken möchte: Unterdiagnostiziertheit) gegenüber anderen Störungen längst nicht allen Behandelnden vertraut. Das muss es auch nicht; der Autor dieser Zeilen ist auch nur aufgrund seiner beruflichen Vita intensiv mit dem Störungsbild in Berührung gekommen. Man sollte aber wissen, wo man nachzuschlagen hat. Zu empfehlen ist hier die hervorragende Leitlinie von DGBS und DGPPN (2019), die sich allerdings auf Erwachsene bezieht. Nachfolgend soll daher der Transfer auf die Altersgruppe der Adoleszenten unter Einbezug der zugelassenen Medikamente vollzogen werden.

Es ist sinnvoll, die Therapie nach Krankheitsphasen in Maniebehandlung, Depressionsbehandlung und Phasenprophylaxe einzuteilen.

Zur **Behandlung der Manie** bei Minderjährigen zugelassen ist *Aripiprazol* ab 13 Jahren für bis zu 12 Wochen. Damit erfolgt die Phasenprophylaxe (dazu später wie gesagt mehr) also off-label. Weiterhin ist *Ziprasidon* ab 10 Jahren für manische oder gemischte Episoden zugelassen (und damit das einzige Medikament mit einer Zulassung für gemischte Episoden). Die Phasenprophylaxe erfolgt analog zu Aripiprazol off-label bei fraglicher Wirksamkeit (Huscsava et al. 2020).

**! MERKE**

Die fehlenden Zulassungen erfordern bei minderjährigen Patienten ein erneutes Aufklärungsgespräch (individueller Heilversuch) mit den Sorgeberechtigten, etwa wenn Aripiprazol nach einer akuten Manie als Phasenprophylaktikum fortgeführt werden soll. Das wird gerne mal vergessen!

Schaut man sich die Behandlungsoptionen erwachsener Patienten an (> Abb. 11.2), wird deutlich, wie viel eingeschränkter die Möglichkeiten im KJP-Setting sind, zumindest wenn man nicht off-label behandelt. In der Regel wird die akute Manie deshalb in der Kinder- und Jugendpsychiatrie mit Aripiprazol behandelt (und bei guter Verträglichkeit off-label als Phasenprophylaxe fortgesetzt). Ziprasidon wäre in der Akutbehandlung zwar gleichwertig, wird bei Erwachsenen zur Phasenprophylaxe aber nur in der Kombinationstherapie bei nicht ausreichendem Ansprechen empfohlen (> Abb. 11.3). Um einen Medikationswechsel oder eine Polypharmazie zu vermeiden, nutzen es die meisten Behandelnden deshalb eher als zweite Wahl. Eine gute Off-Label-Wahl zur akuten Maniebehandlung wäre zudem *Olanzapin.*

Bei der phasenspezifischen **Behandlung der bipolaren Depression** (> Abb. 11.3) wird es noch übersichtlicher: Hier ist im Kinder- und Jugendbereich kein spezifisches Medikament zugelassen. *Quetiapin* ist eine gute Off-Label-Behandlungsoption, ebenso

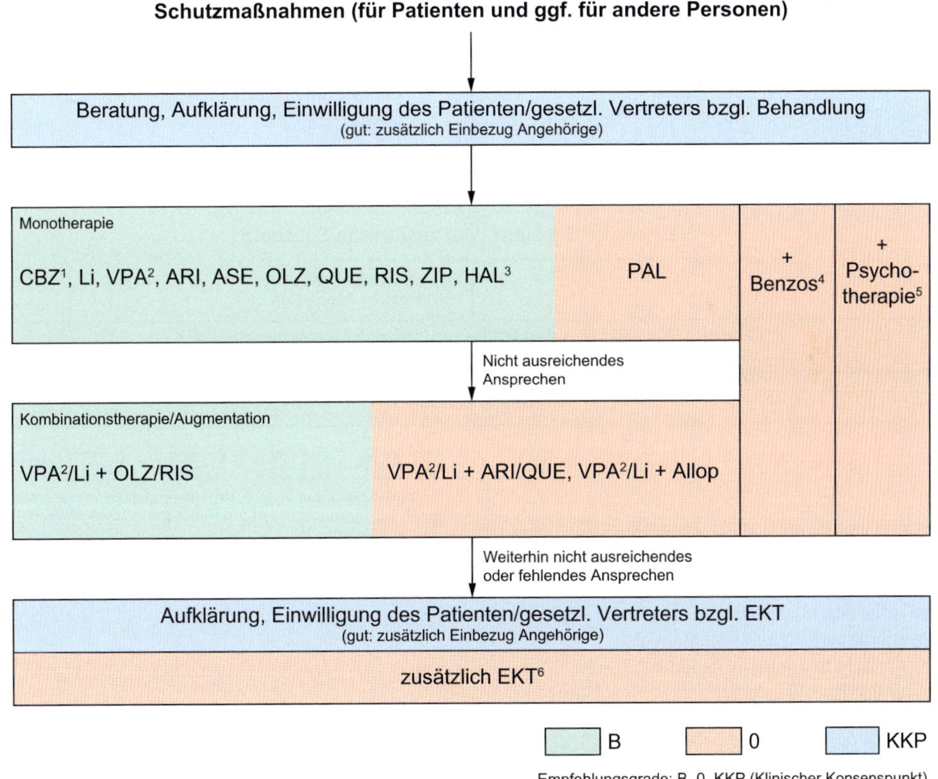


**Abb. 11.2** Phasenspezifische Therapie der Manie bei Erwachsenen
Die Farbkodierung (Empfehlungsgrad) ist der Farblegende rechts unten zu entnehmen. Innerhalb einer Empfehlungsgrad-Stufe sind die Wirkstoffe alphabetisch geordnet.
[1] Beachte hohes Interaktionsrisiko
[2] Vorsicht: gilt nicht für Frauen im gebärfähigen Alter
[3] Im Rahmen einer Notfallsituation oder zur Kurzzeottherapie
[4] Zeitlich eng begrenzt
[5] Kontakt halten, bei leichteren Phasen verhaltensnahe Maßnahmen
[6] Empfehlungsgrad B für pharmakotherapieresistente Episode
**Abkürzungen:** Allop = Allopurinol, ASE = Asenapin, ARI = Aripiprazol, Benzos = Benzodiazepin, CBZ = Carbamazepin, EKT = Elektrokonvulsionstherapie, HAL = Haloperidol, Li = Lithium, OLZ = Olanzapin, PAL = Paliperidon, QUE = Quetiapin, RIS = Risperidon, VPA = Valproat, ZIP = Ziprasidon (Quelle: DGBS und DGPPN 2019) [W1196/L231]

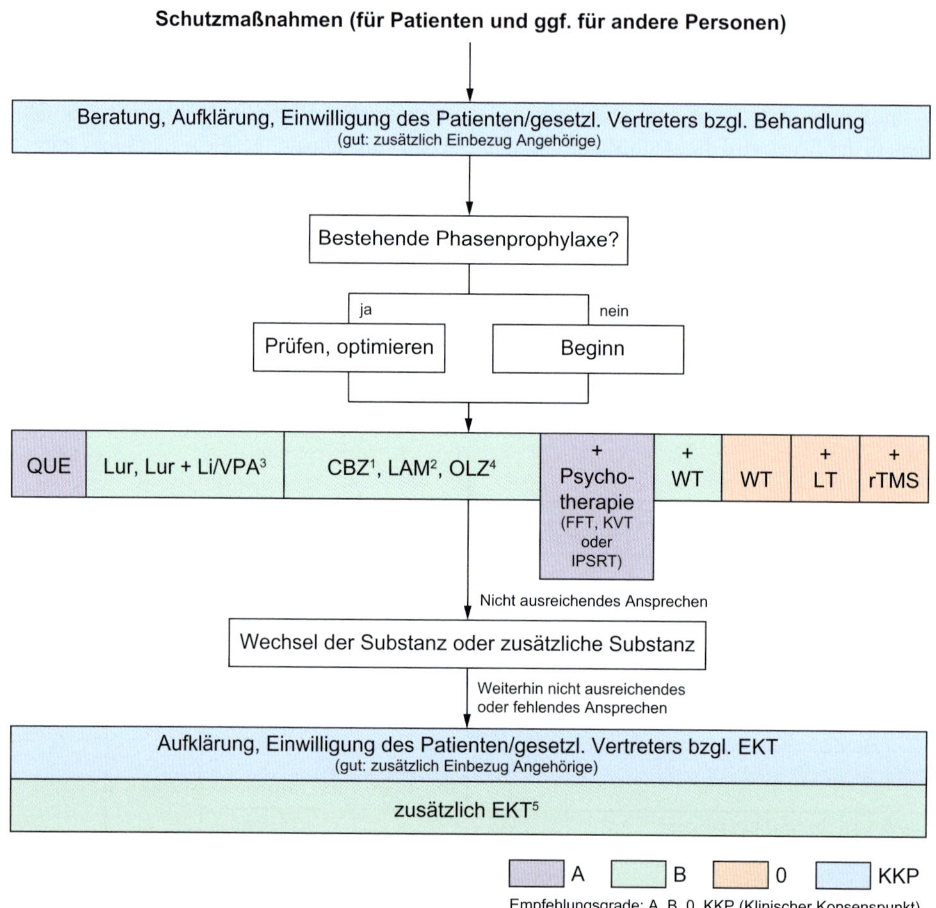


**Abb. 11.3** Phasenspezifische Therapie der bipolaren Depression bei Erwachsenen
Die Farbkodierung (Empfehlungsgrad) ist der Farblegende rechts unten zu entnehmen. Innerhalb einer Empfehlungsgrad-Stufe sind die Wirkstoffe alphabetisch geordnet.
[1] Beachte hohes Interaktionsrisiko
[2] Beachte Erfordernis langsame Aufdosierung
[3] Vorsicht: gilt nicht für Frauen im gebärfähigen Alter
[4] Evidenz für Überlegenheit der Kombination mit Fluoxetin ist spärlich
[5] Grad B bei therapieresistenten Episoden, KKP in lebensbedrohlichen Situationen
**Abkürzungen:** CBZ = Carbamazepin, EKT = Elektrokonvulsionstherapie, FFT = familienfokussierte Therapie, IPSRT = interpersonelle und soziale Rhythmustherapie, KVT = kognitive Verhaltenstherapie, LAM = Lamotrigin, Li = Lithium, LT = Lichttherapie, Lur = Lurasidon, OLZ = Olanzapin, QUE = Quetiapin, rTMS = repetitive transkranielle Magnetstimulation, VPA = Valproat, WT = Wachtherapie (Quelle: DGBS und DGPPN 2019) [W1196/L231]

*Lamotrigin* (insbesondere bei der Bipolar-II-Störung). Bei der Behandlung mit Antidepressiva kommt dem eingeschränkten Zulassungsstatus immerhin zugute, dass es für Fluoxetin bei Erwachsenen kein erhöhtes Switch-Risiko zu geben scheint (Cohn et al. 1989). Wichtig ist noch zu erwähnen, dass Aripiprazol in der Phasenprophylaxe (bei Erwachsenen) schlecht gegen depressive Phasen wirkt.

Zur **Phasenprophylaxe bipolarer Störungen** sind *Lithium* ab 12 Jahren und *Carbamazepin* ab 6 Jahren zugelassen, Letzteres allerdings nur nach einem Behandlungsversuch mit Lithium. Hier zeigt sich erneut sehr schön, wie undurchsichtig der „Zulassungsdschungel" sein kann. Lithium ist sicherlich sehr wirksam und hat im Erwachsenenbereich absolut seinen Stellenwert, im Kinder- und Jugendbereich verschreibt man es jedoch sehr zurückhaltend. Gründe dafür sind sicherlich das Nebenwirkungsprofil, die Abhängigkeit von der Trinkmenge und die Intoxikationsgefahr. Die Wirksamkeit ist jedenfalls auch in der Altersgruppe der Adoleszenten sehr gut belegt (Hafeman et al. 2020). Carbamazepin hat aufgrund des Interaktionspotenzials und der schlechteren Wirksamkeit bei Erwachsenen (➤ Abb. 11.4) aus meiner Sicht keinen Stellenwert.

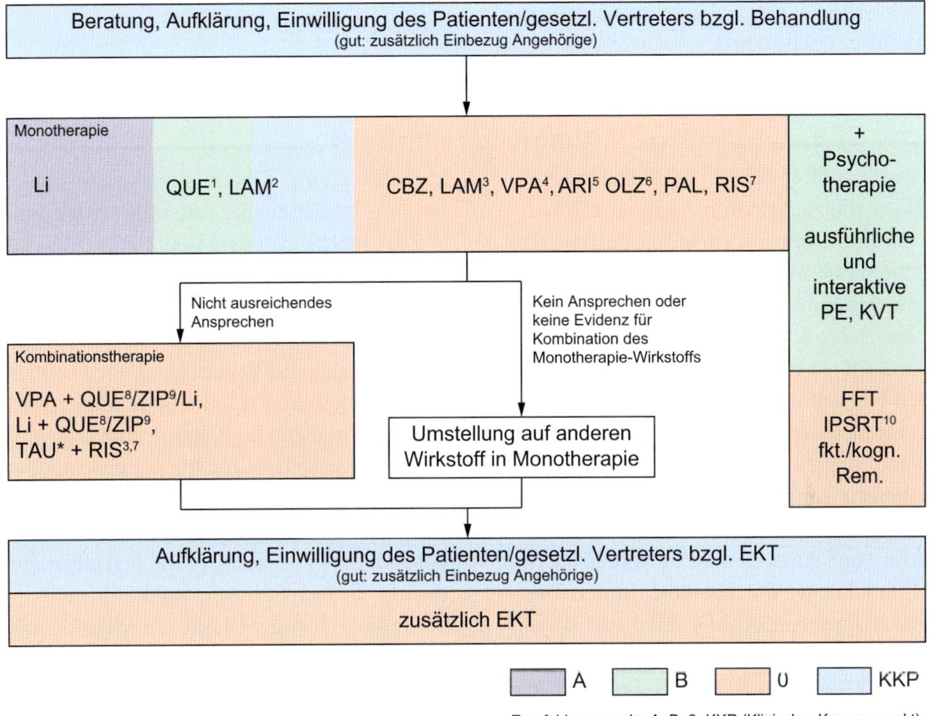


**Abb. 11.4** Phasenprophylaxe bei bipolaren Störungen bei Erwachsenen
Die Farbkodierung (Empfehlungsgrad) ist der Farblegende rechts unten zu entnehmen. Innerhalb einer Empfehlungsgrad-Stufe sind die Wirkstoffe alphabetisch geordnet.
[1] Bei Patienten, die unter Quetiapin eine Remission erfuhren und die Substanz gut tolerierten
[2] Gegen depressive Episoden bei Ansprechen in Akutphase, KKP für Einsatz gegen depressive Episoden auch ohne Ansprechen in Akutphase
[3] Bei Rapid Cycling
[4] Vorsicht: gilt nicht für Frauen im gebärfähigen Alter
[5] Gegen manische Episoden bei Ansprechen in Manie
[6] Bei Ansprechen in Manie
[7] Depotpräparat, bei Ansprechen in Akutphase
[8] Bei Ansprechen auf diese Kombination in Akutbehandlung
[9] Bei Ansprechen auf ZIP in Manie
[10] Bei Beginn in akuter Phase und längerfristiger Planung
* Treatment as usual (Behandlung wie üblich): jede Monotherapie und Kombination von Antidepressiva, Stimmungsstabilisierer und Anxiolytika erlaubt
**Abkürzungen:** ARI = Aripiprazol, CBZ = Carbamazepin, VPA = Valproat; EKT = Elektrokonvulsionstherapie, FFT = familienfokussierte Therapie, fkt./kogn. Rem: funktionale oder kognitive Remediation, IPSRT = interpersonelle und soziale Rhythmustherapie, KVT = kognitive Verhaltenstherapie, LAM = Lamotrigin, Li = Lithium, OLZ = Olanzapin, PAL = Paliperidon, PE = Psychoedukation, QUE = Quetiapin, RIS = Risperidon, ZIP = Ziprasidon (Quelle: DGBS und DGPPN 2019) [W1196/L231]

**BEWERTUNG**

Am Ende bleiben also als zentrale Fragen zur Gestaltung der Phasenprophylaxe bipolarer minderjähriger Patienten:

- Traut man sich, mit Lithium anzufangen, wenn die Manie unter Aripiprazol bereits abgeklungen ist?
- Traut man sich, eine Manie direkt off-label mit Lithium zu behandeln, um dann die zugelassene Phasenprophylaxe fortführen zu können?
- Sind die Symptome schwer genug, um das Nebenwirkungsrisiko zu rechtfertigen?

In der Regel, und das würde ich auch so machen, bleibt man einfach bei Aripiprazol und gibt dieses off-label als Phasenprophylaxe weiter. Zu beachten ist allerdings der vielfach unzureichende Schutz vor depressiven Episoden. Der unvollständige Zulassungsstatus sorgt also auch hier für Verunsicherung und verhindert zum Beispiel deutsche Wirksamkeitsstudien mit Medikamenten, die zumindest im Erwachsenen- (und nach der klinischen Erfahrung mit unseren Patienten) auch im Off-Label-KJP-Bereich wirksamer sein können.

## Auflösung Fallbeispiel

Julia wurde auf freiwilliger Basis zunächst auf der Akutstation aufgenommen, äußerte direkt nach der Aufnahme jedoch wieder Entlassungswünsche, da sie „Wichtigeres" zu tun habe. Sie gab an, nun verstanden zu haben, wie sie die Klimakrise abwenden könne. Eine Unterbringung nach § 1631b BGB wurde zusammen mit der Mutter auf den Weg gebracht. Julia verweigerte anfangs auch eine medikamentöse Behandlung, zeigte sich kaum eingrenzbar und expansiv. Mit einem Mitpatienten kam es mutmaßlich zu sexuellen Handlungen, sodass im Verlauf ein Schwangerschaftstest und ein Screening auf sexuell übertragbare Erkrankungen durchgeführt wurden. Der Stationsärztin gelang es aufgrund dieses Vorfalls jedoch, eine vertrauensvolle Bindung zur Patientin aufzubauen (die sich sehr darum sorgte, schwanger zu sein), sodass diese sich schlussendlich mit der Einnahme von Aripiprazol einverstanden erklärte und kein richterlicher Beschluss zum Erwirken der Möglichkeit einer Zwangsmedikation erforderlich war.

Im Verlauf klang die manische Symptomatik unter Aufdosieren rasch ab. Um einen erneuten Medikationswechsel zu vermeiden, wurde mit der Patientin und deren Mutter eine Phasenprophylaxe mit Aripiprazol besprochen und die entsprechende Aufklärung im Rahmen eines individuellen Heilversuchs veranlasst.

Eigentlich war geplant gewesen, die Patientin noch vor ihrem 18. Geburtstag zu entlassen und an die Psychiatrische Institutsambulanz der hiesigen Erwachsenenpsychiatrie anzubinden. Ein entsprechender kollegialer Austausch hatte bereits im Rahmen einer Transmissionssprechstunde, teilweise im Beisein der Patientin, stattgefunden.

Zwei Wochen vor dem Geburtstag entwickelte Julia jedoch eine zunehmend depressive Phase. Als Auslöser gab die Patientin an, dass sie sich zunehmend damit beschäftigt habe, nun psychisch krank in ihr Erwachsenenleben zu starten, während viele ihrer Schulfreunde beim Erreichen der Volljährigkeit nun Partys feiern würden. Nach sozialarbeiterischer Rücksprache mit der Krankenkasse und entsprechender Antragstellung wurde die Kostenzusage für weitere 3 Wochen Behandlung in der Kinder- und Jugendpsychiatrie erwirkt, da eine Verlegung auf die Therapiestation der Erwachsenenpsychiatrie (Durchschnittsalter 45+) mutmaßlich nur zu einer weiteren Beschäftigung mit dem Thema, als Erwachsene psychisch krank zu sein, geführt und dies eine deutliche Destabilisierung der Patientin bewirkt hätte. Das Thema wurde psychotherapeutisch durch den Fallführenden behutsam aufgegriffen und eine entsprechende Lebensperspektive besprochen. Es erfolgte die ausschleichende Umstellung auf Quetiapin, worunter die depressive Symptomatik rasch remittierte.

Julia konnte im Verlauf angeben, dass sie weiterhin an ihrem Plan festhalten wolle, Abitur zu machen und, vielleicht nach einem Freiwilligendienst, ein Ökologiestudium anzufangen. Im Rahmen der Transmissionssprechstunde wurde mit den erwachsenenpsychiatrischen Kollegen die weitere Behandlungsplanung besprochen: Bei trotz der Medikation möglicherweise auftretenden manischen Phasen im Verlauf gegebenenfalls

Medikationsversuch mit Ziprasidon. Bei Versagen und zuvor gutem Ansprechen könnte man auch den erneuten Einsatz von Aripiprazol erwägen. Perspektivisch stellt sich die Frage nach einer langfristig phasenprophylaktisch wirksamen Therapie, je nach Ansprechen und Schwere der zukünftigen Symptomatik ggf. bereits als Kombinationstherapie oder doch unter Einsatz von Lithium.

Julia konnte vor Ablauf der in der Kostenzusage angegebenen Behandlungsdauer als volljährige Patientin in die ambulante Weiterbehandlung der erwachsenenpsychiatrischen Kollegen entlassen werden. Ihren 18. Geburtstag feierte sie zuvor im Klinikgarten mit ihren besten Freunden, der engsten Familie, ausgewählten Mitpatienten und dem Team der Akutstation.

### LITERATUR


Cohn JB, Collins G, Ashbrook E, Wernicke JF. A comparison of fluoxetine, imipramine and placebo in patients with bipolar depressive disorder. Int Clin Psychopharmacol 1989; 4(4): 313–322.

DGBS und DGPPN – Deutsche Gesellschaft für Bipolare Störungen e. V.; Deutsche Gesellschaft für Psychiatrie und Psychotherapie, Psychosomatik und Nervenheilkunde e. V. (Hrsg.). S3-Leitlinie zur Diagnostik und Therapie Bipolarer Störungen. Langversion 2.1: AWMF-Registernummer 038–019. Stand: 2/2019; www.awmf.org/leitlinien/detail/ll/038-019.html (letzter Zugriff: 22.4.2022).

Hafeman DM, Rooks B, Merranko J, Liao F, Gill MK, Goldstein TR, et al. Lithium versus other mood-stabilizing medications in a longitudinal study of youth diagnosed with bipolar disorder. J Am Acad Child Adolesc Psychiatry 2020; 59(10): 1146–1155.

Huscsava M, Reinhardt M, Plener P, Fegert M, Kölch M. Update Zulassung von Psychopharmaka für Minderjährige in Deutschland und Österreich. Psychopharmakotherapie 2020; 27: 44–52.

Illy D. Ratgeber Bipolare Störungen. 2. A. München: Elsevier Urban & Fischer 2021

Jacobi F, Höfler M, Strehle J, Mack S, Gerschler A, Scholl L et al. Psychische Störungen in der Allgemeinbevölkerung. Studie zur Gesundheit Erwachsener in Deutschland und ihr Zusatzmodul Psychische Gesundheit (DEGS1-MH). Nervenarzt 2014; 85: 77–87.

Kessler RC, Avenevoli S, McLaughlin KA, Green JG, Lakoma MD, Petukhova M, et al. Lifetime co-morbidity of DSM-IV disorders in the US National Comorbidity Survey Replication Adolescent Supplement (NCS-A). Psychol Med 2012; 42(9): 1997–2010.

Kozloff N, Cheung AH, Schaffer A, Cairney J, Dewa CS, Veldhuizen S, et al. Bipolar disorder among adolescents and young adults: results from an epidemiological sample. J Affect Disord 2010; 125(1–3): 350–354.

Soutullo CA, Chang KD, Díez-Suárez A, Figueroa-Quintana A, Escamilla-Canales I, Rapado-Castro M, Ortuño F. Bipolar disorder in children and adolescents: international perspective on epidemiology and phenomenology. Bipolar Disord 2005; 7(6): 497–506.

KAPITEL

# 12 Angststörungen

Daniel Illy



**Fallbeispiel**

Der 16-jährige Manuel kommt in Begleitung seiner Mutter zum Erstgespräch. Er wirkt schüchtern im Kontakt, hat schwitzige Hände, die er wiederholt an der Hose abwischt, und vermeidet Blickkontakt. Auf Nachfrage gibt er an, dass er seit der Pubertät Schwierigkeiten damit habe, auf andere Menschen zuzugehen. Auch dieses Gespräch falle ihm sehr schwer, da er Sorge habe; „etwas Falsches zu sagen". In der Schule sei er ein Außenseiter, zu Hause beschäftige er sich überwiegend mit seinem Computer. Es falle ihm deutlich leichter, mit den „Jungs" aus dem Spieleforum über das Internet zu kommunizieren. Freunde aus dem schulischen Umfeld habe er kaum. Eine Partnerschaft habe er bislang nicht gehabt, auch wenn er sich dies sehr wünsche. In der Grundschule, so kann die Mutter ergänzen, sei Manuel ein „offener" und „beliebter" Junge gewesen, der zum Beispiel im Rahmen seines Fußballvereins auch viele Freundschaften gepflegt habe. Sie würde sich für ihren Sohn wünschen, dass er offener ins „Erwachsenenleben" starten könne, sie sehe seine Verselbstständigung aber als gefährdet an.

## 12.1 Symptomatik

### 12.1.1 Nach ICD-11

Die ICD-11 lässt die Grundeinteilung der „Erwachsenendiagnosen" aufseiten der phobischen Störungen (Agoraphobie, soziale Phobie, spezifische Phobien) sowie aufseiten der nichtphobischen Störungen (Panikstörung und generalisierte Angststörung) unangetastet. Leider bleibt auch die unspezifische Diagnose „Angst und depressive Störung, gemischt" bestehen, die man aus Gründen des Informationsverlustes eher vermeiden und (sofern die Kriterien erfüllt werden) besser als spezifische Angststörung und depressive Episode diagnostizieren sollte. Neu und sehr sinnvoll ist die Zuordnung des selektiven Mutismus zu den Angststörungen. Bei den klassischen „Kinderdiagnosen" finden sich ebenfalls einige Veränderungen gegenüber der ICD-10. Die emotionalen Störungen werden zugunsten der Erwachsenendiagnosen aufgegeben (was einer besseren symptomatischen Beschreibung der Krankheitsbilder zugutekommt), mit Ausnahme der Trennungsangst, die fortan auch bei Erwachsenen diagnostiziert werden kann.

Die Symptomatiken unterscheiden sich je nach Störungsbild und sollen nachfolgend nur kurz skizziert werden. Gemeinsames Kernmerkmal ist in der Regel ein Vermeidungsverhalten, das im Sinne einer negativen Verstärkung krankheitsaufrechterhaltend wirkt.

**Agoraphobie** beschreibt die Angst vor Menschenmengen, öffentlichen Plätzen oder Reisen mit weiter Entfernung von zu Hause oder allein. Kernmerkmal ist, dass der Weg zurück an einen sicheren Ort (in der Regel die Wohnung) schwierig oder mit befürchteten Peinlichkeiten verbunden ist. Es müssen mindestens zwei Situationen angegeben werden. Zusätzlich kann eine Panikstörung vorliegen, allerdings gibt es in der ICD-11 nicht mehr die enge Verzahnung wie noch in der ICD-10.

**Soziale Phobie** (siehe Fallbeispiel) wird definiert als Angst vor prüfender Betrachtung in Gruppen, aber im Gegensatz zur Agoraphobie nicht in Menschenmassen. Die Angst kann, muss sich aber nicht auf bestimmte Situationen beziehen (z. B. Sprechen oder Essen). Meist zeigen sich innerhalb der Familie keine Symptome, da die Häuslichkeit einen Rückzugsort darstellt. Begleitend bestehen meist ein niedriges Selbstwertgefühl und Furcht vor Kritik. Das „Lampenfieber" kann als Untergruppe der sozialen Phobie angesehen werden, der Krankheitswert wird jedoch zu Recht kritisch diskutiert.

**Spezifische Phobien** beziehen sich auf bestimmte Objekte oder Situationen wie Spinnen, Hunde, geschlossene Räume, Blut oder Spritzen. Es besteht meist ein ausgeprägtes Vermeidungsverhalten. Spezifische Phobien sind die mit Abstand häufigsten Angsterkrankungen, wobei die meisten Menschen nicht einmal in Berührung mit dem psychologisch-psychiatrischen Helfersystem kommen.

Die **Panikstörung** ist durch wiederkehrende schwere Angstattacken (Panik) gekennzeichnet, die sich nicht auf eine spezifische Situation beschränken und deshalb plötzlich auftreten können. Meist bestehen starke körperliche Reaktionen und eine begleitende kognitive Komponente (z. B. der Gedanke zu sterben). Bei Chronifizierung kann eine „Angst-vor-der-Angst"-Symptomatik entstehen. Die Panikstörung lässt sich in Kombination mit spezifischen Ängsten nur bei der Agoraphobie mitkodieren. Als klinische Faustregel kann gelten, dass wiederholt auftretende, abgrenzbare Panikattacken als komorbid bestehende Panikstörung gewertet werden sollten, auf einen Auslöser bezogene Panikattacken sollten unter anderen Angsterkrankungen subsumiert werden. Die Trennung mag akademisch anmuten, ist jedoch für die Therapieplanung (im Hinblick auf die Exposition eines spezifischen Auslösers) wichtig. Patienten neigen nämlich dazu, starke Angstreaktionen (z. B. auch beim Anblick eines Hundes bei entsprechender phobischer Neigung) aufgrund der Griffigkeit des Begriffs als Panik zu bezeichnen.

Klinisches Leitsymptom der **generalisierten Angststörung** ist das Grübeln („Sorgenkrankheit"). Die Angst ist generalisiert und meist lang anhaltend. Sie ist nicht auf bestimmte Situationen beschränkt, sondern „frei flottierend". Darin besteht ein wichtiger Unterschied zu den spezifischen Phobien, etwa bei Flugreisen. Häufig wird die Befürchtung geäußert, der Patient selbst oder ein Angehöriger könnte demnächst erkranken oder einen Unfall haben. Es bestehen zumeist ausgeprägte vegetative Symptome.

Von **Trennungsangst** Betroffene zeigen starke Ängste, sich von Bezugspersonen zu lösen; vielfach bestehen Gedanken, diesen Personen könne etwas zustoßen. **Mutistische Kinder** sprechen in bestimmten Situationen nicht (aufgrund von Ängsten), sind innerhalb der Kernfamilie jedoch typischerweise unauffällig. Beide Störungsbilder sind jedoch eher im Grundschulalter relevant und werden daher nur der Vollständigkeit halber erwähnt.

### 12.1.2 In der Transition

Wie das Fallbeispiel zeigt, sind Einflussfaktoren der Pubertät und sich ändernde Entwicklungsaufgaben in der Adoleszenz als Auslöser zu beachten. In der Gesamtbetrachtung von Angsterkrankungen bei Minderjährigen gibt es **Unterschiede in den Erkrankungsgipfeln** der einzelnen Angsterkrankungen. So tritt die Trennungsangst überwiegend im Kindesalter auf (auch wenn sie seit Erscheinen der ICD-11 auch bei Erwachsenen diagnostiziert werden kann), die Panikstörung typischerweise erst im Jugendalter.

Anhand des eingangs geschilderten Fallbeispiels einer **sozialen Phobie** sollen nachfolgend transitionsrelevante Aspekte herausgearbeitet werden. Das **typische Auftreten in der Pubertät** ist auch in epidemiologischen Studien zu sehen: Das mittlere Erkrankungsalter eines Patienten mit sozialer Phobie liegt bei 13 Jahren (Kessler et al. 2005). Es zeigte sich ein Median für das Erstauftreten aller Angsterkrankungen von 11 Jahren. Das legt nahe, dass gerade im Kinder- und Jugendbereich eine gewisse Verletzlichkeit besteht. Dieselbe Studie konnte zeigen, dass 75 % aller Angststörungen bis zum 21. Lebensjahr beginnen. Das macht die besondere Bedeutung dieser Altersphase deutlich. Das Problem dabei ist: Gerade Ängste, die man leicht auch einer Persönlichkeitseigenschaft zuordnen kann, werden von den Betroffenen und ihren Angehörigen häufig **nicht als Krankheitsentität wahrgenommen.** Die soziale Phobie ist hierfür ein sehr gutes Beispiel. Die Tatsache, dass Manuel beispielsweise vorher gerne in den Fußballverein gegangen ist, hätte hellhörig machen können. Dies ist leider erst retrospektiv geschehen, wobei der Mutter kein Vorwurf gemacht werden soll: Mit der Entwicklung psychischer Symptome verhält es sich wie mit der Entwicklung des Körpergewichts. Man selbst (und nahe Angehörige) sieht sich jeden Tag und kann den Verlauf daher nicht abschätzen. Meist sind es dann Bekannte, die man nach Monaten trifft und die einem sagen, man habe zu- oder abgenommen.

Die genauen **Einflussfaktoren** sind noch nicht hinreichend erforscht, aber am Beispiel der sozialen Phobie lassen sich einige Aspekte postulieren. Die **Veränderung des eigenen Körpers** in der Pubertät (Scham- und Achselbehaarung, Stimmbruch, unreine Haut, Schwitzen) kann die Ausbildung einer sozialen Ängstlichkeit begünstigen. Wenn dann noch die **Peergroup** „vorbeizieht" und beispielsweise anfängt, Beziehungen zu führen und sexuell aktiv zu werden, kann dies das Gefühl, „anders" zu sein, verstärken. Nicht selten besteht das **Vermeidungsverhalten** dann darin, alternative Aktivitäten zu suchen. So hat sich auch unser Beispielpatient Manuel dazu entschlossen, seine Freizeit eher vor dem Bildschirm zu verbringen und soziale Kontakte lieber in der Distanz und Anonymität des Internets auszuleben.

**! MERKE**

Das Problem dabei: Im Sinne des Teufelskreismodells verstärkt sich die Symptomatik somit, wird aber von Betroffenen und ihren Angehörigen als Teil der Persönlichkeit wahrgenommen („Manuel macht sich nichts aus Partys, er interessiert sich halt für seinen Computer"). Nicht selten werden Betroffene erst dann vorstellig (bzw. vorgestellt), wenn klar ersichtliche Meilensteine in der Entwicklung (beispielsweise der Schulabschluss oder das eigenständige Wohnen) nicht erreicht werden oder die Gefahr besteht, dass sie nicht erreicht werden können.

## 12.2 Aspekte der Transition

Anders als bei anderen Erkrankungsbildern ist die Versorgung angsterkrankter Transitionspatienten in Deutschland breit etabliert. Begünstigend für diese Tatsache ist vor allem der Sachverhalt, dass ab einer gewissen kognitiven Reife (die individuell verschieden, aber im Mittel mit Beginn der Pubertät vorhanden ist) ein erwachsenpsychiatrisch-zentriertes **kognitiv-verhaltenstherapeutisches Therapieprogramm im Sinne eines Expositionstrainings** umgesetzt werden kann. Natürlich wird bereits im Kindesalter mit Expositionstherapie gearbeitet, doch hier ist gemeint, dass sich die breite Basis an Therapieprogrammen für Erwachsene (entsprechend angepasst) auch für die meisten jugendlichen Patienten eignet. Als besonders hilfreich haben sich in der klinischen Praxis **gruppentherapeutische Angebote** herausgestellt. Allein die unspezifischen Wirkfaktoren der Gruppentherapie erreichen hier direkt die zugrunde liegende Symptomatik, auch wenn es bei vielen Angstpatienten zu Beginn einer entsprechenden Motivierung bedarf.

Doch es bleiben strukturelle Schwierigkeiten, auch wenn diese nicht transitionsspezifisch sind. Die unzureichende Vergütung ambulant durchgeführter Expositionstrainings etwa führt dazu, dass viele Kollegen aus dem niedergelassenen Bereich keine oder nur wenige Expositionstrainings durchführen. Und bei aller Offenheit gegenüber anderen Therapierichtungen (z. B. der Psychoanalyse): Die Hürde, einfach mal rauszugehen und zusammen das Bahnfahren zu üben, scheint mir (als überzeugtem Verhaltenstherapeuten) stellenweise zu hoch.

Das wird insbesondere dann relevant, wenn aus den bereits genannten Gründen Symptome nicht als solche wahrgenommen werden. Um beim Fallbeispiel zu bleiben: Wenn Manuel frühzeitig in den Fußballverein zurückgekehrt wäre, anstatt ihn aufgrund von Ängsten zu meiden, hätte dies bei ihm vermutlich einen anderen Entwicklungsverlauf bewirkt.

## 12.3 Epidemiologie

Angststörungen stellen im Kindes- und Jugendalter mit einer 6-Monats- bis Lebenszeitprävalenz von 10,4 % die häufigsten psychischen Störungen dar (Ihle und Esser 2002). In ➤ Tab. 12.1 sind die Prävalenzraten verschiedener Angststörungen aus unterschiedlichen Studien übersichtlich dargestellt (Schneider und In-Albon 2010). Hier wird auch noch einmal der bereits thematisierte Einfluss des Alters deutlich. Stellenweise ergeben sich sogar deutlich höhere Gesamtprävalenzraten (18,6 % bei Jugendlichen) als in der Studie von Ihle und Esser (2002). Die bei den 14- bis 24-Jährigen erhobenen Daten (rechte Spalte) liegen dabei sehr nahe an denen der Gesamt-Erwachsenen (vgl. z. B. Jacobi et al. 2014).

## 12.4 Ätiologie

Analog zu Depressionen besteht bei Angsterkrankungen eine **multifaktorielle Genese** im Sinne des Vulnerabilitäts-Stress-Modells. Wie schon bei der Serotoninmangel-Hypothese besprochen, bietet dieser Erklärungsversuch keine kausale Zuschreibung der zu Angsterkrankungen führenden Ursachen, hat jedoch seine Berechtigung, da sich daraus therapeu-

**Tab. 12.1** Prävalenzraten der Angststörungen im Kindes- und Jugendalter (Quelle: Schneider und In-Albon 2010)

| | Federer et al. 2000 | Steinhausen et al. 1998 | Essau et al. 1998 | Wittchen et al. 1998 |
|---|---|---|---|---|
| **Alter [Jahre]** | 8 | 7–16 | 12–17 | 14–24 |
| **Stichprobengröße [n]** | 826 | 1964 | 1035 | 3021 |
| **Prävalenzzeitraum** | 6 Monate | 6 Monate | Lebenszeit | Lebenszeit |
| **Angststörungen gesamt [%]** | 9,5 | 11,4 | 18,6 | 14,4 |
| **Trennungsangst [%]** | 2,8 | 0,8 | k.A. | k.A. |
| **Spezifische Phobie [%]** | 5,2 | 5,8 | 3,5 | 2,3 |
| **Soziale Phobie [%]** | 0,4 | 4,7 | 1,6 | 3,5 |
| **Generalisierte Angststörung [%]** | 1,4 | 0,6 | 0,4 | 0,8 |
| **Panikstörung [%]** | 0 | k.A. | 0,5 | 1,6 |
| **Agoraphobie [%]** | 0 | 1,9 | 4,1 | 2,6 |

k.A.: Prävalenzangaben liegen nicht vor.

tisch relevante Maßnahmen wie etwa Stressreduktion und Entspannungsverfahren ableiten lassen.

Einen durchaus stärkeren Einfluss als bei der Depression hat das **Temperament** des Kindes. Die Gauß-Verteilung zeigt uns, dass es Menschen gibt, die jedes Wochenende Fallschirmspringen gehen müssen, um sich lebendig zu fühlen, während anderen der ruhige Brettspielabend mit Freunden reicht. Menschen sind also, auch ohne die Kriterien einer pathologischen Angst zu erfüllen, unterschiedlich ängstlich in ihrer Grundpersönlichkeit. Relevant sind zudem **Lernprozesse** bei ebenfalls angsterkrankten **Bezugspersonen,** etwa den Eltern. Wer als Kind auf dem Spielplatz wiederholt zu hören bekommt, er solle doch bitte aufpassen oder nicht so hoch klettern, der wird wahrscheinlich mangels Feedback aufgrund der Vermeidung von potenziell belohnenden Tätigkeiten eher ängstliche Denkstrukturen übernehmen.

## 12.5 Komorbiditäten

Angsterkrankte Patienten haben ein erhöhtes Risiko, andere Angsterkrankungen, aber auch depressive Störungen (insbesondere bei Panikstörungen) zu entwickeln. Zudem besteht eine erhöhte Anfälligkeit für den Missbrauch von Substanzmitteln (vor allem Alkohol und THC) und Medikamenten (insbesondere Benzodiazepine) im Sinne einer Selbstmedikation.

Relevant ist auch die Tatsache, dass **Angsterkrankungen in der Kindheit** häufig zu **psychischen Störungen im Erwachsenenalter** führen. Insbesondere der Einfluss der Trennungsangst auf die psychische Gesundheit von Erwachsenen konnte untersucht werden (Brückl et al. 2007). 90 % der Befragten entwickelten im Erwachsenenalter mindestens eine psychische Störung, wobei hier nicht nur Agoraphobie mit Panikstörung (Hazard Ratio 18,1) und generalisierte Angststörungen (Hazard Ratio 9,4), sondern auch Schmerzstörungen (Hazard Ratio = 3,5), Zwangsstörungen (Hazard Ratio 10,7) und bipolare Störungen (Hazard Ratio 8,1) gefunden wurden. Schaut man sich etwa die Frühsymptome der bipolaren Störung an, so wird ersichtlich, dass Ängste im Kindes- und Jugendalter vielfach als Erstsymptome beschrieben werden. Das macht eine sorgfältige Diagnostik und entsprechende Therapie umso wichtiger.

## 12.6 Diagnostik

Für die einzelnen Angsterkrankungen steht zur Validierung des klinischen Eindrucks eine Vielzahl an diagnostischen Fragebögen zur Verfügung. Einen Überblick bietet ➤ Tab. 12.2. Wichtig ist zudem die somatische Ausschlussdiagnostik, insbesondere im Hinblick auf eine Hyperthyreose (Herzrasen, Panikattacken).

## 12.7 Therapie

Aufgrund der in diesem Buch bereits mehrfach erwähnten defizitären Studienlage im Altersbereich der Minderjährigen ist der Zulassungsstatus bei Medikamenten zur Behandlung von Angststörungen in der Kinder- und Jugendpsychiatrie sehr übersichtlich. Eine Zulassung besteht lediglich bei der generalisierten Angststörung für Opipramol ab 6 Jahren, was jedoch aus meiner Sicht nicht Mittel der ersten Wahl sein sollte.

Die Behandlung mit dem Mittel der Wahl, sprich: einem **SSRI,** erfolgt daher off-label und ist bei gegebener Indikation mit den Sorgeberechtigten zu besprechen. Die Wirksamkeit von SSRIs ist auch in Einzelstudien bei Kindern und Jugendlichen u. a. für Fluoxetin, Fluvoxamin und Sertralin belegt (Birmaher et al. 2003; Research Unit on Pediatric Psychopharmacology Anxiety Study Group 2001, Rynn et al. 2001). Diese drei Präparate sind zumindest im Bereich der depressiven Erkrankungen bzw. bei Zwangsstörungen zugelassen. Eine weitere Studie (Walkup et al. 2008) konnte zeigen, dass die Kombination aus einem SSRI (hier Sertralin) und kognitiver Verhaltenstherapie den besten Einfluss auf die Reduktion der Angstsymptomatik hatte (80,7 % vs. 54,9 % SSRI allein, 59,7 % kognitive Verhaltenstherapie allein und 23,7 % vs. Placebo). Die Altersgrenze dieser Studie lag bei 17 Jahren.

12

**Tab. 12.2** Angstfragebögen für Kinder und Jugendliche (Quelle: Steinhausen 2019)

| Fragebogen (Autoren) | Inhalt | Altersbereich [Jahre] |
|---|---|---|
| **Alle Angststörungen** | | |
| Fragebogen für Angststörungen SBB-ANG des DISYPS-III (Döpfner et al. 2017) | • Alle Angststörungen, Schulverweigerung<br>• Störung mit Trennungsangst<br>• Generalisierte Angststörung<br>• Spezifische Phobie<br>• Soziale Phobie | Altersunabhängig<br>11–18 |
| **Trennungsangst** | | |
| Childhood Anxiety Sensitivity Index (CASI) (Schneider 2003 und Silverman 1991) | • Angstsensitivität | 8–18 |
| Trennungsangstinventar (TAI-R; K: Kinderversion; E: Elternversion) (In-Albon und Schneider 2011) | • Trennungsangst | 5–13 |
| **Spezifische Phobien** | | |
| Fragebogen zur Erfassung von Ängsten bei Kindern (FSSC-R) (Ollendick und Steinhausen 2003) | • Phobien<br>• Angstsymptome | 8–18 |
| **Soziale Phobie** | | |
| Sozialphobie- und Angstinventar für Kinder (SPAIK) (Melfsen et al. 2001) | • Kognitive, somatische und Verhaltensaspekte der Sozialphobie<br>• Angst vor sozialer Bewertung, soziale Vermeidung und Belastung | 8–16 |
| Social Anxiety Scale for Children-Revised (SASC-R-D) (dt. Version Melfsen und Florin 1997) | | |
| **Generalisierte Angststörung** | | |
| Kinder-Angst-Test III (KAT-III) (Tewes und Naumann 2015) | • Ängstlichkeit<br>• Angstzustand<br>• Erinnerte Angst | 9–15 |
| **Schulangst** | | |
| Angstfragebogen für Schüler (AFS) (Wieczerkowski et al. 2016) | • Prüfungsangst<br>• Manifeste Angst<br>• Schulunlust<br>• Soziale Erwünschtheit | 9–17 |

Analog der Behandlung depressiver Erkrankungen ist davon auszugehen, dass Jugendliche auch von den „typischen Erwachsenen-SSRIs“ wie (Es-)Citalopram profitieren. Vereinzelt konnten Studien einen positiven Effekt belegen, zum Beispiel für Escitalopram bei generalisierter Angststörung (Strawn et al. 2020); umfangreiche vergleichende Studien fehlen jedoch.

Die psychotherapeutische Behandlung sollte, wie bereits dargelegt, nach Möglichkeit mit **kognitiver Verhaltenstherapie** unter Einsatz von Expositionstechniken erfolgen. Hier liegen (vielleicht mit Einschränkungen bei der Panikstörung) durchweg sehr gute Wirksamkeitsdaten in der Literatur vor, auf deren ausführliche Darstellung an dieser Stelle verzichtet werden soll. Bei Patienten mit einer Angststörung und starken körperlichen Symptomen (z. B. im Rahmen einer Panikstörung) sollte der Fokus auf der Vermittlung physiologischer Prozesse im Rahmen der **Psychoedukation** liegen, und gegebenenfalls sollten Expositionsübungen mit körperlich provozierbaren Symptomen durchgeführt werden. Bei der sozialen Phobie ist ferner ein **Training sozialer Kompetenzen** wichtig. Es existieren einige Therapiemanuale, etwa das Therapieprogramm für Kinder und Jugendliche mit Angst- und Zwangsstörungen (THAZ), ein spezifisch auf Adoleszente zugeschnittenes (Gruppen-)Therapieprogramm ist mir jedoch nicht bekannt.

## Auflösung Fallbeispiel

Bei Manuel wurde die Diagnose einer sozialen Phobie gestellt. Er begann eine kognitive Verhaltenstherapie, hatte jedoch im Verlauf nach erfolgter Psychoedukation Schwierigkeiten, die ersten Expositionsübungen (an der Bushaltestelle Passanten nach dem Fahrplan zu fragen) umzusetzen. Zur Unterstützung erfolgte die medikamentöse Einstellung auf Sertralin, wobei Manuel bereits unter einer mittleren Dosis (75 mg) sehr gut respondierte. Im Verlauf gelang es ihm zunehmend besser, die in der Psychotherapie gelernten Inhalte umzusetzen und Selbstexposition zu betreiben. Herausfordernd war für Manuel der Besuch eines Fitnessstudios, der als Endpunkt der gemeinsam mit dem Therapeuten durchgeführten Expositionen vorgesehen war. Die Sorge zu schwitzen oder Gedanken, sich bei der Nutzung der Geräte zu blamieren („Was, wenn ich das Gewicht nicht halten kann und es runterkracht?"), konnten entsprechend aufgegriffen werden. Manuel zeigte sich im Nachgang sehr stolz auf das von ihm Erreichte und gab an, sich gemeinsam mit einem in der Nachbarschaft wohnenden Online-Freund („Der hat es nötig, mal ein bisschen zu trainieren!") schlussendlich sogar im Fitnessstudio angemeldet zu haben.

### LITERATUR


Birmaher B, Axelson DA, Monk K, Kalas C, Clark DB, Ehmann M, et al. Fluoxetine for the treatment of childhood anxiety disorders. J Am Acad Child Adolesc Psychiatry 2003; 42(4):415–424.

Brückl TM, Wittchen HU, Höfler M, Pfister H, Schneider S, Lieb R. Childhood separation anxiety and the risk for subsequent psychopathology: results from a community study. Psychother Psychosom 2007; 7: 47–56.

Ihle W, Esser G. Epidemiologie psychischer Störungen im Kindes- und Jugendalter: Prävalenz, Verlauf, Komorbidität und Geschlechtsunterschiede. Psychol Rundsch 2002; 53: 159–169.

Jacobi F, Höfler M, Strehle J, Mack S, Gerschler A, Scholl L et al. Psychische Störungen in der Allgemeinbevölkerung. Studie zur Gesundheit Erwachsener in Deutschland und ihr Zusatzmodul Psychische Gesundheit (DEGS1-MH). Nervenarzt 2014; 85: 77–87.

Kessler RC, Berglund P, Demler O, Jin R, Merikangas KR, Walters EE. Lifetime prevalence and age-of-onset distributions of DSM-IV disorders in the national comorbidity survey replication. Arch Gen Psychiatry 2005; 62: 593–602.

Research Unit on Pediatric Psychopharmacology Anxiety Study Group. Fluvoxamine for the treatment of anxiety disorders in children and adolescents. N Engl J Med 2001; 344: 1278–1285.

Rynn MA, Siqueland L, Rickels K. Placebo-controlled trial of sertraline in the treatment of children with generalized anxiety disorder. Am J Psychiatry 2001; 158(12): 2008–2014.

Schneider S, In-Albon T. Angststörungen und Phobien im Kindes- und Jugendalter. Psychotherapeut 2010; 55: 525–540.

Steinhausen H-C. Psychische Störungen bei Kindern und Jugendlichen. 9. A. München: Elsevier Urban & Fischer 2019.

Strawn JR, Mills JA, Schroeder H, Mossman SA, Varney ST, Ramsey LB, et al. Escitalopram in adolescents with generalized anxiety disorder: a double-blind, randomized, placebo-controlled study. J Clin Psychiatry 2020; 81(5): 20m13396.

Walkup JT, Albano AM, Piacentini J, Birmaher B, Compton SN, Sherrill JT, et al. Cognitive behavioral therapy, sertraline, or a combination in childhood anxiety. N Engl J Med 2008; 359(26): 2753–2766.

KAPITEL

# 13 Zwangsstörungen

Daniel Illy



**Fallbeispiel**

Die 17-jährige Vanessa stellt sich in der Sprechstunde vor. Sie ist im Kontakt sehr zurückhaltend und berichtet zögerlich vom Grund der Vorstellung. Seit einigen Wochen habe sie große Sorge, die S-Bahn zur Schule zu nehmen. Jedes Mal, wenn sie auf dem Bahnsteig stehe, müssen sie gegen den Gedanken ankämpfen, die Menschen vor ihr auf die Gleise zu schubsen. Sie beschreibt diese Gedanken als sehr belastend. Bislang habe sie diesem Impuls zum Glück noch nicht nachgeben müssen, äußert jedoch die Befürchtung, dass es „bald so weit sein wird". Sie habe sich schon ausgemalt, wie sie dann ins Gefängnis käme, weil sie jemanden umgebracht habe. Vanessa beschreibt sich selbst als eher konfliktscheue Person. Teilweise seien die Gedanken jedoch so stark, dass sie sich irgendwo festhalten müsse, zum Beispiel an einer Laterne auf dem Bahnsteig. Im Zuge dessen habe sie bemerkt, dass insbesondere Gegenstände aus Metall eine beruhigende Wirkung auf sie hätten. Teilweise berühre sie auf dem Weg zur S-Bahn schon prophylaktisch metallene Gegenstände (Zäune, Laternenmasten, Briefkästen), um die Anspannung und die „in ihr brodelnden Gedanken" im Zaum zu halten. Vor einer Woche habe sie sich ihrer Mutter gegenüber geöffnet, und diese habe den heutigen Termin vereinbart. Vor einem Jahr sei ihr Vater überraschend an einem Herzinfarkt verstorben, und seitdem seien die Gedanken aufgetaucht und im Verlauf immer stärker geworden.

## 13.1 Symptomatik

### 13.1.1 Nach ICD-11

Zwangsstörungen zeichnen sich durch wiederkehrende Zwangsgedanken und/oder Zwangshandlungen aus. Meist liegen beide Symptome parallel vor. Diese müssen an den meisten Tagen über einen Zeitraum von 2 Wochen bestehen.

**Zwangsgedanken** sind wiederkehrende, den Patienten andauernd (mitunter auch viele hunderte Male am Tag) heimsuchende Gedanken oder Vorstellungen, die in der Regel als quälend empfunden werden. Typischerweise berichten die Patienten, dass sich die Gedanken verstärken, wenn sie versuchen, sich ihnen zu widersetzen. Die Gedanken werden zumeist als der eigenen Person zugehörig empfunden („Ich bin …"), auch wenn den Patienten eigentlich klar ist, dass sie eigentlich nicht zu ihnen gehören (Ich-Dystonie: „Eigentlich bin ich ja nicht so …"). Typische Zwangsgedanken sind Verschmutzungs-/Infektionsgedanken („Diese Keime am Haltegriff des Busses …"), Sorge vor Verletzungen (sich selbst/andere) wie im Fallbeispiel, sexuelle Zwangsgedanken (Nacktheit anderer, sexuelle Handlungen; die Sorge, obszöne Dinge zu sagen), magisches Denken (Zahlen, Buchstaben) bzw. Aberglaube und religiöses Denken.

**Zwangshandlungen** sind wiederkehrende Handlungen und Rituale, deren Ausübung dem Betroffenen zwar sehr wichtig ist („Ich muss das jetzt machen, sonst …"), deren Sinnlosigkeit ihm allerdings in der Regel bewusst ist (Ich-Dystonie: „Ich weiß, dass dieses dreimalige Abschließen der Tür Quatsch ist, aber es fühlt sich besser an, wenn ich es mache …"). Sie entstehen häufig in der Folge von Zwangsgedanken und werden als „Neutralisierer" eingesetzt (z. B. sich dreimal bekreuzigen, wenn man etwas Obszönes gedacht hat). Werden Patienten an der Ausübung ihrer Zwangshandlungen gehindert, so verstärkt sich ihre Anspannung deutlich. Zu den häufigsten Zwangshandlungen gehören Kontrollzwang (z. B. Türen abschließen), Waschzwang (mit bei entsprechender Intensität dermatologischen Folgen), Zähl- und Rechenzwang („Alle Zahlen der Umgebung müssen addiert werden und sollten dann besser ungerade sein, sonst passiert etwas Schlimmes"), Ordnungszwang, Berührungszwang (siehe Fallbeispiel) und Wiederholungszwang (der bei vielen Zwangshandlungen eine Rolle spielt).

Neu in der ICD-11 ist die Möglichkeit, die Einsichtsfähigkeit mit „gut" oder „schlecht" zu bewerten; zudem wurden einige neue Diagnosen in die Oberkategorie der Zwangsstörungen aufgenommen: **zwanghaftes Horten** (Betroffene können sich nicht von Gegenständen oder Müll trennen), **körperbezogene repetitive Verhaltensweisen** (z. B. Skin-Picking oder Nägelkauen), die **körperdysmorphe Störung** (Betroffene glauben wiederholt, Defekte ihres Äußeren erkennen zu können), den **Eigengeruchswahn** (wahnhafte Vorstellung eines schlechten eigenen Körpergeruchs) und die **Hypochondrie**. Letztere wurde nur neu zugeteilt, bei den anderen handelt es sich um komplett neu aufgenommene Störungsbilder. Ferner können nun substanzinduzierte zwanghafte Störungen kodiert werden oder solche, die sekundär auftreten (etwa nach Kohlenmonoxidvergiftung).

### 13.1.2 In der Transition

Bei Zwangsstörungen gibt es **zwei Erkrankungsgipfel:** einen vor der Pubertät und einen weiteren im jungen Erwachsenenalter. Während die Ich-Dystonie ein wichtiges Kriterium (beispielsweise auch zur Abgrenzung gegenüber schizophrenen Erkrankungen) darstellt, kann diese Einsicht bei Kindern fehlen, beispielsweise wenn aufdrängende Gedanken einer anderen Person zugeschrieben werden, die einen zwingt, Dinge zu tun. Wie im Fallbeispiel gezeigt, folgen Phasen vermehrter Zwangssymptomatik häufig belastenden Lebensereignissen. Zwangsrituale haben hier im übertragenen Sinne die Funktion, etwas Vertrautes, Kontrollierbares in einem ansonsten chaotischen Umfeld zu schaffen. Damit sind wir, analog den Angsterkrankungen, wieder beim Einfluss der Pubertätsentwicklung.

Die **Abgrenzung von sexuellen Zwangsgedanken** gegenüber der „normalen" Pubertätsentwicklung kann dabei schwierig sein. Zur Veranschaulichung soll ein weiteres Fallbeispiel dienen.

**Fallbeispiel**

Der 16-jährige Patient stellt sich zum Erstgespräch vor. Es ist ihm sichtlich peinlich, über die ihn belastende Symptomatik zu sprechen. Schließlich berichtet er sehr weinerlich, dass ihn seit etwa einem Jahr sexuelle Zwangsgedanken quälen würden. Er müsse im Alltag, etwa in der Ausbildung oder auf der Straße, stark dagegen ankämpfen, Frauen keine obszönen Dinge zu sagen. Er könne nicht anders, als sich nahezu jede Frau, auf die er treffe, nackt vorzustellen. Eine sexuelle Erregung verspüre er dabei nicht, vielmehr leide er sehr unter seinen „schmutzigen Gedanken". Seine Partnerschaft beschreibt er als erfüllend, auch sexuell gesehen sei er eigentlich „sehr zufrieden"; sein Leben sei „ansonsten vollkommen in Ordnung". Dennoch könne er nicht anders, als häufig an sexuelle Handlungen mit anderen Frauen zu denken. Er habe nun zunehmend große Sorge, dass ihm im Beruf eine Obszönität „herausrutsche", er womöglich sogar seine Ausbildung verliere, sodass er sich nun dringend in therapeutische Behandlung begeben wolle.

Auf eine Zwangssymptomatik weisen die Ich-Dystonie (ohne Erregung) und die Tatsache hin, dass der Patient eine erfüllende Beziehung führt. Gerade sexuelle Zwangsgedanken sind meist sehr schambesetzt.

Die Symptomatik in der Transitionsphase ist der bei erwachsenen Patienten sehr ähnlich. Bei protrahiertem Krankheitsverlauf (etwa bei frühem Beginn und später Diagnosestellung) lassen sich auch bereits **stark verfestigte Zwangssymptome** ausmachen, die bereits viele Lebensbereiche erfasst haben. Je nach Entwicklungsstand und Intelligenzniveau können auch noch eher „kindliche" Symptome (wie eine Ich-Syntonie) vorkommen. Das wiederum erschwert die Abgrenzung von schizophrenen Erkrankungsbildern.

## 13.2 Aspekte der Transition

Wie schon bei den Angsterkrankungen (➤ Kap. 12) ist die Versorgung zwangserkrankter Transitionspatienten in Deutschland breit etabliert. Begünstigend dafür ist abermals die Tatsache, dass ab einer gewissen kognitiven Reife (die individuell verschieden, aber im Mittel mit Beginn der Pubertät vorhanden ist) ein erwachsenenpsychiatrisch zentriertes kognitiv-verhaltenstherapeutisches Therapieprogramm im Sinne eines Expositionstrainings umgesetzt werden kann.

Wie bei Angsterkrankungen wird zwar bereits im Kindesalter mit Expositionstherapie gearbeitet, doch hier ist gemeint, dass sich die **breite Basis an Therapieprogrammen** für Erwachsene auch (entsprechend angepasst) auch für die meisten jugendlichen Patienten eignet. Gegenüber den Angsterkrankungen werden Zwangserkrankungen weniger gruppentherapeutisch aufgegriffen, was vermutlich mit der Scham und dem größeren Bedarf an einer spezifischen kognitiven Umstrukturierung (die so nur in der Einzeltherapie zu leisten ist) zu tun hat. Dennoch gibt es natürlich auch hier positive Ausnahmen und Kliniken, die ein spezifisches Gruppentherapieprogramm für zwangserkrankte Jugendliche anbieten.

Wie bei den Angsterkrankungen finden sich hier ebenfalls **strukturelle Schwierigkeiten,** auch wenn diese nicht transitionsspezifisch sind. So führt etwa die unzureichende Vergütung ambulant durchgeführter Expositionstrainings dazu, dass viele Kollegen aus dem niedergelassenen Bereich keine oder nur wenige Expositionstrainings durchführen.

Die Schwelle der Inanspruchnahme einer spezifischen psychiatrischen Behandlung liegt bei Leidensdruck und Ich-Dystonie in der Regel niedriger als bei Angsterkrankungen. Auch sind die Symptome oft klarer von der Persönlichkeit des Betroffenen abgrenzbar und werden von den Eltern schneller bemerkt. Das wiederholte Händewaschen am Tag fällt rascher auf als die Vermeidung des öffentlichen Nahverkehrs („Ich fahre halt lieber Fahrrad, Mama"). Zwar legen wir fast alle gelegentlich zwanghafte Verhaltensweisen an den Tag („Hab' ich jetzt den Herd ausgeschaltet?"), doch wenn es pathologisch wird, ist oft auch das Verständnis vorhanden, dass das jetzt „nicht mehr normal" ist.

Ob sich der gerade 18 Jahre alt gewordene Patient mit Zwängen auf der 08/15-Erwachsenen-Therapiestation unbedingt so wohl fühlt, ist wieder eine andere Frage, allerdings wird man ihm dort definitiv gut helfen können, da die einschlägigen therapeutischen

Konzepte dort etabliert sind. Hier hat man mit Blick auf Transitionspatienten also weniger „Bauchschmerzen" als beispielsweise bei den Aufmerksamkeitsstörungen.

## 13.3 Epidemiologie

In den gängigen Lehrbüchern finden sich für die Prävalenz von Zwangsstörungen im Kinder- und Jugendbereich niedrige einstellige Prozentzahlen, was auch den eigenen Erfahrungen entspricht: Gefühlt hat man im Laufe seines Berufslebens eher Expositionen mit Angstpatienten als mit Zwangspatienten durchgeführt. Bereits in den 1980er-Jahren konnten Flament et al. (1988) jedoch zeigen, dass Zwangsstörungen gerade in der Altersgruppe der Adoleszenten unterdiagnostiziert und damit auch untertherapiert sind. 93 der von ihnen befragten 356 Schüler (26 %) lagen in einem Screeningtest oberhalb der klinisch abgeleiteten Schwellenwerte. Die Jungenwendigkeit bei Kindern verliert sich bis zum Erwachsenenleben, sodass Männer und Frauen gleichermaßen betroffen sind.

## 13.4 Ätiologie

Es besteht eine **multifaktorielle Genese** im Sinne des Vulnerabilitäts-Stress-Modells. Wie an anderen Stellen bereits thematisiert, bietet dieser Erklärungsversuch keine kausale Zuschreibung der zu Zwangserkrankungen führenden Ursachen, hat jedoch seine Berechtigung, da sich daraus therapeutisch relevante Maßnahmen wie etwa Stressreduktion und Entspannungsverfahren ableiten lassen. **Genetische Einflüsse** sind ein bedeutsamer Faktor für die Entstehung einer Zwangserkrankung. Nestadt et al. (2000) konnten eine höhere Rate von Zwangsstörungen unter Angehörigen von Patienten mit Zwangsstörungen als in der Kontrollgruppe (11,7 % vs. 2,7 %) nachweisen. Insbesondere bei früh beginnenden Verläufen, bei Ordnungszwängen und einer zusätzlich bestehenden Ticstörung scheinen genetische Faktoren eine Schlüsselrolle zu spielen. Es werden dominant vererbte Ordnungszwänge bei Tourette-Patienten diskutiert (Hanna et al. 2005).

Die Effektivität von SSRIs in der Behandlung von Zwangssymptomen (➤ Kap. 13.7) und die mögliche Induktion von Zwangssymptomen durch Dopaminagonisten (z. B. bei Stimulanziengabe) stützt die These einer **Dysregulation erregender und hemmender Regelkreise** im Gehirn. Die Basalganglien werden dabei als eine der neurobiologisch relevanten Entitäten beschrieben, etwa nach Schädigung durch Kohlenmonoxidvergiftung (z. B. nach Suizidversuch durch Autoabgase).

## 13.5 Komorbiditäten

Die komorbiden Störungen werden durch die Ausweitung der Krankheitsentitäten in der ICD-11 (➤ Kap. 13.2) gut umrissen. Man kann hier bereits erkennen, dass in kommenden Versionen des Klassifikationssystems eventuell auch bei den Zwangsstörungen ein Spektrum-Modell Einzug halten wird – mit Nägelkauen auf der linken Seite und chronischen Zwangsstörungen auf der rechten Seite. Das Tourette-Syndrom und andere Ticstörungen, aber auch Angsterkrankungen sind häufig mit Zwangsstörungen vergesellschaftet. Weitere Überschneidungen, mitunter aber auch Schwierigkeiten in der Abgrenzung bestehen mit anorektischen Essstörungen (Symptome sind dort ich-synton und dienen der Gewichtsreduktion) und psychotischen Erkrankungen (Ich-Dystonie und Entwicklungsstand sind im Sinne einer unzureichenden Verbalisierungsfähigkeit eigener Gedanken zu prüfen).

## 13.6 Diagnostik

Die Diagnostik von Zwangsstörungen erfordert eine ausführliche **Anamnese** des Betroffenen und die fremdanamnestische Befragung der Bezugspersonen. Hilfreich ist es, sich mitunter auch Videos der Symptomatik zeigen zu lassen, gerade bei unklarer

Abgrenzung zu einer Ticstörung. Eine **neurologische Abklärung** mittels Elektroenzephalografie (EEG) zum Ausschluss einer Epilepsie ist ebenfalls sinnvoll; des Weiteren sollte die Indikation für eine Bildgebung niedrigschwelliger gestellt werden als bei anderen Störungsbildern.

**BEWERTUNG**

Aus eigener klinischer Erfahrung kann ich berichten, dass die Bildgebung bei Zwangspatienten, beispielsweise zum Ausschluss eines Tumors (zum Glück meist nur Meningeome), essenziell ist. Das gilt insbesondere bei plötzlich auftretenden Symptomen oder begleitenden neurologischen Symptomen wie Parästhesien oder (ganz banal) Kopfschmerzen.

Als Goldstandard der **psychologischen Testdiagnostik** hat sich die *Yale-Brown Obsessive Compulsive Scale* (Y-BOCS) etabliert, die es auch in einer für Kinder (6–17 Jahre) geeigneten Variante (CY-BOCS) gibt. Gerade bei Grundschulkindern habe ich jedoch die Erfahrung gemacht, dass viele der Symptome nicht so klar herausgearbeitet werden können, sodass ich die untere Altersgrenze für zu niedrig halte. Bei jüngeren Kindern soll nur der Vollständigkeit halber noch erwähnt werden, dass natürlich auch die Abgrenzung zu der Entwicklung angemessenen Symptomen („Nicht-auf-Fugen-treten"-Spiel oder Zu-Bett-geh-Rituale) wichtig ist. Auch im Erwachsenenalter ist die Abgrenzung subklinischer Symptome wie zum Beispiel Aberglaube oder magisches Denken (Geburtsdaten als Lotteriezahlen) wichtig.

**BEWERTUNG**

Wenn ich im Rahmen meiner Dozententätigkeit vor angehenden Psychotherapierenden zum Thema Zwangsstörungen referiere, führe ich immer gern den nachfolgenden Test durch: „Denken Sie an die Person, die Ihnen in Ihrem Leben am wichtigsten ist. Das kann zum Beispiel Ihr Partner, Ihre Mutter, Ihr Vater oder Ihr Kind sein. Nehmen Sie sich nun einen Stift und schreiben Sie den Namen auf ein Blatt Papier. Und nun schreiben Sie bitte dazu: ‚Ich wünsche, dass XYZ heute einen tödlichen Unfall hat'."
Der Widerstand, so etwas aufzuschreiben, ist sehr hoch, obwohl uns allen eigentlich klar ist, dass dieser Zettel keinen Einfluss auf die Bremsleistung unseres Autos oder die Weiche der S-Bahn hat. Interessant ist auch, welche Kompensationsmechanismen gesunde Menschen anwenden, um den Zettel mit der schrecklichen Botschaft wieder loszuwerden: beispielsweise Durchstreichen, Zerreißen, Verbrennen oder Aufschreiben von etwas Positivem.

Das Beispiel zeigt auch, dass wir Zwangssymptome vermutlich wirklich eher als Spektrum auffassen sollten. Die Tatsache, dass wir alle hin und wieder mal zwanghaftes Verhalten an den Tag legen, kann dabei helfen, in der Therapie entsprechend einfühlsam zu behandeln. Wenn uns schon das simple Experiment mit dem Zettel fordert, wie muss es dann erst einem Menschen mit Kontaminationsgedanken ergehen, wenn er auf das Händewaschen verzichten soll?

## 13.7 Therapie

Die bei anderen Erkrankungen defizitäre Studienlage zum Zulassungsstatus von **Medikamenten** für den Altersbereich der Minderjährigen findet sich bei Zwangsstörungen nicht.

**! MERKE**

Eine Zulassung für die Behandlung von Zwangsstörungen bei Minderjährigen haben in Deutschland Sertralin (ab 6 Jahren) und Fluvoxamin (ab 8 Jahren) sowie Clomipramin (ab 6 Jahren), wobei Letzteres aus klinischer Sicht eher als Reservemedikament oder als Augmentationsoption bei Therapieresistenz anzusehen ist.

Prinzipiell wäre off-label auch die Behandlung Minderjähriger mit anderen SSRIs wie Escitalopram oder Fluoxetin denkbar. Citalopram besitzt auch bei Erwachsenen keine Zulassung für die Behandlung von Zwangsstörungen, obwohl es Studien gibt, die einen Effekt nachweisen konnten (u. a. Stein et al. 2001). In der beim Schreiben dieses Kapitels bereits veralteten S3-Leitlinie (DGPPN 2013) und auch in den sich daran anlehnenden Lehrbüchern ist die Anwendung von Citalopram als Off-Label-Versuch gelistet. Es stehen genügend Alternativen zur Wahl, auch für den Bereich der Transition. In der Regel benötigen Patienten mit Zwangserkrankung höhere Dosierungen als angsterkrankte oder depressive Patienten.

Die wichtigste Säule in der Behandlung von Zwangserkrankungen (und zwingender Begleiter, wenn medikamentös behandelt wird) ist aber die **Psychotherapie.** Diese sollte nach Möglichkeit in Form einer kognitiven Verhaltenstherapie unter Einsatz von Expositionstechniken mit Reaktionsmanagement erfolgen. Gerade chronifizierte Zwangsstörungen bedürfen einer intensiven kognitiven Arbeit, um das „Netz der Angst" aufzulösen. Um beim eingangs vorgestellten Fallbeispiel zu bleiben: Die Sorge, andere Menschen auf die S-Bahn-Gleise zu schubsen, ist so stark, dass die Patientin schon Vorstellungen davon entwickelt hat, wie es ihr im Gefängnis ergehen wird. Von solchen chronisch kognitiv verzerrten Gedanken wegzukommen (typischer Satz in der Erstvorstellung, der einen als unerfahrener Behandler beinahe dazu verleiten könnte, die Polizei zu informieren: „Ich sage Ihnen, ich werde bald zum Mörder!"), die zum Glück meist erst im fortschreitenden Erwachsenenalter so „hartnäckig" werden, kann therapeutisch mitunter sehr mühsam werden. Als therapeutischer Wendepunkt kann dabei der Moment bezeichnet werden, in dem Patienten es schaffen, die Gedanken andauernd nicht mehr als ihrer Person zugehörig anzusehen („Ich würde niemals einem Menschen etwas antun. Es ist dieser blöde Zwang, der mich das denken lässt!").

## Auflösung Fallbeispiel

Vanessa fand eine Therapeutin und begann, sich den ihr unangenehmen Situationen in Expositionstrainings zu stellen. Zunächst gelang es ihr ganz gut, auf die Handlungszwänge zu verzichten und in Vorbereitung auf die Bahnfahrt keine metallenen Gegenstände mehr zu berühren.
Als große Schwierigkeit stellte sich jedoch die eigentliche Situation auf dem Bahnsteig heraus, an der sie trotz gradueller Expositionsplanung und mehrerer In-sensu-Sitzungen wiederholt scheiterte. Deshalb erfolgte die Einstellung auf Sertralin in einschleichender Dosierung, wobei sich unter 150 mg eine deutliche Besserung der aufdrängenden Gedanken ergab. Vanessa gelang es im Verlauf, die Expositionen durchzuführen, zunehmend in die Selbstexposition zu gehen und zum Beispiel auf einer hohen Aussichtsplattform zu verweilen, ohne die Sorge zu haben, Anwesende über die Brüstung zu werfen. Auch der Verlust ihres Vaters konnte im Rahmen einer Trauerbegleitung mit einschlägigen Techniken (z. B. Brief schreiben, um noch nicht Gesagtes noch loszuwerden) aufgegriffen werden. Im Verlauf erfolgte die Anbindung an einen niedergelassenen Erwachsenenpsychiater, der nach ausreichender Stabilisierung einen unkompliziert verlaufenden Auslassversuch von Sertralin (unter schrittweisem Abdosieren) vornehmen konnte.

### LITERATUR


DGPPN – Deutsche Gesellschaft für Psychiatrie und Psychotherapie, Psychosomatik und Nervenheilkunde e. V. (Hrsg.). S3-Leitlinie Zwangsstörungen. AWMF-Registernummer 038–017. Stand: 05/2013 (derzeit in Überarbeitung); www.awmf.org/leitlinien/detail/ll/038-017.html (letzter Zugriff: 30.6.2022).

Flament MF, Whitaker A, Rapoport JL, Davies M, Zaremba Berg C, Kalikow K, et al. Obsessive compulsive disorder in adolescence: an epidemiological study. J Am Acad Child Adolesc Psychiatry 1988; 27(6): 764–771.

Hanna GL, Fischer DJ, Chadha KR, Himle JA, van Etten M. Familial and sporadic subtypes of early-onset obsessive-compulsive disorder. Biol Psychiatry 2005; 57(8): 895–900.

Nestadt G, Samuels J, Riddle MA, Liang KY, Bienvenu OJ, Hoehn-Saric R, et al. The relationship between obsessive-compulsive disorder and anxiety and affective disorders: results from the Johns Hopkins OCD family study. Psychol Med 2001; 31: 481–487.

Stein DJ, Montgomery SA, Kasper S, Tanghoj P. Predictors of response to pharmacotherapy with citalopram in obsessive-compulsive disorder. Int Clin Psychopharmacol 2001; 16(6): 357–361.

KAPITEL

# 14 Essstörungen

Michael Frey



**Fallbeispiel**

Die 18-jährige Laura stellt sich in Begleitung ihrer Eltern in der kinder- und jugendpsychiatrischen Institutsambulanz vor. Es gab bereits drei stationäre Voraufenthalte aufgrund einer Anorexie. Seit ihrem 18. Geburtstag sind die Eltern als rechtliche Betreuer für Laura bestellt. Laura wohne seit 4 Wochen wieder zu Hause, da sie aus disziplinarischen Gründen aus der therapeutischen Wohngemeinschaft, in der sie zuvor 6 Monate gewohnt habe, habe ausziehen müssen. Ihr Gewicht sei immer auf einem niedrigen Niveau gewesen, aber in den letzten Wochen sei es wieder „massiv bergab gegangen“, so die Mutter. Die Mutter habe Laura wieder mehrmals nachts dabei beobachtet, wie sie sich den Wecker gestellt habe, um Sit-ups zu machen. Außerdem esse sie kaum etwas, ergänzt der Vater. Während die Eltern berichten, macht Laura einen genervten Eindruck und wirft ein, dass sich die Eltern völlig unnötige Sorgen machen würden; sie habe ihr Gewicht im Griff.

## 14.1 Symptomatik

### 14.1.1 Nach ICD-11

Die in der Adoleszenz besonders relevanten Essstörungen sind: **Anorexie, Bulimie** und **Binge-Eating-Störung (BES).** Alle gehen mit einem von der Norm abweichenden Essverhalten und einer übermäßigen Beschäftigung mit dem Essen einher (ICD-11).

Während bei der Anorexie der selbst herbeigeführte Gewichtsverlust und das zum Teil lebensbedrohliche Untergewicht zentrale Kriterien sind, stehen bei der Bulimie und der Binge-Eating-Störung

Essattacken im Vordergrund. Essattacken werden in der ICD-11 definiert als Situationen, in denen die Betroffen nicht in der Lage sind, mit dem Essen aufzuhören oder die Art und Menge der Nahrung einzuschränken. Diese Essattacken werden als sehr belastend erlebt und sind in der Regel von Schuldgefühlen begleitet. Damit legt die ICD-11 auch einen besonderen Wert auf das subjektive Erleben und weniger auf eine Definition der Menge (Stein et al. 2020). Das Unterscheidungskriterium zwischen einer BES und einer Bulimie ist, ob gegenregulierende Maßnahmen ergriffen werden, um eine Gewichtszunahme zu verhindern (➤ Tab. 14.1).

**INFOBOX**

**Gewichtskriterium**

Die S3-Leitlinie stuft die Gewichtsuntergrenze der ICD-11 (< 5. BMI-Perzentile) für Kinder- und Jugendliche als bedenklich ein, da diese – trotz massiver Auswirkungen des Untergewichts in diesem Alter – niedriger angesetzt ist als bei Erwachsenen (Herpertz et al. 2018). Als Referenz für die BMI-Perzentilen sollen in Deutschland die Kormeyer-Hauschild-Perzentilen herangezogen werden.

Körperform und Körpergewicht spielen bei Anorexie und Bulimie eine zentrale Rolle und sind eng mit dem Selbstwert verknüpft. Patienten mit einer Anorexie leiden dabei regelhaft unter einer ausgeprägten und kaum korrigierbaren **Körperschemastörung;** sie nehmen sich selbst im Ganzen oder an bestimmten Stellen als zu dick wahr, was sie dazu motiviert, weiter abzunehmen (➤ Abb. 14.1).

Daten zu **Geschlechtsunterschieden** bezüglich der symptomatischen Ausprägung sind spärlich. Es gibt jedoch Studienergebnisse, die zeigen, dass Patientinnen vor allem einem dünnen Idealtyp folgen, während vielen männlichen Patienten ein muskulös definierter Körper wichtig ist (Murray et al. 2016; Strobel et al. 2018). Das deckt sich mit der klinischen Erfahrung.

Neu in der ICD-11 ist eine an das DSM-5 angelehnte Möglichkeit, den Schweregrad des Untergewichts bei einer Anorexie zu kodieren. Dies basiert auf Studienergebnissen, die auf einen möglichen Zusammenhang zwischen einem ausgeprägteren Untergewicht und einem schlechteren Krankheitsverlauf hinweisen. Der aktuelle Forschungsstand dazu ist jedoch noch heterogen (Stein et al. 2020).

### 14.1.2 In der Transition

Chronische Verläufe einer Anorexie führen zu deutlichen **Entwicklungsrückständen** und beeinträchtigen das „Erwachsenwerden". Durch das Unter-

**Tab. 14.1** Zentrale diagnostische Kriterien (ICD-11)

| Essstörung | Gewicht | Essattacken | Maßnahmen zur Gewichtsabnahme |
|---|---|---|---|
| **Anorexia nervosa** | Für Größe, Alter und Entwicklungsstand niedriges Körpergewicht:<br>• $< 18{,}5\ \text{kg/m}^2$ für Erwachsene bzw.<br>• < 5. BMI-Perzentile für Minderjährige oder<br>• Starker Gewichtsverlust (> 20 % in 6 Monaten) | | Können restriktiv (verminderte Kalorienzufuhr, Sport) oder aktiv sein (z. B. Laxanzienabusus) |
| **Binge-Eating-Störung** | | Subjektiver Kontrollverlust über das Essen. Die Betroffenen essen deutlich mehr oder anders als gewöhnlich und fühlen sich nicht in der Lage, mit dem Essen aufzuhören oder die Art oder Menge der verzehrten Lebensmittel zu begrenzen. | Keine |
| **Bulimia nervosa** | | | Gegenregulierende Maßnahmen wie selbstinduziertes Erbrechen, exzessiver Sport, Laxanzienabusus etc. |

BMI: Body-Mass-Index

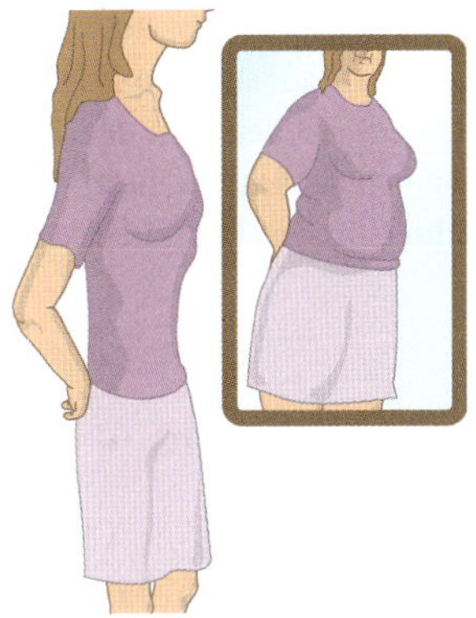

**Abb. 14.1** Körperschemastörung [L231]

gewicht und die damit einhergehenden hormonellen Störungen ist häufig die körperliche Reifung beeinträchtigt (z. B. Amenorrhö, Kleinwuchs). Erneute Krankheitsepisoden und damit einhergehende Klinikaufenthalte verhindern alterstypische Erfahrungen (z. B. mit Freunden feiern, Ferienfreizeiten). Auch die psychosexuelle Entwicklung ist u. a. durch eine aufgrund des Untergewichts reduzierte Libido und das beeinträchtigte Verhältnis zum eigenen Körper beeinträchtigt. Erste Erfahrungen in diesem Bereich verlagern sich möglicherweise weit nach hinten. Auch im schulischen Bereich ist – trotz des bei Anorexiepatienten in der Regel zu beobachtenden ausgesprochenen Ehrgeizes – durch viele Klinikaufenthalte gegebenenfalls eine Verzögerung bis zur Erlangung des Schulabschlusses zu beobachten.

Von Anorexie Betroffene lernen meist rasch – leider auch **Strategien, um Nahrungszufuhr und Gewichtszunahme vorzutäuschen.** Bei langen Krankheitsverläufen können diese bis zur Perfektion ausgereift sein und die Therapie erschweren (z. B. Essensreste in Kleidungsstücken verstecken, in die Serviette spucken, vor Wiegeterminen Wasser trinken, Stuhl zurückhalten).

Im längeren Verlauf weisen ca. 40 % der Patienten mit einer zu Beginn restriktiven Form der Anorexie „**Binging and Purging**“-Verhaltensweisen auf, was häufig mit einer schlechteren Prognose einhergeht. Es gibt Hinweise auf verschiedene Risikofaktoren. Aus physiologischer Sicht führt allein das Untergewicht gegebenenfalls zu Verhaltensweisen wie Horten von Essen oder Essattacken. Aber auch eine komorbid bestehende Depression und eine ungünstigere familiäre Interaktion konnten in Studien als Risikofaktoren identifiziert werden (Serra et al. 2022).

## 14.2 Aspekte der Transition

Der **durchschnittliche Krankheitsverlauf** der Anorexie weist eine Dauer von ca. 6 Jahren auf; bei ca. 50 % der Patientinnen kommt es zu einer Heilung, bei 30 % zu einer Teilremission. Jede fünfte Patientin weist jedoch einen chronischen Verlauf auf. Damit werden viele Patienten während des Krankheitsverlaufs die Volljährigkeit erreichen. Interessanterweise ist ein früheres Erkrankungsalter – anders als bei den meisten anderen psychischen Erkrankungen – prognostisch günstig (Martínez-González et al. 2020; NICE 2017; Herpertz et al. 2018). Die Bulimie zeigt meist eine Fluktuation in der Symptomausprägung mit einer guten Chance zur vollständigen Heilung, wenngleich auch hier sich die Krankheitsverläufe in der Regel über viele Jahre ziehen (Herpertz et al. 2018).

Vor allem **Folgeschäden** des Untergewichts können die Patienten gegebenenfalls ein Leben lang begleiten. Bei der Anorexie sind vor allem Osteopenie und Osteoporose ein Problem. Derzeit gibt es jedoch aufgrund der Studienlage noch keine Empfehlungen für eine medikamentöse Therapie. Es wird jedoch empfohlen, Anorexiepatienten von „High-Impact“-Sportarten abzuraten. Aufgrund der durch das Untergewicht bedingten endokrinologischen Folgestörungen ist auch der körperlichen Entwicklung ein besonderes Augenmerk zu schenken, u. a. auch dem Größenwachstum, das bei einem chronischen Verlauf deutlich beeinträchtigt sein kann (NICE 2017; Herpertz et al. 2018).

Da bei Anorexiepatienten nicht selten **Zwangsmaßnahmen** notwendig sind, müssen hier die rechtlichen Veränderungen mit Eintreten der Volljährigkeit berücksichtigt werden. Gerade bei schwer betroffenen Anorexiepatienten kann aufgrund mangelnder Krankheitseinsicht und der dieser Erkrankung inhärenten Dynamik, die zu einem lebensbedrohlichen Untergewicht führt, eine Behandlung gegen den Willen erforderlich sein. Im Kindes- und Jugendalter werden freiheitsentziehende Maßnahmen nach

§ 1631b BGB von den Eltern beim Familiengericht beantragt. Mit der Volljährigkeit ist für diese Fälle die Einrichtung einer **Betreuung notwendig** (§ 1896 BGB). Der Betreuer kann dann gegebenenfalls eine Unterbringung beim Betreuungsgericht beantragen (§ 1906 BGB). Im Rahmen der Transition kann es, wenn freiheitsentziehende Maßnahmen über das 18. Lebensjahr zu erwarten sind, erforderlich und sinnvoll sein, vorsorglich eine Betreuung zu beantragen. Die Notwendigkeit wird in der Regel durch ein Gutachten beurteilt (Herpertz et al. 2018). Die Eltern als Betreuer einzusetzen ist aus therapeutischer Sicht bei Anorexiepatienten meist eher ungünstig. Hierzu bestehen jedoch klare rechtliche Vorgaben, die gegebenenfalls zu einer solchen Entscheidung des Gerichts führen (➤ Kap. 34).

Während bei Minderjährigen über eine Zwangsernährung, also z. B. das Legen einer nasogastralen Sonde, die Eltern entscheiden, muss dies für Erwachsene bei Gericht beantragt werden. Freiheitsentziehende Zwangsmaßnahmen im Rahmen der Ernährung, wie z. B. eine Fixierung, sind für Minder- wie Volljährige nur mit richterlicher Genehmigung möglich.

Insgesamt wiegt bei Erwachsenen das Grundrecht auf Autonomie und Selbstbestimmung schwer, und der Fürsorgeaspekt, den die Eltern mit ihren Entscheidungen gegenüber ihren Kindern ausüben, tritt in den Hintergrund. Das kann für die **Angehörigen** oft schwer nachvollziehbar und sehr belastend sein. Auch die Möglichkeiten einer personell engmaschigen und von pädagogischen Maßnahmen (z. B. Verstärkerpläne) begleiteten Behandlung enden in der Regel mit dem Wechsel in ein erwachsenenpsychiatrisches Setting. In diesem Bereich sind eine gute **Begleitung, Aufklärung und rechtliche Beratung** aller Beteiligten bereits vor Vollendung des 18. Lebensjahres notwendig. Eltern und Angehörige sollten mit Einverständnis der Betroffenen unbedingt auch im erwachsenenpsychiatrischen Setting eingebunden werden (Voderholzer et al. 2020).

Bei **Übergängen** in ein anderes Behandlungssetting ist bei Patienten mit Anorexie und Bulimie insbesondere auch das Thema **Suizidalität** zu berücksichtigen. 20 % der Anorexiepatienten versterben an Suizid, und Übergänge stellen hier eine besonders vulnerable Phase dar (Voderholzer et al. 2020).

Im erwachsenenpsychiatrischen Setting sollte großer Wert auch auf die **sozialtherapeutische Begleitung** gelegt werden, um die Betroffenen in den Bereichen Schulabschluss, Beruf und Wohnperspektive zu unterstützen (Voderholzer et al. 2020).

## 14.3 Epidemiologie

Anorexie und Bulimie sind **Erkrankungen der Adoleszenz.** Ihr Ersterkrankungsaltergipfel liegt in der mittleren bzw. späten Adoleszenz (Portela de Santana et al. 2012). Das Risiko für eine Anorexie ist zwischen dem 13. und 20. Lebensjahr am höchsten, die Bulimie tritt im Durchschnitt etwas später auf.

Essstörungen sind bei Jugendlichen nach Asthma und Adipositas die **dritthäufigste chronische Erkrankung** (Gonzalez et al. 2007; Voderholzer et al. 2020). Die Lebenszeitprävalenz für eine Essstörung liegt für Frauen bei 4,9 % und für Männer bei 2,2 % (Duncan et al. 2017). In Europa wird für die Anorexia nervosa bei Frauen eine Lebenszeitprävalenz von 1–4 % angegeben, für die Bulimie 1–2 % und für die Binge-Eating-Störung 1–4 % (Keski-Rahkonen und Mustelin 2016).

Es besteht ein kultureller Einfluss auf die Prävalenz von Essstörungen. Aus epidemiologischen Untersuchungen weiß man, dass bei der afrikanischen (Prävalenz 4,5 %) und lateinamerikanischen (Prävalenz 3,4 %) Bevölkerung ein deutlich erhöhtes Risiko für eine Binge-Eating-Störung besteht. Die Anorexie tritt in Afrika kaum auf (Prävalenz < 0,01 %); auch unter der lateinamerikanischen Bevölkerung ist die Anorexie ein seltenes Krankheitsbild (0,1 %) (Keski-Rahkonen und Mustelin 2016; Kessler et al. 2013).

## 14.4 Ätiologie

Die Ätiologie der Essstörungen ist **multifaktoriell.** Über die Lebensspanne betrachtet stellen Störungen im Essverhalten im Säuglings- und Kleinkindalter ein erhöhtes Risiko für eine Anorexie dar (Herpertz et al. 2018). Dies lässt auch die Einordnung in eine gemeinsame Kategorie „Fütter- und Essstörungen" in der ICD-11 als sinnvoll erscheinen.

In vielen Studien konnte der Einfluss der **Unzufriedenheit mit dem eigenen Körper** vor dem Hintergrund eines dünnen Körperideals gezeigt werden (Groesz et al. 2002; Swami 2015). Die Medien spielen in diesem Zusammenhang eine beträchtliche Rolle. Die Entstehung und die Veränderung von Körperidealen sind dabei komplex. Der Trend zu einem immer schlankeren **Körperideal** steht historisch im Zusammenhang mit der Industrialisierung und aktuell mit dem zunehmenden westlichen Einfluss im Zuge der Globalisierung. Niedrigere Prävalenzen von Anorexie-Erkrankungen in der afrikanischen und lateinamerikanischen Bevölkerung gehen mit dem Befund einher, dass in diesen Populationen auch andere Körperideale bestehen. So zeigen Studien, dass bei afrikanischen Frauen der durchschnittliche BMI höher ist und die Frauen zugleich eine höhere Zufriedenheit mit ihrem Körpergewicht angeben (Herpertz et al. 2018). Ein verinnerlichtes ausgeprägtes Schlankheitsideal konnte auch für die Bulimie als Risikofaktor nachgewiesen werden (Herpertz et al. 2018).

Anorexie, Bulimie und Binge-Eating-Störung sind durch **genetische Faktoren** mitverursacht. Der Einfluss ist dabei zum Teil erheblich. Bei der Anorexie geht man von einer Heritabilität zwischen 50 und 75 % aus (Herpertz et al. 2018). Aber auch bei der Bulimie (28–83 %) und der Binge-Eating-Störung (55–60 %) ist die genetische Vulnerabilität relevant (Mitchison und Hay 2014). Darüber hinaus ist bekannt, dass selbstinduziertes Erbrechen ein stark erbliches Verhalten ist. Allerdings konnten bisher keine gesicherten Risikogene für Anorexie und Bulimie identifiziert bzw. repliziert werden. Es zeigt sich jedoch auch im Hinblick auf Komorbiditäten, dass es deutliche Überschneidungen in den identifizierten genetischen Faktoren gibt (Bulik et al. 2016).

Eine besondere Problematik für die Erforschung der **neurobiologischen Zusammenhänge** bei Anorexie stellt die Tatsache dar, dass die Patienten zum Untersuchungszeitpunkt bereits erkrankt waren und daher oftmals nicht klar ist, welche der Veränderungen starvationsbedingt und welche möglicherweise ursächlich für die Erkrankung sind. Zusammenfassend kann festgehalten werden, dass Veränderungen im **dopaminergen und serotonergen Neurotransmittersystem** zu beobachten sind. Außerdem konnte eine Reduktion der grauen Substanz im Bereich des limbischen Systems einschließlich der Amygdala, des Hippokampus und des zingulären Kortex sowie im Bereich des Putamens vielfach repliziert werden. Während eine Verminderung der grauen Substanz häufig auch nach der Gewichtsrehabilitation persistiert, sind die Befunde zur weißen Substanz uneinheitlich. Die betroffenen Strukturen und Neurotransmittersysteme stehen in engem Zusammenhang mit der Emotionsverarbeitung, der Affektregulation und dem Belohnungssystem (Kaye 2008; Kaye et al. 2013; Phillipou et al. 2014).

INFOBOX

**Minnesota-Experiment**

Bei der Anorexie stellt sich mit Blick auf so manche Symptomatik und Komorbidität das Henne-Ei-Problem. Im sogenannten Minnesota-Experiment, das während des Zweiten Weltkriegs durchgeführt wurde, um die Auswirkungen von Mangelernährung zu untersuchen, zeigte sich, dass sich auch bei gesunden jungen Männern als Folge der Starvation anorexietypische Symptome beobachten ließen. Dabei traten depressive Symptome, Reizbarkeit, emotionale Instabilität, sozialer Rückzug, eingeschränkte Interessen, Verlust der Libido und Konzentrationsprobleme auf. Das Essen wurde zum Hauptlebensinhalt (Kalm und Semba 2005).

## 14.5 Komorbiditäten

In groß angelegten Studien litten 70 % der Patienten mit Essstörungen komorbid an anderen psychischen Erkrankungen: am häufigsten an einer Angststörung (> 50 %, vor allem sozialer Phobie), an affektiven Störungen (> 40 %), aber auch an selbstverletzendem Verhalten (> 20 %) und Substanzabusus (> 10 %). Für Jugendliche zeigen Studien ebenfalls eine hohe Komorbidität, vor allem mit Depressionen, aber auch ADHS (ca. 30 %), oppositionellen Verhaltensstörungen (ca. 10 %) und Zwangsstörungen (> 5 %) (Keski-Rahkonen und Mustelin 2016). Bei Patienten mit einer Anorexie und ihren Angehörigen wird auch ein erhöhtes Auftreten von Autismus-Spektrum-Erkrankungen beobachtet. Im Erwachsenenalter besteht bei ca. 50 % der Betroffenen komorbid eine

Persönlichkeitsstörung, vor allem eine zwanghafte, vermeidende und abhängige sowie eine Borderline-Persönlichkeitsstörung (Herpertz et al. 2018). Für komorbide Zwangsstörungen schwanken die Befunde zwischen 15 und 69 %, wenn man von der Lebenszeitprävalenz ausgeht (Herpertz et al. 2018). Das Suizidrisiko ist unabhängig von den Komorbiditäten erhöht. In etwa der Hälfte der Fälle gehen andere psychische Erkrankungen wie Angst- oder Zwangsstörungen der Anorexie voraus. Eine depressive Symptomatik ist ein regelhaftes Begleitphänomen des Untergewichts, kann dem Gewichtsverlust aber auch vorausgehen.

## 14.6 Diagnostik

Eine **körperliche Untersuchung** ist in jedem Fall indiziert. Besondere Bedeutung kommt ihr bei der Anorexie zu, da die Nahrungskarenz und das Untergewicht zu zahlreichen körperlichen Symptomen führen. Der Grundumsatz wird gesenkt, d. h., eine niedrigere Körpertemperatur, Low-$T_3$-Syndrom, Bradykardie und Hypotonie sind die Folge. Es kommt zu Elektrolytveränderungen und gegebenenfalls zur Ausbildung von Ödemen bis hin zu einem Perikarderguss. Darüber hinaus werden Leberwerterhöhungen und Leukopenien beobachtet (Voderholzer et al. 2020). Ödeme können ein Untergewicht verschleiern (Herpertz et al. 2018).

**Differenzialdiagnostisch** kommen bei Gewichtsverlust zahlreiche Erkrankungen infrage. Besonders sollte jedoch an eine Zöliakie, chronisch entzündliche Darmerkrankungen, Achalasie und endokrinologische Ursachen (z. B. eine Hyperthyreose oder Diabetes) gedacht werden (Herpertz et al. 2018).

Zur erweiterten Diagnostik können **Checklisten und strukturierte Interviews** eingesetzt werden. Es gibt eine Vielzahl von Erhebungsinstrumenten – zum einen Fragebögen, welche die notwendigen klassifikatorischen Kriterien des DSM bzw. der ICD erfassen, zum anderen Selbstbeurteilungsbögen, die eine dimensionale Quantifizierung der Symptomatik erlauben. Eine ausführliche Übersicht findet sich in der S3-Leitlinie (Herpertz et al. 2018).

## 14.7 Therapie

Das **Behandlungsziel** aller Essstörungen ist eine **Normalisierung des Essverhaltens;** insbesondere im Kindes- und Jugendalter ist die **Wiederherstellung eines Körpergewichts im Normbereich** essenziell für die körperliche Entwicklung.

In der **Anorexiebehandlung** steht die Gewichtsrehabilitation an erster Stelle. Ohne eine ausreichende Gewichtszunahme kann nicht von einem Therapieerfolg gesprochen werden. Ein BMI von unter 15 kg/$m^2$ bzw. von unterhalb der 3. BMI-Altersperzentile indiziert im Regelfall eine **stationäre Behandlung.** Ein niedriger BMI geht dabei prognostisch mit einem erhöhten Mortalitätsrisiko einher, und ein schneller Gewichtsverlust stellt ein höheres kardiovaskuläres Risiko dar als ein stabiles Untergewicht.

Außerdem müssen die mit der Essstörung verbundenen Themen wie z. B. Körperbild und Selbstwert bearbeitet werden (Herpertz et al. 2018). Das **(Wieder-)Einsetzen der Menstruation** ist im Rahmen der Anorexiebehandlung bei Frauen ein Zeichen der Normalisierung auf hormoneller Ebene. Im Regelfall ist dies um die 25. BMI-Perzentile zu beobachten. Als Richtwert sollte daher auch dieser Gewichtsbereich angestrebt werden, mindestens jedoch die 10. BMI-Perzentile (Herpertz et al. 2018).

Bei einer **BES** hingegen spielt oft eine Gewichtsreduktion eine Rolle, auch um körperlichen Folgestörungen entgegenzuwirken. Die BES kann zwar bei Normalgewichtigen ebenso auftreten wie bei adipösen Menschen; Betroffene, die sich in Behandlung begeben, sind jedoch in der überwiegenden Zahl adipös.

**Medikamentös** ist Fluoxetin in Kombination mit Psychotherapie zur Behandlung der **Bulimie** zugelassen. Dabei kann eine Wirkung hinsichtlich einer Reduktion der Essattacken und des selbstinduzierten Erbrechens erwartet werden. Der Effekt auf das Erbrechen ist dabei jedoch geringer als der Behandlungserfolg unter kognitiver Verhaltenstherapie. Die Dosis muss dabei meist höher (z. B. 60 mg/Tag) gewählt werden als zur Behandlung depressiver Erkrankungen. Um die Wirkung beurteilen zu können, sollte ein Behandlungsversuch mindestens 4 Wochen andauern. Für eine **BES** gibt es Hinweise auf kurzfristige Effekte auf die Essattacken von Lisdexamfetamin, Antidepressiva und Antikonvulsiva, hinsichtlich langfristiger Effekte fehlen jedoch belastbare Daten, und Psychotherapie scheint wirksamer zu sein (Herpertz et al. 2018). Für die Behandlung der **Anorexia nervosa** ist keine medikamentöse Therapie zugelassen. Off-label werden häufig, vor allem auch zur Behandlung des Bewegungsdrangs, niedrigpotente Neuroleptika oder Olanzapin eingesetzt. Im Untergewicht stellt eine medikamentöse antidepressive Therapie der häufig komorbid auftretenden depressiven Symptomatik keine Alternative dar, da in diesem Fall nicht von einer Wirkung ausgegangen werden kann (Marvanova und Gramith 2018). Die klinische Erfahrung zeigt sehr eindrücklich und wird durch kleinere Studien belegt, dass die depressive Symptomatik in den meisten Fällen deutlich mit der Ausprägung des Untergewichts korreliert und eine Gewichtsrehabilitation eine notwendige Voraussetzung für eine Verbesserung der Stimmung ist (Meehan et al. 2006).

An der Behandlung im **ambulanten Setting** sind insbesondere bei der Anorexie mehrere Behandler beteiligt. Neben einer psychotherapeutisch-psychiatrischen Anbindung sind auch eine somatische Behandlung und gegebenenfalls eine Gewichtskontrolle wichtige Faktoren.

Bei Essstörungen kann das Essen in der Familie zu einem Dauerthema werden. Während bei BES und Bulimie vor allem das Verheimlichen von Essattacken bzw. gegenregulierenden Maßnahmen eine Rolle spielt, kommen bei der Anorexie der potenziell lebensbedrohliche Gewichtsverlust und die oft fehlende Krankheitseinsicht hinzu. Die intrafamiliäre Interaktion ist dabei häufig ungünstig und die Autonomieentwicklung maßgeblich beeinträchtigt. Vor diesem Hintergrund ist nicht selten eine **stationäre Jugendhilfe** in Form einer spezialisierten therapeutischen Wohngruppe erforderlich. Dies kann sowohl die Krankheitsbewältigung als auch die altersentsprechende psychosoziale Entwicklung unterstützen. Gerade bei der Anorexie, die häufig psychodynamisch durch einen Abhängigkeits-Autonomie-Konflikt mitbedingt ist, sind die **Ablösung vom Elternhaus und das Erwachsenwerden** ein zentrales Thema.

## Auflösung Fallbeispiel

Im Einzelgespräch gesteht Laura nach einiger Zeit ein, dass sie auch das Gefühl habe, die Kontrolle verloren zu haben, aber die Situation zu Hause sei für sie unerträglich. Essen sei ein ständiges Thema, und sie fühle sich vor allem von ihrer Mutter ununterbrochen „überwacht". Da ihr aktueller BMI mit 14,8 kg/m$^2$ in einem potenziell vital bedrohlichen Bereich liegt, wird eine stationäre jugendpsychiatrische Behandlung vereinbart.

Die Gewichtszunahme während der stationären Behandlung fällt ihr jedoch schwer und geht mit großen Ängsten vor einem Kontrollverlust einher. Laura muss in den Essenssituationen engmaschig begleitet werden, da sie sonst Essen unterschlägt. Mehrmals wird sie dabei erwischt, wie sie Butter unter den Fingernägeln verteilt bzw. sich in die Haare schmiert oder angekautes Essen unter den Tisch klebt. Auch ihr ausgeprägter Bewegungsdrang lässt sich nur durch engmaschige Begleitung und durch den Pflege- und Erziehungsdienst kontrollieren. Verstärkerpläne, die z. B. längere Besuche durch die Eltern bei Erreichen des wöchentlichen Gewichtsziels vorsehen, helfen ihr dabei, eine sukzessive Gewichtszunahme zu ermöglichen.

In der Therapie wird erarbeitet, wie wichtig es für Laura ist, eine realistische Perspektive für die Zeit nach der stationären Behandlung zu haben. Ihr Wunsch, in eine eigene Wohnung zu ziehen, erscheint dabei weder finanziell möglich noch therapeutisch sinnvoll. Nur schwer lässt sich Laura auf Überlegungen ein, wieder in eine auf Essstörungen spezialisierte therapeutische Wohngemeinschaft zu ziehen.

14

### LITERATUR

Bulik C, Kleiman, Sc, Yilmaz Z. Genetic epidemiology of eating disorders. Curr Opin Psychiatry 2016; 29(6): 383–388.

Duncan AE, Ziobrowski HN, Nicol G. The prevalence of past 12-month and lifetime DSM-IV eating disorders by BMI category in US men and women. Eur Eat Disord Rev 2017; 25(3): 165–171.

Gonzalez A, Clarke S, Kohn M. Eating disorders in adolescents. Aust Fam Physician 2007; 36(8): 614–619.

Groesz LM, Levine MP, Murnen SK. The effect of experimental presentation of thin media images on body satisfaction: a meta-analytic review. Int J Eat Disord 2002; 31(1): 1–16.

Herpertz S, Fichter M, Herpertz-Dahlmann B, Hilbert A, Tuschen-Caffier B, Vocks S, Zeeck A (Hrsg.). S3-Leitlinie Diagnostik und Behandlung der Essstörungen. AWMF-Registernummer 051–026. Stand: 5/2018; www.awmf.org/leitlinien/detail/ll/051-026.html (letzter Zugriff: 22.4.2022).

Kalm LM, Semba RD. They starved so that others be better fed: remembering Ancel Keys and the Minnesota experiment. J Nutr 2005; 135(6): 1347–1352.

Kaye W. Neurobiology of anorexia and bulimia nervosa. Physiol Behav 2008; 94(1): 121–135.

Kaye WH, Wierenga CE, Bailer UF, Simmons AN, Bischoff-Grethe A. Nothing tastes as good as skinny feels: the neurobiology of anorexia nervosa. Trends Neurosci 2013; 36(2): 110–120.

Keski-Rahkonen A, Mustelin L. Epidemiology of eating disorders in Europe: prevalence, incidence, comorbidity, course, consequences, and risk factors. Curr Opin Psychiatry 2016; 29(6): 340–345.

Kessler RC, Berglund PA, Chiu WT, Deitz AC, Hudson JI, Shahly V, et al. The prevalence and correlates of binge eating disorder in the World Health Organization World Mental Health Surveys. Biol Psychiatry 2013; 73(9): 904–914.

Martínez-González L, Fernández-Villa T, Molina AJ, Delgado-Rodríguez M, Martín V. Incidence of anorexia nervosa in women: a systematic review and meta-analysis. Int J Environ Res Public Health 2020; 17(11): 3824.

Marvanova M, Gramith K. Role of antidepressants in the treatment of adults with anorexia nervosa. Ment Health Clin 2018; 8(3): 127–137.

Meehan KG, Loeb KL, Roberto CA, Attia E. Mood change during weight restoration in patients with anorexia nervosa. Int J Eat Disord 2006; 39(7): 587–589.

Mitchison D, Hay PJ. The epidemiology of eating disorders: genetic, environmental, and societal factors. Clin Epidemiol 2014; 6: 89.

Murray SB, Griffiths S, Mond JM. Evolving eating disorder psychopathology: conceptualising muscularity-oriented disordered eating. Br J Psychiatry 2016; 208(5): 414–415.

NICE – National Institute for Health and Care Excellence (ed.). National Guideline Alliance UK. Eating Disorders: Recognition and Treatment. NICE Guideline No. 69. London: NICE 2017.

Phillipou A, Rossell SL, Castle DJ. The neurobiology of anorexia nervosa: a systematic review. Aust N Z J Psychiatry 2014; 48(2): 128–152.

Portela de Santana M, da Costa Ribeiro H Jr, Raich R. Epidemiology and risk factors of eating disorder in adolescence: a review. Nutricion hospitalaria 2012; 27(2): 391–401.

Serra R, Di Nicolantonio C, Di Febo R, De Crescenzo F, Vanderlinden J, Vrieze E, et al. The transition from restrictive anorexia nervosa to binging and purging: a systematic review and meta-analysis. Eat Weight Disord 2022; 27(3): 857–865.

Stein DJ, Szatmari P, Gaebel W, Berk M, Vieta E, Maj M, et al. Mental, behavioral and neurodevelopmental disorders in the ICD-11: an international perspective on key changes and controversies. BMC Med 2020; 18(1): 1–24.

Strobel C, Quadflieg N, Voderholzer U, Naab S, Fichter MM. Short-and long-term outcome of males treated for anorexia nervosa: a review of the literature. Eat Weight Disord 2018; 23(5): 541–552.

Swami V. Cultural influences on body size ideals: unpacking the impact of Westernization and modernization. Eur Psychol 2015; 20(1): 44.

Voderholzer U, de Zwaan M, Löwe B, Schulze U, Herpertz-Dahlmann B. Transition von Adoleszenten mit Essstörungen in das Erwachsenenalter: Das Positionspapier der Task-Force Transitionspsychiatrie der DGKJP und DGPPN. Z Kinder Jugendpsychiatr Psychother 2020; 48(11): 1–5.

KAPITEL

# 15 Ticstörungen

Michael Frey



**Fallbeispiel**

Bereits im Wartezimmer der Tic-Ambulanz ist Francesco zu hören. Der 19-Jährige gibt immer wieder unvermittelt kurze unverständliche Laute von sich. Auf dem Weg ins Sprechzimmer versucht er, seine unwillkürlichen Armbewegungen zu kaschieren. Francesco leidet seit seiner Kindheit an einem Tourette-Syndrom. Alles begann mit einem Blinzel-Tic. Mit der Zeit kamen immer mehr motorische Tics hinzu, später auch phonetische. Er hatte die Hoffnung, dass sich die Symptomatik mit der Pubertät bessern würde. Dies sei in vielen Fällen so, hatten die Ärzte gesagt. Als Kind fand er die Tics nicht so belastend. Er hatte zwischendurch Medikamente genommen, die aber wenig an der Symptomatik verändert hatten; daher habe er sie auch irgendwann weggelassen. In den letzten beiden Jahren leide er jedoch vermehrt unter den Tics. Er habe nach dem Abitur eine Ausbildung zum Musikfachhändler begonnen. Für die Zeit des Kundenkontakts könne er die Tics zwar meist unterdrücken, müsse häufig aber auch ins Lager gehen, um sich „auszuticken". Insgesamt sei der Arbeitsalltag für ihn sehr anstrengend. Auch privat sei es schwierig; er habe zwar schon zwei kurze Beziehungen gehabt, habe aber den Eindruck, dass seine Erkrankung ihn auch diesbezüglich beeinträchtige, da er in der Öffentlichkeit doch immer negativ auffalle und die meisten Frauen das nicht lange mitmachen würden.

15

## 15.1 Symptomatik

### 15.1.1 Nach ICD-11

Ticstörungen sind in der ICD-11 den Erkrankungen des Nervensystems zugeordnet, was ihre stark organisch bedingte Genese betont. Sie sind durch motorische und/oder phonetische (vokale) Tics charakterisiert. Dabei handelt es sich um plötzliche, schnelle, wiederkehrende und nichtrhythmische Bewegungen bzw. Geräusche oder Vokalisationen.

Die **Dauer** der Symptomatik entscheidet darüber, ob die Diagnose einer chronischen oder einer vorübergehenden Ticstörung vergeben wird. Für eine chronische Ticstörung (motorisch oder phonetische) muss die Symptomatik mindestens 1 Jahr bestehen, wenn auch nicht durchgängig. Bei einer kürzeren Krankheitsdauer wird die Diagnose einer vorübergehenden Ticstörung vergeben.

Das **Tourette-Syndrom** stellt eine Unterform der chronischen Ticstörung dar und ist definiert durch das gemeinsame Auftreten von motorischen und phonetischen Tics seit mindestens 1 Jahr. Dabei müssen die Tics nicht unbedingt immer gleichzeitig oder durchgängig vorhanden sein (ICD-11).

### 15.1.2 In der Transition

Ticstörungen beginnen meist im Kindesalter, am häufigsten zwischen dem 5. und dem 6. Lebensjahr (Szejko et al. 2022). Die ersten einfachen motorischen Tics zeigen sich dabei regelhaft im Kopf-/Halsbereich (z. B. Augenblinzeln) und breiten sich gegebenenfalls nach distal aus. Bei motorischen und phonetischen Tics können **einfache** (z. B. Schulterzucken, Räuspern, Kopfwerfen) von **komplexen** (z. B. Händeklatschen, Hüpfen, Begriffe oder ganze Sätze) Tics unterschieden werden. Häufig berichten Patienten mit Ticstörungen von einem **Vorgefühl,** das sich anfühlen kann wie ein Drang oder eine innere Anspannung oder Unruhe. Dies ist wichtig für etablierte psychotherapeutische Therapieansätze (➤ Kap. 15.7).

Die Tics können dabei wechseln; gerade bei Kindern ist häufig eine hohe **Symptomfluktuation** zu beobachten. Bei einem großen Teil der Patienten beschränkt sich die Ticstörung auf motorische Tics im Kopf-/Halsbereich. Sollten phonetische Tics auftreten, dann meist erst im Abstand von ca. 1–2 Jahren. Die stärkste Ausprägung der Tics ist in der Regel zwischen dem 11. und dem 14. Lebensjahr zu beobachten (➤ Abb. 15.1). Bei chronischen Ticstörungen kommt es in der Adoleszenz bei jeweils ca. 30 % zu einer vollständigen bzw. teilweisen Symptomre-

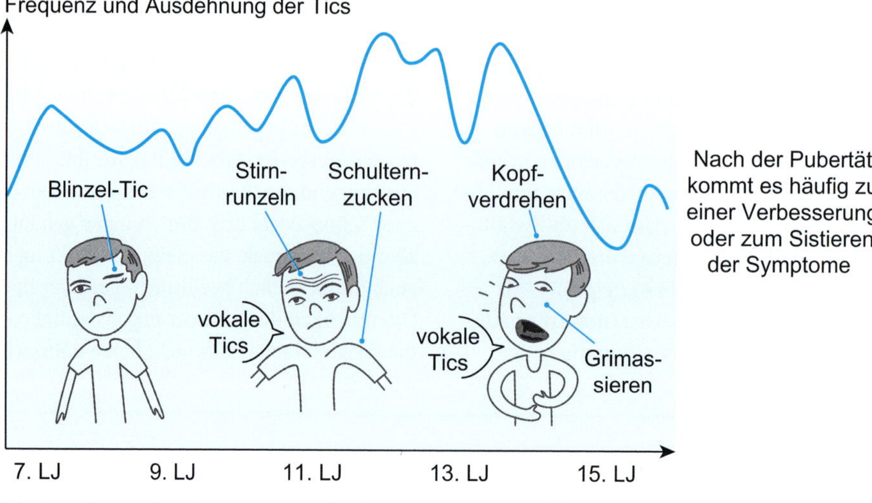


**Abb. 15.1** Beispiel für den Krankheitsverlauf von Ticstörungen (LJ = Lebensjahr) [L231]

mission; beim verbleibenden Drittel persistiert die Symptomatik (Black et al. 2021; Ludolph et al. 2012). Der Grund dafür ist letztlich nicht geklärt; basierend auf pathophysiologischen Überlegungen ist aber eine Reifung neuronaler Hemmungsmechanismen ein plausibler Erklärungsansatz.

**INFOBOX**

**Fluchen alle Tourette-Patienten?**

In der öffentlichen Wahrnehmung wird die unvermittelte Äußerung von Schimpfwörtern fast als pathognomonisch für ein Tourette-Syndrom gesehen. Tatsächlich zeigen dieses Symptom aber nur 10–30 % der Tourette-Patienten (Cavanna 2018). Es gibt Hinweise darauf, dass das Vorhandensein von Koprophänomenen mit einer höheren Komorbidität und einer ausgeprägteren Schwere der Erkrankung einhergehen. Die neurobiologische Ursache für die Koprophänomene ist nicht geklärt; ein Zusammenhang mit Dysfunktionen in neuronalen Regelkreisen, die zu einer defizitären Inhibition führen, ist jedoch naheliegend. Dabei ist interessant, dass nicht nur Tourette-Patienten dieses Symptom zeigen, sondern dass es auch z. B. bei Patienten mit Gehirnläsionen, z. B. nach einem Schlaganfall, neurodegenerativen Erkrankungen und Epilepsien beobachtet werden kann. Für die Betroffenen sind die Koprophänomene vor allem aufgrund der sozialen Stigmatisierung belastend (Eddy und Cavanna 2013; Ganos et al. 2016).

## 15.2 Aspekte der Transition

Die klinische Praxis bei Kindern und Jugendlichen zeigt, dass die Eltern häufig mehr unter den Tics leiden als die Patienten selbst. Da die Tics im häuslichen Umfeld oft vermehrt auftreten (z. B. nach der Schule), erscheinen sie den Eltern dann als sehr ausgeprägt. Manche Tics können auch vom Umfeld als sehr störend empfunden werden, z. B. laute Vokalisationen. Daher ist es gut, auch bei volljährigen Patienten, sofern sie noch bei den Eltern leben, gegebenenfalls die Eltern einzubeziehen. Studien zur **Lebensqualität** von Patienten mit Tourette-Syndrom zeigen, dass die komorbiden Erkrankungen meist zu einem höheren Leidendruck führen als die Ticstörung. Im Jugendalter spielen dabei vor allem hyperkinetische Störungen eine Rolle (Cavanna et al. 2013a; Evans et al. 2016).

Persistiert die Ticsymptomatik ins Erwachsenenalter, so kann die Belastung dadurch steigen und das **psychosoziale Funktionsniveau** deutlich beeinträchtigt sein. Angststörungen und Depressionen nehmen zu, und auch das **Suizidrisiko** bei Tourette-Syndromen oder chronischen Ticstörungen im Erwachsenenalter ist deutlich erhöht (de la Cruz et al. 2017; Evans et al. 2016).

**! MERKE**

Bei ausgeprägter Symptomatik ist daher eine **rechtzeitige psychotherapeutische und** gegebenenfalls **medikamentöse Behandlung** zu empfehlen, um bei über die frühe Adoleszenz hinaus persistierender Symptomatik den Folgen vorzubeugen.

## 15.3 Epidemiologie

Die vorübergehenden Ticstörungen, d. h., Ticstörungen, die vor allem im Alter zwischen 4 und 5 Jahren auftreten und nicht länger als 12 Monate anhalten, sind mit einer Prävalenz von ca. 3 % am häufigsten. Chronische Ticstörungen betreffen ca. 0,5–1,5 % der Kinder im Grundschulalter; chronische phonetische Ticstörungen sind dabei seltener (Knight et al. 2012). Aufgrund der hohen Spontanremissionsrate sind Kinder und Jugendliche ca. 10-fach häufiger betroffen als Erwachsene. Es besteht eine deutliche Knabenwendigkeit mit 3–4,5 : 1 (Szejko et al. 2021). Beim Tourette-Syndrom geht man bei Kindern und Jugendlichen von einer Häufigkeit von 0,3–1 % aus; eine Metaanalyse ergab für die Häufigkeit bei Erwachsenen 0,05 % (Knight et al. 2012).

## 15.4 Ätiologie

Die genaue Pathophysiologie von Ticerkrankungen ist nicht geklärt. In Zwillingsstudien konnte für das Tourette-Syndrom eine **genetische Prädisposition** gezeigt werden. Auch bei den anderen Ticstörungen geht man von einer Heritabilität von ca. 30–50 % aus (Szejko et al. 2021). Es gibt jedoch keine einheitlichen genetischen Befunde, die monokausal als verursachend bewertet werden könnten. Wahrscheinlich besteht eine Gen-Umwelt-Interaktion.

Ein führendes neurobiologisches Modell nimmt eine **Dysfunktion in frontostriatalen Regelkreisläufen** an (Naro et al. 2020; Worbe et al. 2015). Dabei wird auch dem Neurotransmitter Dopamin, der einen modulierenden Einfluss auf den kortiko-striato-thalamo-kortikalen Regelkreislauf hat, eine besondere Bedeutung zuerkannt. Die Wirksamkeit von Neuroleptika in der Behandlung von Ticstörungen stützt diese These (Godar und Bortolato 2017). Unternimmt man den Versuch, die einzelnen Komponenten der Ticstörung bestimmten Gehirnarealen und neuronalen Netzwerken zuzuordnen, ist davon auszugehen, dass der frontale Kortex insbesondere eine Rolle bei der Unterdrückung der Ausführung von Tics spielt. Die motorische Umsetzung der Tics wird auf Dysregulationen im motorischen Regelkreis zwischen Kortex und Basalganglien zurückgeführt (Godar und Bortolato 2017; Yael et al. 2015). Im Hinblick auf das den Tics vorausgehende Vorgefühl wurden in neueren Studien Hinweise auf eine Beteiligung der sensorischen, limbischen und paralimbischen Areale gezeigt. Vor allem der Insula wird dabei eine entscheidende Funktion beigemessen (Cavanna et al. 2017; Tinaz et al. 2015).

## 15.5 Komorbiditäten

Im **Jugendalter** treten besonders häufig **ADHS** und **Zwangsstörungen** zusammen mit Ticstörungen auf. Eine gemeinsame neurobiologische Grundlage in der Beeinträchtigung von frontostriatalen Regelkreisläufen wird vermutet. Etwa 85 % der Tourette-Patienten erhalten meist bereits im Kindesalter mindestens eine weitere psychiatrische Diagnose, ca. 70 % davon entweder ADHS und/oder eine Zwangsstörung (Hirschtritt et al. 2015). Im **Erwachsenenalter** sind oftmals komorbide **Angststörungen** und **Depressionen** zu beobachten (de la Cruz et al. 2017; Evans et al. 2016).

## 15.6 Diagnostik

Eine wesentliche Frage ist die nach dem **Zeitpunkt der ersten Symptome.** Eine Erstmanifestation von Tics im späten Jugend- oder jungen Erwachsenenalter sollte differenzialdiagnostisch an andere Störungen denken lassen (z. B. Zwänge, Stereotypien; Morbus Wilson). Im DSM-5 ist ein Beginn vor dem 18. Lebensjahr ein diagnostisches Kriterium für eine Ticstörung.

Die Eigen- und Fremdanamnese sollte zudem **Symptomausprägung und -verlauf** sowie darauf Einfluss nehmende Umwelt- und Belastungsfaktoren umfassen. Videos von Tics können in der Erstdiagnose hilfreich sein, gerade auch in der Abgrenzung zu anderen Bewegungsstörungen. Eine Bildgebung und ein EEG sind nur bei entsprechenden differenzialdiagnostischen Überlegungen erforderlich.

**! MERKE**

Gerade bei Ticstörungen, die ins Jugend- und junge Erwachsenenalter persistieren, ist an Komorbiditäten zu denken und das **Suizidrisiko** zu berücksichtigen.

Zur Einschätzung der Ticausprägung kann z. B. die kurze *Yale Global Tic Severity Scale* (YGTSS) mit 11 Items verwendet werden (Leckman et al. 1989). Bezüglich der Lebensqualität wird u. a. die *Gilles de la Tourette Syndrome-Quality of Life Scale for children and adolescents* (C&A-GTS-QOL) empfohlen (Cavanna et al. 2013b; Su et al. 2017).

**INFOBOX**

**Differenzialdiagnose von motorischen Tics**

Komplexe motorische Tics können wie Zwangshandlungen anmuten, verfolgen jedoch im Unterschied zu Zwängen keinen Zweck. Zwangshandlungen sind daher meist in ihrer Ausführung gezielter und werden oft langsamer ausgeführt. Ein Zwangspatient wird als Ursache für die Zwangshandlung in der Regel einen Zwangsgedanken und daraus resultierende Befürchtungen angeben können und die Zwangshandlung dazu einsetzen, um dieser Befürchtung entgegenzuwirken bzw. sie zu neutralisieren. Schwierigkeiten kann die Unterscheidung bereiten, wenn es im Rahmen der Zwangshandlung um ein „Just-right"-Gefühl geht, d. h., wenn keine konkrete

Befürchtung damit verbunden ist, sondern eine Handlung so lange ausgeführt wird, bis es sich „richtig" oder „vollständig" anfühlt (Roessner et al. 2008).
Motorische Ticstörungen werden der Gruppe der extrapyramidalen Hyperkinesen zugeordnet und müssen im klinischen Alltag häufig von anderen motorischen Bewegungsstörungen aus diesem Bereich abgegrenzt werden. Dazu zählen z. B. Tremor, Dystonie, Athetose, Ballismus, Chorea etc. (Andres et al. 2009). Die Gemeinsamkeit der extrapyramidalen Hyperkinesen besteht darin, dass es sich um unwillkürliche Bewegungen handelt, die je nach betroffener Muskulatur komplexer oder weniger komplex sein können. Aufmerksamkeit und Emotionen beeinflussen diese Bewegungsstörungen in ihrer Intensität, aber nur die Tics können meist willentlich von den Patienten eine Zeit lang unterdrückt werden. Manche Patienten schaffen dies über längere Zeiträume und können so z. B. in ihrem Arbeitsumfeld unauffällig sein und die Tics dann zu einem späteren Zeitpunkt „nachholen". Tics werden außerdem oft auch von einem „Vorgefühl" begleitet, was bei anderen Bewegungsstörungen nicht zu beobachten ist (Andres et al. 2009).

## 15.7 Therapie

Eingesetzte Behandlungselemente sind **Psychoedukation, Medikation und Psychotherapie.** Das Vorgehen hängt dabei vor allem von der Ausprägung der Symptomatik und vom Leidensdruck des Patienten ab. Als Erstes soll **Psychoedukation** zu Ursache, Verlauf und Therapiemöglichkeiten eingesetzt werden. Bei leichter Symptomatik kann eine Psychoedukation bereits ausreichend sein. Viele Betroffene und deren Umfeld empfinden die Diagnose meist schon als Entlastung. Wichtig ist auch das Wissen darum, dass das Unterlassen einer Behandlung nicht zu einem schlechteren Krankheitsverlauf hinsichtlich der Ticsymptome führt und zahlreiche Ticstörungen während oder nach der Adoleszenz spontan sistieren.

Als **erste Wahl** soll bei entsprechender Ausprägung der Ticstörung eine **Verhaltenstherapie** empfohlen werden. Für *Habit Reversal Training* (HRT) und *Comprehensive Behavioral Intervention for Tics* (CBIT) liegt die beste Evidenz vor. Auch *Exposure and Response Prevention* (ERP) kann empfohlen werden. Für psychotherapeutische Interventionen konnte eine Ticreduktion von ca. 30 % belegt werden.

Die Therapieprogramme haben als Ziel eine Verbesserung der Kontrolle über die unwillkürlichen Bewegungen und Äußerungen. Der Fokus wird dabei in der **ERP-Therapie** auf das „Vorgefühl" gesetzt, mit dem Ziel dieses länger aushalten zu können. In der **HRT** geht es zunächst darum, durch Selbstwahrnehmungstraining Zusammenhänge zwischen externen Stimuli, internen Auslösern und Tics zu erkennen. Zentrales Element der Behandlung ist darauffolgend das Training inkompatibler Reaktionen, das bei motorischen Tics meist die Anspannung der antagonisierenden Muskulatur betrifft. Bei phonetischen Tics ist diese Methode schwieriger anzuwenden; bewusstes Ein- und Ausatmen stellt jedoch beispielsweise eine Möglichkeit einer inkompatiblen Reaktion bei vokalen Tics dar. Begleitende Elemente beider Therapien sind neben Entspannungsverfahren typische verhaltenstherapeutische Methoden wie z. B. Konditionierung.

Besteht eine erhebliche Beeinträchtigung (z. B. soziale oder schulische/berufliche Probleme oder Verletzungen im Rahmen der Tics) durch die Ticstörung oder bevorzugt der Betroffene eine medikamentöse Behandlung, so kann eine **Pharmakotherapie** als alleinige Intervention oder zusammen mit einer Verhaltenstherapie angeboten werden. Die Gabe **atypischer Neuroleptika** kann zu einer Ticreduktion um ca. 50 % führen. Die Studienlage ist nicht aussagekräftig genug, um einer Substanz den Vorzug zu geben. Die Wahl der Medikation richtet sich nach individuellen Risikofaktoren hinsichtlich der Nebenwirkungen und der Komorbidität. Beim Tourette-Syndrom liegt Evidenz für Aripiprazol, Tiaprid und Risperidon vor. Aripiprazol hat dabei das beste Nebenwirkungsprofil. Clonidin und Guanfacin stellen vor allem bei komorbider ADHS eine mögliche Alternative dar.

Generell gilt: **„Start low, go slow"** (Roessner et al. 2022). Der für Ticstörungen typische fluktuierende Symptomverlauf ist bei der Beurteilung des Therapieerfolgs zu berücksichtigen. Das erfordert Geduld von den Patienten. Interventionen wie z. B. Cannabis, Botulinum-Injektionen oder Tiefenhirnstimulation sind nur in **therapieresistenten Fällen** zu erwägen (Andrén et al. 2022; Pringsheim et al. 2019; Roessner et al. 2022).

15

## Auflösung Fallbeispiel

Mit Francesco werden die Therapiemöglichkeiten Medikation und Psychotherapie besprochen. Es wird ihm auch erklärt, dass insbesondere für die Psychotherapie viel Motivation erforderlich ist. Aufgrund seines hohen Leidensdrucks ist Francesco bereit, alles in Kauf zu nehmen. Nach Vorstellung der unterschiedlichen Therapieansätze wird er darüber informiert, dass leider nicht sehr viele Therapeuten diese Verfahren anbieten, er bei der Suche aber unterstützt werden könne. Zudem wird eine Medikation mit Aripiprazol besprochen und auch hier an Francescos Geduld appelliert, da man mit einer niedrigen Dosierung beginnen wolle und die Wirkung jeweils aufgrund des fluktuierenden Symptomverlaufs erst nach einigen Wochen endgültig beurteilt werden könne. Zusätzlich wird ein Termin bei der Sozialpädagogin der Abteilung vereinbart, um Unterstützungsmöglichkeiten für die Ausbildung zu besprechen, z. B. über die Beantragung eines Schwerbehindertenausweises.



### LITERATUR


Andrén P, Jakubovski E, Murphy TL, Woitecki K, Tarnok Z, Zimmerman-Brenner S, et al. European clinical guidelines for Tourette syndrome and other tic disorders – version 2.0. Part II: psychological interventions. Eur Child Adolesc Psychiatry 2022; 31(3): 403–423.

Andres M, Krayenbühl P-A, Schwarz U. Differentialdiagnose unwillkürlicher Muskelbewegungen. Praxis 2009; 98(18): 985–994.

Black KJ, Kim S, Yang NY, Greene DJ. Course of tic disorders over the lifespan. Curr Dev Disord Rep 2021; 8(2): 1–12.

Cavanna AE. Gilles de la Tourette syndrome as a paradigmatic neuropsychiatric disorder. CNS Spectr 2018; 23(3): 213–218.

Cavanna AE, David K, Bandera V, Termine C, Balottin U, Schrag A, Selai C. Health-related quality of life in Gilles de la Tourette syndrome: a decade of research. Behav Neurol 2013a; 27(1): 83–93.

Cavanna AE, Luoni C, Selvini C, Blangiardo R, Eddy CM, Silvestri PR, et al. The Gilles de la Tourette Syndrome-Quality of Life Scale for children and adolescents (C&A-GTS-QOL): development and validation of the Italian version. Behav Neurol 2013b; 27(1): 95–103.

Cavanna AE, Black KJ, Hallett M, Voon V. Neurobiology of the premonitory urge in Tourette's syndrome: pathophysiology and treatment implications. J Neuropsychiatry an Clin Neurosci 2017; 29(2): 95–104.

de la Cruz LF, Rydell M, Runeson B, Brander G, Rück C, D'Onofrio BM, Larsson H, et al. Suicide in Tourette's and chronic tic disorders. Biol Psychiatry 2017; 82(2): 111–118.

Eddy C, Cavanna A. 'It's a curse!': coprolalia in Tourette syndrome. Eur J Neurol 2013; 20(11): 1467–1470.

Evans J, Seri S, Cavanna AE. The effects of Gilles de la Tourette syndrome and other chronic tic disorders on quality of life across the lifespan: a systematic review. Eur Child Adolesc Psychiatry 2016; 25(9): 939–948.

Ganos C, Edwards MJ, Müller-Vahl K. "I swear it is Tourette's!": on functional coprolalia and other tic-like vocalizations. Psychiatry Res 2016; 246: 821–826.

Godar SC, Bortolato M. What makes you tic? Translational approaches to study the role of stress and contextual triggers in Tourette syndrome. Neurosci Biobehav Rev 2017; 76: 123–133.

Hirschtritt ME, Lee PC, Pauls DL, Dion Y, Grados MA, Illmann C, et al. Lifetime prevalence, age of risk, and genetic relationships of comorbid psychiatric disorders in Tourette syndrome. JAMA Psychiatry 2015; 72(4): 325–333.

Knight T, Steeves T, Day L, Lowerison M, Jette N, Pringsheim T. Prevalence of tic disorders: a systematic review and meta-analysis. Pediatr Neurol 2012; 47(2): 77–90.

Leckman JF, Riddle MA, Hardin MT, Ort SI, Swartz KL, Stevenson J, Cohen DJ. The Yale Global Tic Severity Scale: initial testing of a clinician-rated scale of tic severity. J Am Acad Child Adolesc Psychiatry 1989; 28(4): 566–573.

Ludolph AG, Roessner V, Münchau A, Müller-Vahl K. Tourette syndrome and other tic disorders in childhood, adolescence and adulthood. Dtsch Arztebl Int 2012; 109(48): 821.

Naro A, Billeri L, Colucci VP, Le Cause M, De Domenico C, Ciatto L, et al. Brain functional connectivity in chronic tic disorders and Gilles de la Tourette syndrome. Prog Neurobiol 2020; 194: 101884.

Pringsheim T, Okun MS, Müller-Vahl K, Martino D, Jankovic J, Cavanna AE, et al. Practice guideline recommendations summary: treatment of tics in people with Tourette syndrome and chronic tic disorders. Neurology 2019; 92(19): 896–906.

Roessner V, Becker A, Rothenberger A. Schwierige Differenzialdiagnose. Tic oder Zwang? MMW Fortschr Med 2008; 150(44): 33–36.

Roessner V, Eichele H, Stern JS, Skov L, Rizzo R, Debes NM, et al. European clinical guidelines for Tourette syndrome and other tic disorders – version 2.0. Part III: pharmacological treatment. Eur Child Adolesc Psychiatry 2022; 31(3): 425–441.

Su MT, McFarlane F, Cavanna AE, Termine C, Murray I, Heidemeyer L, et al. The English Version of the Gilles de la Tourette Syndrome – Quality of Life Scale for Children and Adolescents (C&A-GTS-QOL). J Child Neurol 2017; 32(1): 76–83.

Szejko N, Robinson S, Hartmann A, Ganos C, Debes NM,Skov L, et al. European clinical guidelines for Tourette syndrome and other tic disorders – version 2.0. Part I: assessment. Eur Child Adolesc Psychiatry 2022; 31(3): 383–402.

Tinaz S, Malone P, Hallett M, Horovitz SG. Role of the right dorsal anterior insula in the urge to tic in Tourette syndrome. Mov Disord 2015; 30(9): 1190–1197.

Worbe Y, Lehericy S, Hartmann A. Neuroimaging of tic genesis: present status and future perspectives. Mov Disord 2015; 30(9): 1179–1183.

Yael D, Vinner E, Bar-Gad I. Pathophysiology of tic disorders. Mov Disord 2015; 30(9): 1171–1178.

KAPITEL

# 16 Dissoziative Störungen und Störungen im Körpererleben

Michael Frey



**Fallbeispiel**

Mirkos rechter Fuß war fest mit Bandagen eingewickelt, sodass sich der 16-Jährige nur mit Gehstützen fortbewegen konnte. Angefangen hatte alles vor 3 Jahren, als Mirko sich beim Eishockeyspiel am rechten Schienbein verletzte. Daraufhin entwickelte er ausgeprägte Schmerzen und wurde in zahlreichen Kliniken behandelt. Zu Beginn war die Diagnose „komplexes regionales Schmerzsyndrom" („complex regional pain syndrome", CRPS) gestellt worden. Die therapeutischen Interventionen erzielten jedoch immer nur eine kurzzeitige Besserung. Zum Zeitpunkt der stationären Aufnahme in die KJP hatte Mirko den Verband seit ca. 3 Monaten nicht mehr wechseln lassen, da die Schmerzen dabei unerträglich seien. Trotz zahlreicher Schmerzmedikamente gab er auf der visuellen Analogskala eine Schmerzintensität 10/10 an. Im Aufnahmegespräch nennt er als Grund für seinen stationären Aufenthalt einigermaßen beschwingt, dass er unter Depressionen leide. Auf seine Schmerzproblematik und den bandagierten Fuß angesprochen, antwortet er, dass er nur den Wunsch nach einer Amputation habe, um die Schmerzen nicht mehr spüren zu müssen. Auch die Eltern berichten im Aufnahmegespräch davon, dass Mirko seit ca. 2 Jahren den Wunsch nach einer Amputation äußere.

## 16.1 Symptomatik nach ICD-11

In diesem Kapitel werden die dissoziativen Störungen und Störungen im Körpererleben gemeinsam betrachtet. Es gibt deutliche Überschneidungsbereiche und auch in der historischen Entwicklung konzeptionelle Überlappungen. Die nosologische Einordnung ist in diesem Bereich sicher noch nicht abgeschlossen. Das ist auch an den Veränderungen in der ICD-11 gegenüber der ICD-10 erkennbar. Dies hat zur Folge, dass Forschungsbefunde gewisse Unschärfen aufweisen, allein durch unterschiedliche Definitionen und Klassifikationen. Bei „somatoformen Störungen" zeigt sich dies auch in der unterschiedlichen Terminologie. In diesem Kapitel werden die aktuellen Begrifflichkeiten und Klassifikationen erklärt, bezugnehmend auf frühere Forschungsbefunde wird jedoch weiterhin der Oberbegriff „somatoforme Störungen" verwendet.

16

### 16.1.1 Dissoziative Störungen

Bei **dissoziativen Störungen** kommt es zu unwillkürlicher Diskontinuität der normalen Integration einer oder mehrerer Bereiche des Erlebens und/oder Handelns. Dies kann die Identität, Empfindungen und Wahrnehmungen, Affekte, Gedanken oder Erinnerungen betreffen bzw. sich auf die Körperkontrolle und das Verhalten auswirken. In der ICD-11 ist für eine dissoziative Störung definiert, dass diese Symptome nicht auf die direkten Wirkungen eines Medikaments oder einer Substanz, einschließlich Entzugserscheinungen, zurückzuführen sein dürfen und sich auch nicht besser durch eine andere psychische Störung, eine Verhaltensstörung oder eine neurologische Entwicklungsstörung, eine Schlaf-Wach-Störung, eine Erkrankung des Nervensystems oder einen anderen Gesundheitszustand erklären lassen. Außerdem dürfen die Phänomene nicht Teil einer anerkannten kulturellen, religiösen oder spirituellen Praxis sein. Ferner müssen die Symptome bei einer dissoziativen Störung so schwerwiegend sein, dass sie zu einer erheblichen Beeinträchtigung in persönlichen, familiären, sozialen, schulischen, beruflichen oder anderen wichtigen Funktionsbereichen führen (ICD-11). Diese sehr ausführliche Aufzählung von Ausschlusskriterien verdeutlicht die vielen Überlappungsbereiche und Vielgestaltigkeit der möglichen Symptomatik.

In der ICD-11 sind folgende **Unterkategorien** vorgesehen:

- Dissoziative neurologische Störungen, die von Wahrnehmungsbeeinträchtigungen über nicht-epileptische Anfälle und Bewegungsstörungen bis hin zu kognitiven Symptomen reichen
- Dissoziative Amnesie mit und ohne Fugue
- Trancestörung
- Besessenheits-Trance-Störung
- (Partielle) Dissoziative Identitätsstörung
- Depersonalisations-/Derealisationsstörung
- Restkategorie für andere dissoziative Störungen

**BEWERTUNG**

Positiv ist anzumerken, dass die Neustrukturierung der ICD-11 im Vergleich zur ICD-10 deutlich wertneutraler ist. Das zeigt sich auch im Wegfall der „Konversionsstörung", die mit historisch begründeten ätiologischen Konzepten behaftet war (siehe Infobox). Der Begriff „dissoziative neurologische Störungen" ist dagegen primär phänomenologisch und soll einer Stigmatisierung der Betroffenen entgegenwirken. Der Verzicht auf das Diagnosekriterium einer nachvollziehbaren organischen Ursache für körperliche Symptome erweitert die Möglichkeiten in der Vergabe dieser Diagnosekategorie (Herpertz-Dahlmann 2021).

### 16.1.2 Somatische Belastungsstörung

Die somatoformen Störungen werden in der ICD-11 in den „disorders of bodily distress or bodily experience" neu gefasst. In der deutschen Übersetzung des DSM-5 findet sich dies als „somatische Belastungsstörung". Charakteristisch für diese Krankheitsentität ist die subjektive Belastung durch körperliche Symptome sowie die fehlende Verhältnismäßigkeit zwischen der Aufmerksamkeit, die diesen Symptomen geschenkt wird, und deren Art und Verlauf. Häufig führt das zu häufiger Inanspruchnahme des Gesundheitssystems, ohne dass dadurch eine Beruhigung erzielt werden könnte. Meist handelt es sich um mehrere Symptome, gelegentlich kann es jedoch auch nur ein einzelnes (z. B. Schmerzen oder Müdigkeit) sein (ICD-11). Im Gegensatz zur ICD-10 ist das Fehlen einer möglichen organischen Ursache für die Beschwerden nicht mehr obligat. In der **S3-Leitlinie** „Funktionelle Körperbeschwerden" finden sich die „somatischen Belastungsstörungen" als eine Unterkategorie (Roenneberg et al. 2019). Eine hypochondrische Störung ist in der ICD-11 den Zwangsstörungen zugeordnet, was Befunden zu Überlappungen in der Neurobiologie Rechnung trägt (Herpertz-Dahlmann 2021).

**INFOBOX**

**Von der Hysterie zur Konversion**

Körperliche Symptome, für die sich jedoch keine körperliche Ursache finden ließ, beschäftigt Ärzte schon seit langer Zeit. Im 4. Jahrhundert v. Chr. prägte Hippokrates von Kos den Begriff „Hysterie" (griech. „hystéra" = Gebärmutter), die damals als ein typisch weibliches Phänomen angesehen wurde. Bereits auf altägyptischen Fragmenten (ca. 1900 v. Chr.) ist eine Beschreibung von „hysterischen" Symptomen zu finden, deren Ursache auf eine Wanderbewegung des Uterus durch den Körper aufgrund von sexueller Abstinenz zurückgeführt wurde. Platon schreibt der Gebärmutter 327 v. Chr. im *Timaios* die Eigenschaft zu, „glühend nach Kindern" zu verlangen; sollte dieses Verlangen nicht befriedigt werden, entstünden daraus „allerlei Krankheiten". Wenngleich sich die Interpretation der Ursachen für **hysterische Phänomene** veränderte, blieb doch über viele Jahrhunderte die Zuschreibung, dass es sich um ein typisch weibliches Syndrom handele. 1859 beschrieb Pierre Briquet das nach ihm benannte Briquet-Syndrom, das durch zahlreiche, vor allem neurologische Symptome und Ausfälle (z. B. Parästhesien, Paresen) ohne organische Ursache gekennzeichnet war. Als Risikofaktoren wurden ein junges Erwachsenenalter, weibliches Geschlecht, erhöhte Suggestibilität, eine positive Familienanamnese sowie Störungen in der Sexualität aufgeführt.

Jean-Martin Charcot (1825–1893) führte dann u. a. die Bedeutung traumatischer Erlebnisse als Ursache mit ins Feld, die von seinem Schüler Pierre Janet (1859–1947) weiter erforscht wurden. Janet prägte den Begriff **Dissoziation,** der eine Desintegration „psychologischer Automatismen" beschrieb, und entwickelte ein traumapsychologisches Modell. Wie zuvor Charcot nahm auch Janet eine Wechselwirkung zwischen einer möglichen Veranlagung/Vulnerabilität und traumatischen Lebensereignissen an, was damit ein Vorläufer heutiger Diathese-Stress-Modelle war.

Mit Josef Breuer und Sigmund Freud schlugen die in Paris entstandenen Theorien und Modelle zur Hysterie in Wien eine neue Richtung ein. Dabei kamen „Triebkonflikte" als Erklärungsmodell ins Spiel, die auch für die sogenannten **Konversionsstörungen** zusammen mit traumatischen Ereignissen als ursächlich angesehen wurden (Kapfhammer 2001).

### 16.1.3 Körperintegritätsstörung

Neu ist die Diagnose einer Störung der Körperintegrität („body integrity dysphoria"). Sie ist dadurch gekennzeichnet, dass der intensive und anhaltende Wunsch besteht, körperlich behindert zu sein. Dies kann sich z. B. im Wunsch nach einer Amputation wie im Fallbeispiel ausdrücken. Dieser Wunsch tritt typischerweise bereits früh in der Adoleszenz auf, und es besteht ein starkes Gefühl, dass die derzeitige nichtbehinderte Körpergestalt unstimmig bzw. störend ist. Daraus resultiert eine erhebliche psychosoziale Beeinträchtigung (z. B. durch die Beschäftigung mit dem Wunsch oder die daraus folgenden sozialen Beeinträchtigungen). Durch Versuche, die entsprechende Behinderung herbeizuführen, kann es zudem zu gesundheitsgefährdenden und potenziell lebensgefährlichen Handlungen kommen (ICD-11). Es ist eine sehr seltene Störung, die überwiegend Jungen betrifft (Herpertz-Dahlmann 2021).



## 16.2 Symptomatik in der Transition

**Dissoziatives Erleben** stellt ein zunächst ein **Entwicklungsphänomen** dar. So zeigen Kinder eine Vielzahl von dissoziativen Phänomenen ohne pathologischen Charakter: angefangen bei völligem Absorbiertsein im Spiel bis hin zu imaginären Freunden, von denen ca. 30–60 % berichten (vor allem 5.–6. Lebensjahr). Spätestens mit der Pubertät nehmen diese Phänomene in der Regel rasch ab. Im Jugendalter ist häufiger Depersonalisations- und/oder Derealisationserleben im Rahmen der Identitätsentwicklung zu beobachten, auch aufgrund der vermehrten Selbstbeobachtung und einer gewissen „Selbstentfremdung" in dieser Entwicklungsphase (Putnam 1997; Schimmelmann und Resch 2013).

Im Jugendalter und seltener im jungen Erwachsenenalter stellt sich häufig auch die differenzialdiagnostische Frage, ob visuelle oder akustische Halluzinationen nicht eine Form dissoziativen Erlebens darstellen. Gerade bei Patienten mit einer Borderline-Persönlichkeitsstörung (BPS) treten häufig Halluzinationen (ca. 20–60 % akustische, ca. 30 %

visuelle Halluzinationen; D'Agostino et al. 2019) und dissoziatives Erleben auf und, wie auch in ➤ Kap. 22 dargestellt, besteht hier eine große Überlappung zwischen adoleszenztypischen Entwicklungsphänomenen und den Symptomen einer BPS (➤ Abb. 16.1).

INFOBOX

**Stimmenhören**

Perona-Garcelán et al. (2013) verglichen psychotische Stimmenhörer mit sonst gesunden Stimmenhörern. Sie untersuchten den Zusammenhang mit dissoziativem Erleben und fanden, dass Depersonalisationserleben insbesondere bei psychotischen Patienten auftritt und hohe Werte hinsichtlich Absorptionserleben vor allem bei den sonst gesunden Stimmenhörern beobachtet wurden.

Daraus resultierende *Hypothese:* Die sonst gesunden Stimmenhörer erleben dies aufgrund einer ausgeprägten Fokussierung auf sich selbst, einem starken Kontakt zu ihrem inneren Erleben (Perona-Garcelán et al. 2013). (Auch für das maladaptive Tagträumen haben Studien einen Zusammenhang mit hohen Werten für Absorptionserleben nachgewiesen (siehe Infobox „Harry Potter im Kopf").

INFOBOX

**Harry Potter im Kopf**

Besonders im Jugendalter berichten Patienten auch gelegentlich von sehr elaborierten Fantasien, die sie zum Teil stundenlang beschäftigen, bis dahin, dass Alltagsanforderungen vernachlässigt werden. Manchmal wirken diese Fantasiewelten fast psychosenah, und das Absorbiertsein darin kann dissoziativ anmuten. Es gibt dafür keine eigene Diagnose, aber die Forschung bietet Hinweise, dass es sich um ein eigenständiges Phänomen handeln könnte. Der Begriff „maladaptives Tagträumen" (MT) beschreibt ein ausgeprägtes Fantasieren, das zwischenmenschlichen Kontakt ersetzt und berufliche, schulische oder soziale Funktionen beeinträchtigt. In einer Studie von Bigelsen et al. (2016) konnten zum einen Unterschiede zwischen „normalem" und maladaptivem Tagträumen herausgearbeitet werden, zum anderen ergab sich, dass keine Überschneidung mit psychotischen Störungen besteht. Unterschiede zwischen normalem und maladaptivem Tagträumen bestanden zum einen in der Quantität (MT: verbrachten 57 % ihrer Tageszeit mit Tagträumen; Kontrollen: 16 %) als auch in der Qualität (MT: ausgebaute Fantasien mit Charakteren, elaborierten Handlungssträngen, angelehnt an spezielle Genres [z. B. Cartoon, Sci-Fi etc.]; Kontrollen: es geht mehr um auf der Realität basierende Zukunftsfantasien, Wünsche ohne fiktionale Charaktere). Es gibt erste Hinweise auf eine gehäufte Komorbidität mit AHDS und Zwangsstörungen (Bigelsen et al. 2016).

Hinsichtlich **somatoformer Störungen** kommt es vor allem bei Schmerzstörungen meist zu einem frühen Beginn im Kindes- oder frühen Jugendalter, 50 % vor dem 15. Lebensjahr. Mädchen zeigten in repräsentativen Studien eine raschere Symptomentwicklung als Jungen (Lieb et al. 2000).

## 16.3 Aspekte der Transition

Da es sich bei den genannten Symptomen auch um **Entwicklungsphänomene** handelt, sind diese vor dem Hintergrund des Entwicklungsstandes

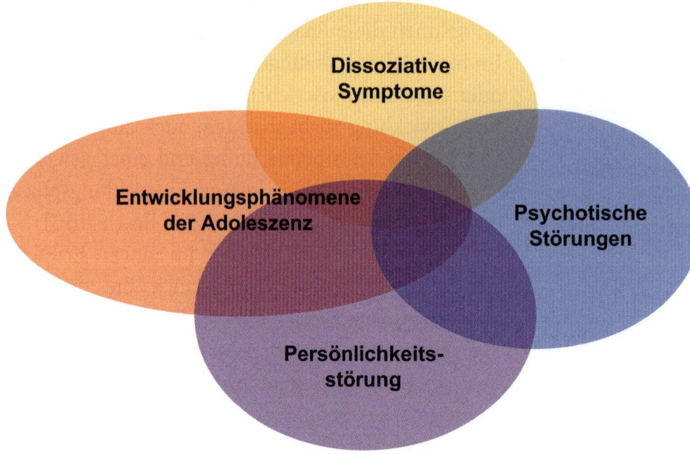


**Abb. 16.1** Überlappung von Symptomen einzelner diagnostischer Entitäten. Gerade in der Adoleszenz sind zusätzlich zu auch sonst bestehenden Überlappungen von Symptomen unterschiedlicher Störungsbilder, entwicklungspsychologische Aspekte mit zu berücksichtigen (modifiziert nach Schimmelmann und Resch 2013). [P492/L231]

des Betroffenen zu beurteilen. Gerade dissoziative Symptome im Jugend- und jungen Erwachsenenalter sind häufig Ausdruck eines ungelösten inneren Konflikts und Überforderungssituationen, die insbesondere im **Zusammenhang mit Entwicklungsaufgaben** auftreten können. Dies ist in Diagnostik und Therapie entsprechend zu berücksichtigen, um eine Fehlbehandlung zu vermeiden und, falls indiziert, die entsprechende Unterstützung zu bieten, um ein Nachreifen und die Bewältigung der Entwicklungsaufgaben zu ermöglichen. Am häufigsten geht es um Themen, die den Ablösungsprozess von den Eltern und das Einfinden in der Gleichaltrigengruppe beinhalten.

Der oft chronische Verlauf von **somatoformen Störungen (ICD-10)** – mit Beginn im Kindes- oder Jugendalter – macht sie zu einem für die Transition relevanten Thema. Als Risikofaktoren für eine Chronifizierung wurden an **individuellen Faktoren** weibliches Geschlecht, belastende Lebensereignisse und eine komorbide depressive Störung erhoben (Essau 2007). Bezogen auf das **familiäre Umfeld** stellen eine Somatisierungsneigung oder eine psychische Erkrankung eines Elternteils sowie ein dysfunktionales Familienklima Risikofaktoren dar. Auch eine schwere somatische Erkrankung von nahestehenden Personen kann zur Entwicklung einer somatoformen Störung beitragen (Schulte und Petermann 2011). Bei vielen der Betroffenen besteht eine deutliche psychosoziale Beeinträchtigung, z. B. durch Fehltage in der Schule oder später im Beruf oder sozialen Rückzug, vor allem wenn zusätzliche psychiatrische Komorbiditäten bestehen (Lieb et al. 2000). Dies stellt einen Risikofaktor für Schulabsentismus, Beeinträchtigung der schulischen Leistung und für die spätere berufliche Perspektive dar.

## 16.4 Epidemiologie

Epidemiologische Daten über den Beginn von **dissoziativen Störungen** sind insgesamt eher spärlich und zum Teil wenig aussagekräftig (Solmi et al. 2022). Die Prävalenzangaben hängen u. a. von den verwendeten Erhebungsinstrumenten und kulturellen Unterschieden in der Interpretation von Symptomen ab. Für stationär behandelte Patienten ergibt sich ein Durchschnittswert von ca. 10 % – mit großer Varianz (Sar 2011).

Eine Metaanalyse zu Erhebungen an College-Studenten ergab, dass ca. 11,4 % eine dissoziative Störung aufwiesen. Höhere Prävalenzen wurden in Ländern gefunden, in denen Menschen größeren Gefahren ausgesetzt sind und damit das Risiko einer Traumatisierung höher ist (Kate et al. 2020). Studien an Jugendlichen zeigen allgemein höhere Werte als in erwachsenen Populationen (Sar 2011). Hinsichtlich eines Geschlechtsunterschieds in der Prävalenz sind die Studienergebnisse heterogen. Ein Teil der Studien zeigt höhere Prävalenzen bei Frauen und Mädchen, andere Studien zeigen hingegen keine Geschlechtsunterschiede. Auch hier scheinen kulturelle Einflussfaktoren eine Rolle zu spielen (Sar 2011).

Auch für die **somatoformen Störungen** stellen die unterschiedliche Definition und – wie auch in der ICD-11 – vorgenommene Veränderungen in der diagnostischen Einordnung eine Schwierigkeit für die Angabe von Prävalenzen dar. In repräsentativen Studien wurden für die Lebenszeitprävalenz zwischen 2,7 % (bei strengen Kriterien) und 12,6 % bei einer syndromalen Einordnung erhoben (Lieb et al. 2000). Die Punktprävalenz für somatoforme Störungen stellt – über alle Altersgruppen hinweg – in der Primärversorgung einen Anteil von ca. 25–35 % der Patienten (Haller et al. 2015). Vor allem im Jugendalter gibt es Hinweise, dass somatoforme Störungen häufiger bei Mädchen als bei Jungen auftreten (Lieb et al. 2000; Schulte und Petermann 2011).

## 16.5 Ätiologie

### 16.5.1 Dissoziative Störung

Unser Gehirn leistet im gesunden Zustand Großartiges, um Empfindungen, Wahrnehmungen, Affekte, Gedanken, Erinnerungen sowie die Kontrolle über Körperbewegungen und unser Verhalten so zu integrieren, dass ein Identitätsgefühl sowie ein **synchronisiertes und kontinuierliches Erleben** entstehen. Im Rahmen einer dissoziativen Störung kommt es an mindestens einer dieser Stellen zu einer unwillkürlichen Unterbrechung oder Diskontinuität. Diese kann vollständig oder partiell sein und von Tag zu Tag oder sogar von Stunde zu Stunde variieren. Es ist dabei von einem Kontinuum auszugehen. Dies reicht von „normalen" Phänomenen (wenn man z. B. in etwas vertieft ist und anderes ausblendet) über induzierte und kontrollierte Formen der Dissoziation im Rahmen von hypnotischen Trancezuständen bis hin zu pathologischen Erscheinungsformen (Putnam 1997). Es liegt keine alles umfassende ätiologische Theorie vor. Aus psychologischer Perspektive gibt es **zwei dominierende Modelle,** welche die ätiologischen Überlegungen prägen (During et al. 2011):

- Dissoziative Symptome als Ausdruck eines **intrapsychischen Konflikts** (z. B. psychogene Lähmungen oder nichtepileptische Anfälle): Hier besteht auch eine Überschneidung mit ätiologischen Konzepten zu somatoformen Störungen.
- Psychosoziale Belastungen und **traumatische Ereignisse** als Auslöser von dissoziativen Störungen: Hier wird eine Art „psychologischer Automatismus" angenommen, mit dem auf das belastende Ereignis reagiert wird.

**Neurobiologische Modelle** stützen vor allem die zweite psychologische Hypothese. Dabei gibt es Befunde, die für eine Art Abwehrkaskade sprechen. Diese beginnt mit einer orientierenden Erstarrungsreaktion („freeze"), auf die eine Kampf-/Flucht-Reaktion („fight/flight") folgt. Während der Kampf-/Flucht-Reaktion werden Endocannabinoide ausgeschüttet, die u. a. zu einer Analgesie führen. Erscheint die Situation ausweglos, kommt es anstatt der Kampf-/Flucht-Reaktion zu einer „Shut-down"-Reaktion, in der Wahrnehmung, Empfindung und Motorik stark beeinträchtigt sind und Derealisations- und Depersonalisationserleben auftreten. In der Kampf- und Fluchtreaktion dominieren die subkortikalen Regionen, bei unausweichlich erscheinenden Bedrohungen dominiert der präfrontale Kortex und begünstigt eine dissoziative Distanzierung (Lanius et al. 2018).

## 16.5.2 Somatische Belastungsstörung

Für die somatische Belastungsstörung kann von einem **biopsychosozialen Diathese-Stress-Modell** ausgegangen werden (➤ Abb. 16.2). Die Wahrnehmung und Interpretation von körperlichen Signalen wie Schmerzen, Völlegefühl und Unwohlsein sind dabei zum einen durch individuelle Eigenschaften des Organismus (z. B. Rezeptorendichte, Innervation, Mikrobiom), zum anderen durch psychische Prozesse (Aufmerksamkeit) beeinflusst. **Schmerzen werden in vielfältiger Weise moduliert,** z. B. durch Emotionen oder psychische Erwartungs- und Aufmerksamkeitsprozesse. Dabei spielen unterschiedlichste Mechanismen wie Aktivierung von Netzwerken im Gehirn, Endorphine und absteigende Bahnen, die einen modulierenden Einfluss auf Rückenmarksebene haben, eine wichtige Rolle. Hinzu kommen soziale Faktoren wie kulturelle Erwartungen oder familiäre Einflüsse (z. B. Umgang mit Schmerzen). Es handelt sich dabei um eine komplexe Interaktion mit zahlreichen Wechselwirkungen (➤ Abb. 16.2).

Menschen mit somatischen Belastungsstörungen bringen eine gewisse **Vulnerabilität** mit und scheinen z. B. zu einer emotionalen „Überregulierung" und einer verminderten Gefühlswahrnehmung zu neigen (Schmaling und Fales 2018). Ferner gibt es Hinweise, dass eine gesteigerte Wahrnehmung für bestimmte Körperempfindungen besteht. In der Folge können diese Empfindungen eher als Anzeichen für eine körperliche Erkrankung interpretiert werden (D'Souza und Hooten 2022). Zudem besteht ein erhöhtes Risiko durch verschiedene Belastungsfaktoren wie traumatisierende Ereignisse in der Kindheit oder aktuelle psychosoziale Belastungen, z. B. Arbeitslosigkeit (D'Souza und Hooten 2022); u. a. können auch dysfunktionale Familienverhältnisse und ein niedrigerer Bildungsstand der Eltern Risikofaktoren darstellen. Darüber hinaus bestehen häufig auch andere psychische Probleme, vor allem internalisierende Störungen (Lieb et al. 2000; Schulte und Petermann 2011).

Als **auslösende Faktoren (Stress)** können körperliche Erkrankungen, Unfälle oder psychosoziale Belastungen beteiligt sein. Zu einer **Chronifizierung** der Beschwerden tragen zahlreiche **aufrechterhaltende Faktoren** bei: zum einen die medizinische Behandlung an sich, die durch Unverständnis für die Symptomatik und eine ablehnende Haltung zu einer weiteren psychischen Belastung und häufigem Arztwechsel führen kann; umgekehrt können auch eine nicht indizierte Diagnostik und ein ständiger

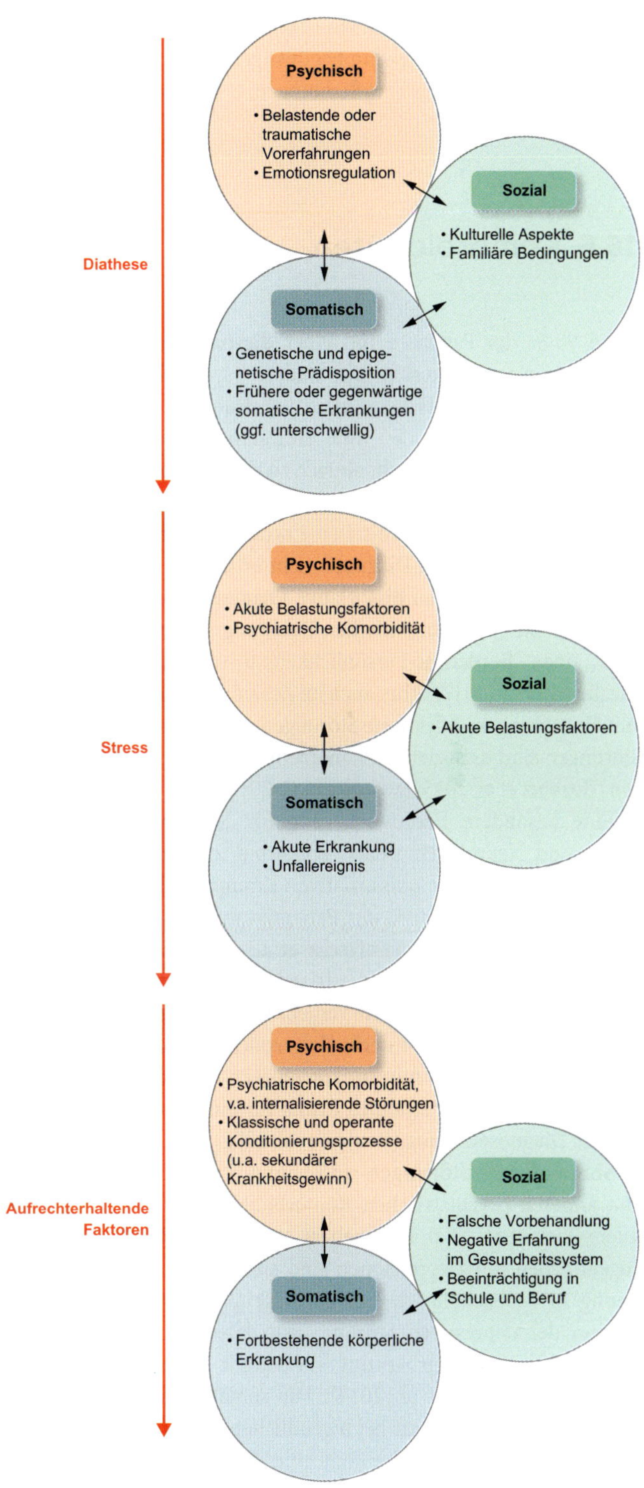


**Abb. 16.2** Ätiologisches Modell zu somatischen Belastungsstörungen (vgl. auch Roenneberg et al. 2019) [F974–002/L231]

Arztwechsel mit erneuter Diagnostik ebenso einen sekundären Krankheitsgewinn begünstigen wie Entlastung von ungeliebten Verpflichtungen, z. B. durch Krankschreibung.

## 16.6 Komorbiditäten

Rund 90 % der Patienten mit einer **dissoziativen Störung** weisen komorbid eine andere psychische Erkrankung auf (Fritzsche et al. 2013). Dabei ist – auch aufgrund der in ➤ Abb. 16.1 dargestellten Überlappung – oftmals nicht einfach zu entscheiden, ob die dissoziativen Phänomene die Begleitsymptomatik einer anderen psychischen Erkrankung sind oder eine eigenständige Diagnose rechtfertigen.



Am häufigsten treten dissoziative Phänomene im Rahmen einer posttraumatischen Belastungsstörung und einer Borderline-Persönlichkeitsstörung auf (Scalabrini et al. 2017). Aber auch im Zusammenhang mit Essstörungen, affektiven Störungen und Angststörungen sind dissoziative Phänomene zu beobachten (Bozkurt et al. 2015; Lyssenko et al. 2018).

Eine besondere Herausforderung für Neuropädiater und Neurologen stellen komorbid zu einer Epilepsie bestehende dissoziative Krampfanfälle dar. Dies betrifft ca. 10 % der Patienten mit dissoziativen Krampfanfällen (Fritzsche et al. 2013). Bei dissoziativen Anfällen wird die Diagnose meist erst sehr spät gestellt: Im Schnitt vergehen ca. 7 Jahre. Jüngere Patienten mit interiktalen epileptiformen EEG-Potenzialen und mit antikonvulsiver Medikation haben dabei ein erhöhtes Risiko für eine noch spätere Diagnosestellung (Reuber et al. 2002).

**Somatoforme Störungen** sind häufig (ca. 50 %) mit anderen psychiatrischen Komorbiditäten assoziiert (Lieb et al. 2000; Roenneberg et al. 2019). Bei Jugendlichen mit Depressionen sind sie doppelt so häufig zu beobachten wie in Kontrollgruppen. Der Beginn der depressiven Störung liegt dabei meist vor der somatoformen Störung, im Schnitt 4 Jahre früher (Mohapatra et al. 2014). Für somatoforme Schmerzstörungen konnte bei Jugendlichen und jungen Erwachsenen eine hohe Komorbidität mit internalisierenden Störungen und PTBS nachgewiesen werden (Lieb et al. 2000).

Im Hinblick auf somatoforme Störungen besteht ebenfalls ein Zusammenhang mit der Borderline-Störung: Rund 30 % der Borderline-Patienten weisen auch eine somatoforme Störung auf, und ca. 14 % der Menschen mit einer somatoformen Störung leiden an einer Borderline-Störung (Schmaling und Fales 2018). Zu beachten ist auch ein erhöhtes Risiko für Suizidalität. Über die Hälfte berichten über passive Todeswünsche, ein Drittel von konkreten Suizidgedanken (Roenneberg et al. 2019).

## 16.7 Diagnostik

### 16.7.1 Dissoziative Störungen

In der Diagnostik von dissoziativen Störungen geht es darum, relevante somatische Erkrankungen auszuschließen und dabei die diagnostischen Maßnahmen auf das Nötige zu beschränken, um nicht durch Konditionierungs- und Verstärkungsprozesse zur Chronifizierung der Erkrankung beizutragen. Besonders herausfordernd sind unspezifische Befunde (z. B. Antikörpertiter, Auffälligkeiten im EEG) oder eine Überlappung von psychogenen und organisch bedingten Symptomen (z. B. Epilepsie mit psychogenen Anfällen).

**Zentrale Punkte der Diagnostik sind:**

- Ausschluss möglicher organischer Ursachen
- Diagnostische Erfassung möglicher komorbider psychischer und körperlicher Erkrankungen
- Erfassung familiärer Probleme oder psychischer/körperlicher Erkrankungen von nahestehenden Personen
- Exploration bezüglich psychosozialer Belastungsfaktoren (z. B. Mobbing) und möglicher Überforderungssituationen

Eine dissoziative Störung stellt dabei nicht allein eine Ausschlussdiagnose dar, zumal organische Befunde auch unentdeckt sein können. Es gibt keine pathognomonischen Symptome; manche Symptome können jedoch hinweisend auf eine dissoziative Störung sein (Agarwal et al. 2019):

- Belle indifférence (affektive Unbetroffenheit gegenüber der Schwere der Erkrankung)

- Mittellinienaufspaltung von Schmerz- oder Vibrationsempfindungen
- Nichtanatomischer Empfindungsverlust
- Wechselnde Grenzen für Hypoalgesie
- Häufig wechselnde und sich verändernde Symptome
- Symbolischer Charakter der Symptomatik
- Doctor Hopping
- Hinweise auf manipulative Handlungen (DD: artifizielle Störung)
- Sekundärer Krankheitsgewinn
- Inadäquate Auslöser für die Störung

Ein großer Risikofaktor für eine weitere Chronifizierung und Fehlbehandlung besteht im Behandlungsabbruch und Behandlerwechsel. Die **Adhärenz** der Betroffenen und gegebenenfalls ihrer Eltern ist durch ein zu konfrontatives Vorgehen leicht zu gefährden. Es ist daher wichtig, von Beginn an zu vermitteln, dass man die Beschwerden ernst nimmt, und zugleich gemeinsam mit den Betroffenen ein **individuelles Störungsmodell** zu erarbeiten, das die psychische Komponente miteinbezieht.

**INFOBOX**

**Differenzialdiagnose nichtepileptischer Anfälle**

Auch bei der Differenzialdiagnose eines **dissoziativen Krampfanfalls** gibt es keine pathognomonischen Merkmale, es können aber folgende Punkte hinweisend sein (Agarwal et al. 2019):

- Auftreten vor allem in Anwesenheit anderer
- Undulierender Verlauf
- Beeinflussung des Krampfgeschehens durch Zuwendung
- Forcierter Augenschluss
- Asymmetrische Bewegung der Extremitäten
- Opisthotonus
- Wegdrehen oder Schütteln des Kopfes bei Kontaktaufnahme
- Erinnerungsvermögen für die Zeit des Anfalls

Für eine verlässliche Diagnose ist gegebenenfalls ein Video-EEG-Monitoring notwendig.

### 16.7.2 Somatische Belastungsstörung

Die diagnostische Einordnung von somatischen Belastungsstörungen ist oft nicht leicht, und es besteht ein deutlich erhöhtes Risiko für nicht erforderliche und potenziell schädliche Interventionen (z. B. Röntgen, CT) (Schneider et al. 2021). Bei Verdacht auf eine somatische Belastungsstörung sollte von Beginn an eine **Sowohl-als-auch-Perspektive** eingenommen werden. Diese berücksichtigt psychosoziale wie auch somatische Aspekte und begrenzt die somatische Diagnostik auf das notwendige Maß. In diesem Fall stellen die Diagnostik, die Einordung der Befunde und das Erarbeiten eines individuellen Störungsmodells bereits Teile der therapeutischen Intervention dar.

## 16.8 Therapie

### 16.8.1 Dissoziative Störungen

Für die Therapie **dissoziativer Störungen** existiert keine Leitlinie, und die Evidenz für spezifische Therapieprogramme ist unzureichend (Ganslev et al. 2020). An erster Stelle stehen **Psychoedukation und das Erarbeiten eines individuellen Krankheitsmodells** und damit die Förderung von Adhärenz (Agarwal et al. 2019). Bei Vorliegen eines Traumas sollen traumafokussierte kognitive Verhaltenstherapie und gegebenenfalls *Eye Movement Desensitization and Reprocessing* (EMDR) zum Einsatz kommen (Steil et al. 2021). Es ist wichtig im Rahmen der Therapie die Selbstwahrnehmung (u. a. um Auslöser zu erkennen) sowie die Emotionsregulations- und Problemlösefertigkeiten der Betroffenen zu fördern. Kontingenzmanagement ist wichtig, um dem sekundären Krankheitsgewinn entgegenzuwirken. Unter Einbeziehung von Ressourcen sollen funktionale Verhaltensweisen gefördert werden.

**INFOBOX**

**Umgang mit dissoziierenden Patienten**

Für **Behandlungsteams** können Patienten mit dissoziativen Störungen eine echte Herausforderung darstellen. Oftmals besteht eine ablehnende Haltung, und den Betroffenen wird leicht Simulation vorgeworfen. Außerdem können die Patienten in der Gegenübertragung zu deutlichem Ärger führen. Daher sind Supervision und Wissen über die Ätiologie dieser Störung dringend erforderlich.

16

Für eine **psychopharmakologische Behandlung** gibt es keine wirkliche Evidenz. Für Erwachsene bestehen lediglich Hinweise, dass Naloxon und Paroxetin bei Depersonalisationserleben und dissoziativen Symptomen im Rahmen einer Borderline-Persönlichkeitsstörung und PTBS wirksam sein können (Sutar und Sahu 2019).

Bei frühzeitiger adäquater psychotherapeutischer Behandlung und fehlender Komorbidität besteht für dissoziative Störungen eine gute Prognose mit Vollremission (Prabhuswamy et al. 2006).

**! MERKE**

Ein entscheidender Risikofaktor für eine Chronifizierung ist ein (erneuter) Therapieabbruch! Deshalb muss insbesondere während der Diagnostikphase und im Zuge der Diagnoseübermittlung besondere Sorgfalt walten. Die Überleitung in ein psychiatrisch-psychotherapeutisches Setting muss gut begleitet werden.



### 16.8.2 Somatische Belastungsstörung

In der Versorgung stellen vor allem **Behandlungsabbrüche** ein Problem dar. Diese geschehen meist, wenn sich die Patienten nicht gesehen oder unverstanden fühlen. Bei somatischen Belastungsstörungen geht es daher vor allem darum, den Betroffenen das Gefühl zu vermitteln, dass sie verstanden werden.

Daher ist es essenziell, die **Beschwerden** der Patienten **ernst** zu **nehmen,** die notwendige Diagnostik durchzuführen, um z. B. zugrunde liegende Erkrankungen auszuschließen, und zugleich die diagnostischen Maßnahmen auf das Notwendige zu begrenzen. In einem nächsten Schritt ist es wichtig, ein **individuelles Störungsmodell** zu erarbeiten. Dabei wird von der S3-Leitlinie eine „Sowohl-als-auch-Perspektive“ empfohlen, d. h., es werden sowohl psychosoziale als auch somatische Aspekte berücksichtigt. Den Betroffenen sollen verständliche Erklärungen vermittelt werden, damit sie auch die Wechselwirkungen zwischen somatischen Beschwerden und psychosozialen Einflüssen verstehen können. Monokausale Zuschreibungen sollten vermieden werden. Bei leichter bis mittlerer Ausprägung sind Verständnis und Wertschätzung, ein individuelles Erklärungsmodell mit beruhigenden und verständlichen Informationen über die pathophysiologischen Zusammenhänge meist zielführend. Bei schwerer Ausprägung und ungünstigen Verläufen ist eine **multimodale Behandlung** einzuleiten. Wichtig sind in allen Fällen eine Förderung des Selbstwirksamkeitserlebens, z. B. im Rahmen der Unterstützung zur Umsetzung von gesundheitsfördernden Maßnahmen (Lebensstiländerung) und der Abbau von aufrechterhaltenden Faktoren (sekundärer Krankheitsgewinn) (Roenneberg et al. 2019).

**Fallbeispiel Auflösung**

Bei Mirko zeigt sich eine komplexe und schwerwiegende Symptomatik. Während des Aufenthalts schien Mirko im Stationsalltag die Schmerzen im rechten Fuß gelegentlich zu vergessen und nahm auch an Fußballspielen (zwar mit Gehhilfen, aber sonst recht unbeeinträchtigt) und ähnlichen Aktivitäten teil. Die bewundernde Anerkennung mancher Mitpatienten trug zu einem sekundären Krankheitsgewinn bei. Die zu feste und seit Langem bestehende Bandagierung hatte bereits zu einer Deformierung des Fußes geführt. Mirko zeigte sich dadurch unbeeindruckt und betonte nur immer wieder seinen Amputationswunsch. Aufgrund der Komplexität der Symptomatik mussten verschiedene Fachdisziplinen (Chirurgen, Schmerzambulanz, Physiotherapie) eingebunden werden. Die zentrale psychotherapeutische Aufgabe bestand zunächst darin, ein individuelles Störungsmodell zu erarbeiten, das für die „Fußproblematik“ psychologische Aspekte mitberücksichtigte. Zur Aufrechterhaltung der Therapieadhärenz erforderte dies ein sensibles Vorgehen, das unbedingte Vermeiden eines Gesichtsverlusts für Mirko sowie eine enge Einbindung der Eltern. Mehrmals stand ein Therapieabbruch im Raum. In kleinsten Schritten konnte nach ca. 6 Monaten zuletzt ein Krankheitsverständnis erarbeitet werden, das zusammengefasst hieß: „Psychischer Schmerz drückt sich körperlich aus.“ Eine Symptomverbesserung war so weit möglich, dass Mirko keine Gehhilfen mehr benötigte. Bis zuletzt beharrte er jedoch auf seinem Wunsch nach einer Amputation. Nach Überleitung in eine ambulante Psychotherapie brach die Familie die weitere Behandlung dann allerdings ab.

## LITERATUR


Agarwal V, Sitholey P, Srivastava C. Clinical practice guidelines for the management of dissociative disorders in children and adolescents. Indian J Psychiatry 2019; 61 (Suppl 2): 247–253.

Bigelsen J, Lehrfeld JM, Jopp DS, Somer E. Maladaptive daydreaming: evidence for an under-researched mental health disorder. Consciousness Cogn 2016; 42: 254–266.

Bozkurt H, Duzman Mutluer T, Kose C, Zoroglu S. High psychiatric comorbidity in adolescents with dissociative disorders. Psychiatry Clin Neurosci 2015; 69(6): 369–374.

D'Agostino A, Monti MR, Starcevic V. Psychotic symptoms in borderline personality disorder: an update. Curr Opin Psychiatry 2019; 32(1): 22–26.

D'Souza RS, Hooten WM. Somatic syndrome disorders. In: StatPearls [Internet] Treasure Island (FL): StatPearls Publishing 2022.

During EH, Elahi FM, Taieb O, Moro M-R, Baubet T. A critical review of dissociative trance and possession disorders: etiological, diagnostic, therapeutic, and nosological issues. Can J Psychiatry 2011; 56(4): 235–242.

Essau CA. Course and outcome of somatoform disorders in non-referred adolescents. Psychosomatics 2007; 48(6): 502–509.

Fritzsche K, Baumann K, Götz-Trabert K, Schulze-Bonhage A. Dissoziative Anfälle: eine Herausforderung für Neurologen und Psychotherapeuten. Dtsch Arztebl 2013; 5: 222–226.

Ganslev CA, Storebø OJ, Callesen HE, Ruddy R, Søgaard U. Psychosocial interventions for conversion and dissociative disorders in adults. Cochrane Database Syst Rev 2020; 7: CD005331.

Haller H, Cramer H, Lauche R, Dobos G. Somatoform disorders and medically unexplained symptoms in primary care: a systematic review and meta-analysis of prevalence. Dtsch Arztebl Int 2015; 112(16): 279.

Herpertz-Dahlmann B. Klassifikation der dissoziativen Störungen und der Störung der körperlichen Belastung – ein Vergleich zwischen ICD-10 und ICD-11. Z Kinder Jugendpsychiatr Psychother 2021; 49(6): 417–420.

Kapfhammer H. Somatoforme Störungen. Historische Entwicklung und moderne diagnostische Konzeptualisierung. Nervenarzt 2001; 72(7): 487–500.

Kate M-A, Hopwood T, Jamieson G. The prevalence of dissociative disorders and dissociative experiences in college populations: a meta-analysis of 98 studies. J Trauma Dissociation 2020; 21(1): 16–61.

Lanius RA, Boyd JE, McKinnon MC, Nicholson AA, Frewen P, Vermetten E, et al. A review of the neurobiological basis of trauma-related dissociation and its relation to cannabinoid-and opioid-mediated stress response: a transdiagnostic, translational approach. Curr Psychiatry Rep 2018; 20(12): 1–14.

Lieb R, Pfister H, Mastaler M, Wittchen HU. Somatoform syndromes and disorders in a representative population sample of adolescents and young adults: prevalence, comorbidity and impairments. Acta Psychiatr Scand 2000; 101(3): 194–208.

Lyssenko L, Schmahl C, Bockhacker L, Vonderlin R, Bohus M, Kleindienst N. Dissociation in psychiatric disorders: a meta-analysis of studies using the dissociative experiences scale. Am J Psychiatry 2018; 175(1): 37–46.

Mohapatra S, Deo SJ, Satapathy A, Rath N. Somatoform disorders in children and adolescents. Ger J Psychiatry 2014; 17(1): 19–24.

Perona-Garcelán S, García-Montes JM, Rodríguez-Testal JF, Ruiz-Veguilla M, Benítez-Hernández Mdel M, López-Jiménez AM, et al. Relationship of absorption, depersonalisation, and self-focused attention in subjects with and without hallucination proneness. Cogn Neuropsychiatry 2013; 18(5): 422–436.

Prabhuswamy M, Jairam R, Srinath S, Girimaji S, Seshadri SP. A systematic chart review of inpatient population with childhood dissociative disorder. J Indian Assoc Child Adolesc Ment Health 2006; 2(3): 72–77.

Putnam FW. Dissociation in Children and Adolescents: A Developmental Perspective. New York: Guilford Press 1997.

Reuber M, Fernandez G, Bauer J, Helmstaedter C, Elger CE. Diagnostic delay in psychogenic nonepileptic seizures. Neurology 2002; 58(3): 493–495.

Roenneberg C, Sattel H, Schaefert R, Henningsen P, Hausteiner-Wiehle C. Functional somatic symptoms. Dtsch Arztebl Int 2019; 116(33–34): 553.

Sar V. Epidemiology of dissociative disorders: an overview. Epidemiol Res Int 2011; 2011: ID 404538.

Scalabrini A, Cavicchioli M, Fossati A, Maffei C. The extent of dissociation in borderline personality disorder: a meta-analytic review. J Trauma Dissociation 2017; 18(4): 522–543.

Schimmelmann BG, Resch F. Diagnostisches Vorgehen und Differentialdiagnostik. In: Schimmelmann BG, Resch F (Hrsg.). Psychosen in der Adoleszenz. Entwicklungspsychopathologie, Früherkennung und Behandlung. Stuttgart: Kohlhammer 2013, S. 126–144.

Schmaling KB, Fales JL. The association between borderline personality disorder and somatoform disorders: a systematic review and meta-analysis. Clin Psychol (New York) 2018; 25(2): e12244.

Schneider A, Donnachie E, Zipfel S, Enck P. Somatoforme Störungen und potenziell schädliche Interventionen in der ambulanten Versorgung. Dtsch Arztebl 2021; 118(25): 425–431.

Schulte IE, Petermann F. Familial risk factors for the development of somatoform symptoms and disorders in children and adolescents: a systematic review. Child Psychiatry Hum Dev 2011a; 42(5): 569–583.

Schulte IE, Petermann F. Somatoform disorders: 30 years of debate about criteria! What about children and adolescents? J Psychosom Res 2011b; 70(3): 218–228.

Solmi M, Radua J, Olivola M, Croce E, Soardo L, Salazar de Pablo G, et al. Age at onset of mental disorders worldwide: large-scale meta-analysis of 192 epidemiological studies. Mol Psychiatry 2022; 27(1): 281–295.

Steil R, Fischer A, Rosner R. Internationale und deutsche Leitlinien zur Behandlung der PTBS bei Kindern und Jugendlichen. Kindheit und Entwicklung 2021; 30: 154–163.

Sutar R, Sahu S. Pharmacotherapy for dissociative disorders: a systematic review. Psychiatry Res 2019; 281: 112529.

KAPITEL

# 17

Michael Frey

# Posttraumatische Belastungsstörung und andere Reaktionen auf Belastungen



**Fallbeispiel**

Der 18-jährige Paul wird erstmals in der erwachsenenpsychiatrischen Ambulanz vorstellig. Zuvor sei er in jugendpsychiatrischer Behandlung gewesen, habe diese jedoch abgebrochen und wolle auch nicht, dass Kontakt zu den Vorbehandlern aufgenommen werde. Er leide an ausgeprägten Schlafstörungen und Albträumen und wünsche sich vor allem eine Medikation, um wieder besser schlafen zu können. Er arbeite auf einem Wertstoffhof und habe in letzter Zeit häufig nicht zur Arbeit gehen können, da er zu erschöpft gewesen sei. Leider sei es auch einige Male zu Wutausbrüchen gegenüber seinem Vorgesetzten gekommen, was seinen Arbeitsplatz gefährde. Paul gab an, dass er weiterhin bei seiner Mutter wohne; der Kontakt zu ihr sei jedoch sehr konfliktbehaftet, und auch hier sei es schon zu körperlichen Auseinandersetzungen gekommen. Freunde habe er keine; die meiste Zeit verbringe er im Internet, wo er verschiedene Online-Games spiele – darin sei er richtig gut. In der weiteren Anamnese berichtet er davon, dass er bis zu seinem 12. Lebensjahr von seinem Stiefvater sexuell missbraucht worden sei. Er wolle jedoch nicht weiter darüber sprechen und endgültig mit diesem Kapitel abschließen.

## 17.1 Symptomatik

### 17.1.1 Nach ICD-11

Die Klassifikation der Belastungsstörungen hat eine deutliche Veränderung mit neuen Diagnosegruppen erfahren. In der Kategorie „Störungen, die spezifisch stressassoziiert sind" finden sich die posttraumatische Belastungsstörung (PTBS), die komplexe posttraumatische Belastungsstörung (kPTBS) und die Anpassungsstörung. Neu ist auch die anhaltende Trauerstörung, die für die Adoleszenz jedoch meist wenig Relevanz hat. Anders als in der ICD-10 wird eine akute Belastungsreaktion als Symptomatik direkt nach einem traumatischen Ereignis in der ICD-11 nicht mehr als eigenständige Störung angesehen (Schäfer et al. 2019).

17

Die **PTBS** ist weiterhin gekennzeichnet durch die drei zentralen Symptome:

1. Wiedererleben des traumatischen Ereignisses (z. B. Flashbacks oder Albträume)
2. Vermeidungsverhalten von Auslösern (z. B. Erinnerungen, Aktivitäten)
3. Anhaltendes Gefühl der Bedrohung, was sich z. B. durch Schreckhaftigkeit und Hypervigilanz ausdrückt

Auslöser ist ein außerordentlich bedrohliches Ereignis. Die Definition eines als „Trauma" zu wertenden Ereignisses unterscheidet sich dabei zwischen den diagnostischen Manualen. Das DSM-5 gibt eine klar definierte Liste (drohender Tod, ernsthafte Verletzung oder sexuelle Gewalt) vor. In der ICD-10 wird das traumatische Ereignis dadurch charakterisiert, dass es „bei nahezu jedem eine tiefgreifende Verzweiflung auslösen würde". In der ICD-11 wird nur von einem „extrem bedrohlichen oder entsetzlichen Ereignis" gesprochen, ohne dies näher zu spezifizieren (Dreßing und Foerster 2021).

Die **kPTBS** entwickelt sich meist, wenn die traumatischen Ereignisse lange anhalten oder sich wiederholen (z. B. sexueller Missbrauch, Folter). Zusätzlich zu den Symptomen der PTBS entwickeln sich:

1. Schwierigkeiten in der Affektregulation.
2. Beeinträchtigungen des Selbstwerts und Selbstkonzepts (z. B. Insuffizienzgefühle, Scham- und Schuldgefühle).
3. Probleme im interpersonellen Kontakt (z. B. häufige Beziehungsabbrüche).
4. Die Summe der Symptome führt dabei zu einer deutlichen Beeinträchtigung in relevanten Lebensbereichen (Schule, Beruf, Familie etc.).

Die **Anpassungsstörung** ist weiterhin so definiert, dass sie innerhalb von 1 Monat nach dem belastenden Ereignis, das kein traumatisches Ausmaß haben muss, einsetzt. Auslöser sind in der Regel psychosoziale Stressoren wie z. B. eine Scheidung oder ein Konflikt. Als Symptome werden dabei genannt:

1. Es besteht eine ausgeprägte gedankliche Beschäftigung mit dem Ereignis und/oder seinen Folgen.
2. Die Betroffenen sind meist übermäßig besorgt.
3. Es kommt zu einer erheblichen Beeinträchtigung in einem oder mehreren Lebensbereichen.

Es handelt sich dabei um eine Ausschlussdiagnose, d. h., wenn eine andere psychische Störung die Symptome besser erklärt, soll diese vergeben werden.

**INFOBOX**

**Anhaltende Trauerstörung**

Von einer anhaltenden Trauerstörung wird gesprochen, wenn es nach dem Tod einer nahestehenden Person zu einer anhaltenden und tiefgreifenden Trauerreaktion kommt, die außergewöhnlich lange (mindestens 6 Monate) andauert, deutlich über die soziokulturell üblichen Normen hinausgeht und zu einer erheblichen Funktionsbeeinträchtigung führt (ICD-11).

### 17.1.2 In der Transition

Im Gegensatz zum Kindesalter, wo die geltenden diagnostischen Kriterien der ICD-11 entwicklungsspezifische Besonderheiten oftmals nicht berücksichtigen und daher Schwierigkeiten bei der Anwendung bereiten können, sind die Kriterien im Jugendalter in der Regel gut anwendbar. Es bestehen aber auch leichte Unterschiede; so ergab z. B. eine Netzwerkanalyse von psychopathologischen Symptomen einer PTBS bei Jugendlichen, dass Wiedererleben und auch dissoziatives Erleben zentrale Symptome im Jugendalter sind. Bei Erwachsenen hingegen steht einigen Studien zufolge die negative Emotionalität im Zentrum (Ross et al. 2020).

Eine Herausforderung kann die Abgrenzung von Symptomen einer kPTBS, z. B. hinsichtlich der

Schwierigkeiten in der Affektregulation oder Problemen im interpersonellen Kontakt, von adoleszenztypischen Entwicklungen und Verhaltensweisen darstellen. Dabei bestehen Parallelen zur Problematik der Diagnostik von Persönlichkeitsstörungen im Jugendalter (➤ Kap. 22).

## 17.2 Aspekte der Transition

Mit Blick auf die zahlreichen Entwicklungsschritte in der Adoleszenz ist auch der **Zeitpunkt der Traumatisierung** von besonderer Bedeutung. Die Auswirkungen eines Traumas interagieren dabei mit den jeweiligen Entwicklungsaufgaben. Ist bei frühkindlichen Traumatisierungen die grundsätzliche Fähigkeit, Bindungen aufzubauen, und damit in der weiteren Entwicklung die zwischenmenschliche Beziehung wesentlich betroffen, ist eine Traumatisierung im frühen Erwachsenenalter in ihrer Symptomatik vielleicht eher umschrieben. Auch neurobiologische bis hin zu epigenetischen Veränderungen hängen u. a. vom Zeitpunkt der Traumaexposition ab. In der Planung der Therapieziele und des Behandlungssettings ist dies miteinzubeziehen und bei gleicher Diagnose eine frühere Traumatisierung mit eventuell weitläufigeren Auswirkungen assoziiert (Diseth 2005).

Gerade die **kPTBS** ist eine für das Transitionsalter wichtige Diagnose, da schwerwiegende traumatische Erfahrungen in diesem Alter auf Entwicklungsanforderungen treffen, die dadurch möglicherweise nicht bewältigt werden und die Symptomatik über Jahre bestehen bleiben kann. Jugendliche und Heranwachsende können dadurch schwerwiegende Beeinträchtigungen gerade im interpersonellen Kontakt und in ihrem Selbstwert erleiden. Die Differenzialdiagnose einer Borderline-Persönlichkeitsstörung spielt eine wichtige Rolle (➤ Kap. 17.6).

Im Fallverständnis ist die Interaktion zwischen Traumatisierung und **altersspezifischen Vulnerabilitäten und Entwicklungsaufgaben** wesentlich. In der Therapie ist dies zu berücksichtigen, um gegebenenfalls nicht erworbene Fertigkeiten zu fördern bzw. dysfunktionale Strategien nach Möglichkeit zu verändern.

## 17.3 Epidemiologie

Ein bis zwei Drittel aller Kinder und Jugendlichen erleben laut Studien vor dem 18. Lebensjahr mindestens ein traumatisches Ereignis (Woolgar et al. 2022). Eine Metaanalyse von Alisic et al. (2014) ergab, dass im Durchschnitt ca. 16 % der Kinder und Jugendlichen mit einer traumatischen Erfahrung eine PTBS entwickeln. Dabei hatten Jungen ein niedrigeres Risiko (11,1 %) als Mädchen (20,8 %). Das höchste Risiko hatten Mädchen, die einem interpersonellen Trauma ausgesetzt waren (32,9 %). Einfluss haben die subjektive Bewertung während des traumatischen Ereignisses, z. B. ob man das Gefühl hatte, sich in Lebensgefahr zu befinden, bzw. wie ausgeprägt die Angst war, sowie Verhaltensweisen nach dem Ereignis, z. B. wie ausgeprägt das Vermeidungsverhalten war oder wie stark Gedanken an das Ereignis unterdrückt wurden (Schäfer et al. 2019).

Die Prävalenz der PTBS ist stark abhängig von den Umgebungsfaktoren. In Kriegsgebieten und Ländern, die von Naturkatastrophen oder Hungersnöten heimgesucht werden, ist sie ebenso erhöht wie bei Menschen, die flüchten mussten. Für Jugendliche und junge Erwachsene mit Fluchterfahrung ergaben sich in Studien PTBS-Raten von 20–50 % (Kien et al. 2019).

## 17.4 Ätiologie

Es werden Traumata vom Typ 1 und Typ 2 unterschieden. Während Typ-1-Traumata nur einmalig oder kurz auftreten, sind Typ-2-Traumata anhaltend oder treten mehrfach auf. Das Risiko, eine PTBS zu entwickeln, nimmt mit der Dauer bzw. der Häufigkeit der traumatischen Ereignisse, denen ein Mensch ausgesetzt ist, zu (➤ Tab. 17.1) (Dreßing und Foerster 2021).

Es gibt verschiedene Modelle zur Entstehung der Symptomatik einer PTBS. Ausgehend von den **Kernsymptomen,** von denen das **Wiedererleben** ein zentrales Element ist, stellt sich zunächst die Frage, wie traumatische Erinnerungen abgespeichert werden. Traumatische Erinnerungen unterscheiden sich von „normalen" Erinnerungen:

17

**Tab. 17.1** Differenzierung traumatisierender Ereignisse: Links oben besteht das geringste, rechts unten das höchste Risiko für eine (k)PTBS.

| | Typ 1: einmalig/kurz | Typ 2: mehrfach/anhaltend |
|---|---|---|
| Akzidentell | z.B. Zugunglück, Erdbeben | z.B. Atomreaktorunfall, wiederkehrende Naturkatastrophen |
| Menschlich verursacht | z.B. Entführung, Überfall | z.B. Folter, sexueller Missbrauch |

- „Normale" Erinnerungen verblassen mit der Zeit, die emotionale Beteiligung lässt nach, sie sind zeitlich und räumlich klar definiert und biografisch einordenbar.
- **Traumatische Erinnerungen** hingegen bleiben aktuell, werden wie im „Hier und Jetzt" erlebt, sind hochemotional, oft fragmentarisch mit einer Verzerrung des Raum-Zeit-Gefühls (Crespo und Fernández-Lansac 2016).



Es gibt unterschiedliche Theorien, die versuchen diesen Unterschied zu erklären. Zusammenfassend gehen sie davon aus, dass traumatische Erinnerungen anders abgespeichert werden und es u. a. zu einer Veränderung der Wahrnehmung und Beurteilung hinsichtlich möglicher bedrohlicher Reize kommt. Dies steht im Einklang mit **neurobiologischen Befunden.** An der Verarbeitung von Emotionen und der Bildung von Gedächtnisinhalten sind die Amygdala und der Hippokampus entscheidend beteiligt. Der präfrontale Kortex wirkt im Normalfall regulierend auf diesen Prozess ein, indem er die wahrgenommenen Reize verarbeitet, mit Erinnerungen abgleicht und damit reevaluiert. Damit wird auch deutlich, warum das Entwicklungsalter eine Rolle spielt (➤ Kap. 2). Stehen entsprechende kognitive Ressourcen bzw. Lebenserfahrungen zur Verfügung, können sie Resilienzfaktoren sein.

Im Rahmen einer PTBS kommt es zu einer **Überaktivität der Amygdala** und einer **Störung in der regulierenden Funktion des präfrontalen Kortex.** Auch der Hippokampus ist beeinträchtigt. Die durch ein traumatisches Erlebnis ausgelöste Stressreaktion führt über die **HPA-Achse** zu einer vermehrten Kortisolausschüttung. Der Hippokampus wird dadurch in seiner Funktion beeinträchtigt, da er sehr stresssensibel ist (Huemer et al. 2010). Dies trägt weiter zu Gedächtnisstörungen bei.

Studien, die sich über die einzelnen Strukturen hinausgehend mit **funktionellen Veränderungen des Gehirns** im Rahmen der PTBS beschäftigen, zeigen, dass es in der Gehirnaktivität zu einer Verlagerung hin zum sogenannten Salienz-Netzwerk („salience network") kommt. Dieses Netzwerk hat eine besondere Bedeutung für die Erkennung und Integration von wahrgenommenen internen und externen Reizen. Teil dieses Netzwerks ist auch die Amygdala. Dabei scheint eine niedrige Hemmschwelle zu bestehen, um Reize als bedeutsam einzuordnen, was u. a. zum **Hyperarousal** beiträgt (Akiki et al. 2017). Zugleich besteht eine Hypoaktivität in Regionen des Gehirns, die regulierend auf die autonome Erregung wirken und mit entsprechender Kognition einhergehen, z.B. der ventromediale präfrontale Kortex (Hayes et al. 2012).

## 17.5 Komorbiditäten

Eine PTBS ist häufig begleitet von ausgeprägten Ängsten über Panikattacken, Gedankenkreisen, Schlafstörungen, dissoziative Symptome, somatoforme Symptome, Suizidgedanken, sozialen Rückzug, Konsum von Alkohol oder anderen Drogen als dysfunktionale Copingstrategie, um z.B. Wiedererinnern zu vermeiden, bis hin zu traumaassoziierten psychotischen Reaktionen (z.B. Halluzinationen) (Bisson et al. 2020). Fast 90 % der Jugendlichen und jungen Erwachsenen weisen mindestens eine weitere und mehr als 75 % zwei oder mehr komorbide Störungen auf (Perkonigg et al. 2000).

## 17.6 Diagnostik

Die Diagnose wird nach **klinischen Kriterien** gestellt und umfasst sowohl eine differenzierte Anamnese (inkl. Traumaanamnese zu den traumatischen Ereignissen) als auch eine für die Altersgruppe normierte operationalisierte Diagnostik mit Interviews und Fragebögen (für eine Übersicht hierzu siehe S3-Leitlinie PTBS). Bei Minderjährigen ist die

Fremdanamnese (vor allem die Eltern) unbedingt mit zu erheben; je jünger die Betroffenen sind, desto mehr Bedeutung kommt ihr zu. In der Untersuchung ist auch auf mögliche Komorbiditäten zu achten, um diese nicht zu übersehen.

Im Jugendalter stellt insbesondere die **Störung des Sozialverhaltens** eine wichtige Differenzialdiagnose zur PTBS und kPTBS dar. Symptome des Hyperarousals, wie z. B. Wutausbrüche, Reiz- und Irritierbarkeit oder eine komorbide Abhängigkeitserkrankung, die sich zur Symptomkompensation entwickelt hat, können fälschlicherweise als Symptome einer Störung des Sozialverhaltens interpretiert werden.

**Differenzialdiagnostisch** können vor allem die kPTBS und die Borderline-Persönlichkeitsstörung (BPS) eine Herausforderung darstellen, denn in der Symptomatik besteht eine deutliche Überschneidung zwischen den beiden Störungsbildern. Eine kPTBS entsteht dabei jedoch häufig unabhängig von einer BPS; umgekehrt ist eine BPS oft mit einer PTBS vergesellschaftet, zumal ein großer Anteil der BPS-Patienten eine Vorgeschichte mit traumatischen Erfahrungen, meist mit Beginn in der Kindheit, aufweist. Kernsymptome, die zur Unterscheidung beitragen sind (➤ Tab. 17.2):

- Bei einer kPTBS steht die Kernsymptomatik einer traumatischen Erinnerung im Vordergrund.
- Bei einer BPS stehen die Angst vor dem Verlassenwerden, die Probleme im Bereich des Selbstkonzepts sowie selbstschädigende Verhaltensweisen und Suizidalität im Vordergrund.
- In der interpersonellen Interaktion meiden Patienten mit einer kPTBS eher den sozialen Kontakt, während BPS-Patienten hier zwischen Nähe und Distanz schwanken (Cloitre et al. 2014).

**Tab. 17.2** Aspekte zur Unterscheidung zwischen BPS und kPTBS (Cloitre et al. 2014)

| | BPS | kPTBS |
|---|---|---|
| **Selbstbild** | instabil | vorwiegend negativ |
| **Soziale Interaktion** | wechselhaft | vermeidend |
| **Emotionsregulation** | selbstschädigende Verhaltensweisen und Suizidalität | emotionale Empfindlichkeit, dysfunktionale Copingstrategien (z. B. Drogen), reaktive Wut |

## 17.7 Therapie

Inhaltlich können **drei therapeutische Ansätze** unterschieden werden (Schäfer et al. 2019):

1. **Traumafokussierte Interventionen:** Ihr inhaltlicher Schwerpunkt liegt darauf, die Erinnerung an das traumatische Erlebnis zu verarbeiten. Hierfür werden Verfahren wie z. B. imaginative Exposition, narrative Ansätze zur Exposition und In-vivo-Expositionen genutzt. Traumafokussierte Therapien sind die **Therapie der ersten Wahl.** Studien belegen Veränderungen in der Gehrinaktivität hin zu einer Normalisierung vor und nach einer traumaspezifischen Therapie (Helpman et al. 2016).
2. **Nicht-traumafokussierte Interventionen:** Bei diesen Ansätzen liegt der Schwerpunkt auf Copingstrategien, um z. B. mit den Symptomen der PTBS umgehen zu können, Stress zu reduzieren und Emotionen zu regulieren. Die Interventionen haben vor allem **supportiven Charakter.**
3. **Phasenbasierte Interventionen:** Sie nutzen beide Ansätze und integrieren sowohl die supportiven Elemente als auch die Exposition.

Für die **kPTBS** empfiehlt die S3-Leitlinie eine Kombination aus traumafokussierter Therapie und Strategien zur Emotionsregulation sowie die Adressierung von möglichen Bindungsproblemen.

**! MERKE**

Mit Blick auf das Adoleszentenalter spielt bei der Therapie insbesondere das **Ausmaß der Einbeziehung der Eltern** eine Rolle. Bei Minderjährigen ist dabei ein sensibles Vorgehen vonnöten, das einerseits das Autonomiebedürfnis der Jugendlichen berücksichtigt und andererseits mögliche Ressourcen und die Unterstützung der Eltern einbezieht. Gerade im Hinblick auf die Therapieadhärenz kann dies eine wichtige Rolle spielen.

Es stehen zahlreiche **Manuale** zur Verfügung, die sich u. a. darin unterscheiden, wie stark die Eltern einbezogen werden. Die traumafokussierte KVT nach Cohen, Mannarino und Deblinger bezieht z. B. die Eltern stark mit ein, während das für Minderjährige adaptierte EMDR-Verfahren dies kaum tut (Schäfer et al. 2019). Was die Auswahl der Therapieansätze betrifft, ist leider nur wenig Evidenz für die Altersgruppe zwischen 14 und 18 Jahren verfügbar

(Schäfer et al. 2019). Besonders kritisch sind Situationen, in denen – wie im Fallbeispiel – ein Elternteil (oder gar beide) der Täter bzw. die Täterin sind. Hier sind vor einer psychotherapeutischen Behandlung die Rahmenbedingungen zu klären, gegebenenfalls Jugendhilfemaßnahmen miteinzubeziehen und rechtliche Aspekte zu besprechen. Entscheidend ist, zu Beginn der Behandlung bei Minderjährigen eine **Kindeswohlgefährdung** auszuschließen und entsprechende Maßnahmen zu ergreifen (Schäfer et al. 2019).

Aufgrund fehlender Evidenz gibt es eine klare Empfehlung der S3-Leitlinie, bei Minderjährigen keine **Psychopharmaka** einzusetzen, insbesondere keine Benzodiazepine wegen ihres Suchtpotenzials. Auch für Erwachsene soll eine Pharmakotherapie weder die primäre noch die alleinige Therapiemaßnahme darstellen, und Benzodiazepine sollen ebenfalls nicht eingesetzt werden. Die Effekte von Medikamenten auf die Kernsymptomatik wurden als gering beschrieben. Sollte eine Medikation erwogen werden, werden Sertralin, Paroxetin oder Venlafaxin (Off-Label-Use) empfohlen (Schäfer et al. 2019).

Hinsichtlich des **Verlaufs** zeigte eine groß angelegte Studie an 14- bis 24-Jährigen, dass die Symptomatik innerhalb von 3–4 Jahren bei etwa der Hälfte der Patienten remittierte. Vor allem dem Vermeidungsverhalten wird ein Einfluss auf eine mögliche Chronifizierung zugesprochen (Perkonigg et al. 2005).

17

## Auflösung Fallbeispiel

Die Anamnese im Erstgespräch und der psychopathologische Befund ergaben den Verdacht auf eine kPTBS und eine mittelgradige depressive Episode. Es wurde rasch deutlich, dass bei Paul ein rascher Behandlungsabbruch nicht unwahrscheinlich ist. Zur Förderung der Adhärenz wurde daher zunächst psychoedukativ vorgegangen, um die berichteten Symptome einordnen zu können. Aufgrund des hohen Leidensdrucks und des expliziten Wunsches nach einer Medikation wurde zunächst Mirtazapin verordnet. In weiteren Terminen stand vor allem die familiäre Situation im Vordergrund, denn es stellte sich heraus, dass die Mutter weiterhin eine „On-off-Beziehung" mit dem Stiefvater hatte. Folgende Ziele werden mit Paul erarbeitet: Sicherung des Arbeitsplatzes, Veränderung der Wohnsituation und gegebenenfalls eine traumaspezifische Therapie. Trotz mehrfacher Angebote lehnt Paul ein gemeinsames Gespräch mit der Mutter explizit ab.

### LITERATUR


Akiki TJ, Averill CL, Abdallah CG. A network-based neurobiological model of PTSD: evidence from structural and functional neuroimaging studies. Curr Psychiatry Rep 2017; 19(11): 1–10.

Alisic E, Zalta AK, van Wesel F, Larsen SE, Hafstad GS, Hassanpour K, Smid GE. Rates of post-traumatic stress disorder in trauma-exposed children and adolescents: meta-analysis. Br J Psychiatry 2014; 204(5): 335–340.

Bisson J, Brewin C, Cloitre M, Maercker A. Diagnosis, assessment and screening for PTSD and complex PTSD in adults. In: Forbes D, Bisson J, Monson M, Berliner L (eds.). Effective treatments for PTSD: Practice guidelines from the International Society for Traumatic Stress Studies. New York: Guilford Press 2020, pp. 49–68.

Cloitre M, Garvert DW, Weiss B, Carlson EB, Bryant RA. Distinguishing PTSD, complex PTSD, and borderline personality disorder: a latent class analysis. Eur J Psychotraumatol 2014; 5(1): 25097.

Crespo M, Fernández-Lansac V. Memory and narrative of traumatic events: a literature review. Psychol Trauma 2016; 8(2): 149–156.

Diseth TH. Dissociation in children and adolescents as reaction to trauma – an overview of conceptual issues and neurobiological factors. Nord J Psychiatry 2005; 59(2): 79–91.

Dreßing HR, Foerster K. Posttraumatische Belastungsstörung in ICD 10, ICD 11 und DSM 5: Welche Bedeutung haben unterschiedlichen Kriterien für Diagnostik und gutachtliche Praxis. Fortschr Neurol Psychiatr 2021; 89(11): 578–592.

Hayes JP, Hayes SM, Mikedis AM. Quantitative meta-analysis of neural activity in posttraumatic stress disorder. Biol Mood Anxiety Disord 2012; 2(1): 1–13.

Helpman L, Marin MF, Papini S, Zhu X, Sullivan GM, Schneier F, et al. Neural changes in extinction recall following prolonged exposure treatment for PTSD: a longitudinal fMRI study. Neuroimage Clin 2016; 12: 715–723.

Huemer J, Erhart F, Steiner H. Posttraumatic stress disorder in children and adolescents: a review of psychopharmacological treatment. Child Psychiatry Hum Dev 2010; 41(6): 624–640.

Kien C, Sommer I, Faustmann A, Gibson L, Schneider M, Krczal E, et al. Prevalence of mental disorders in young refugees and asylum seekers in European Countries: a systematic review. Eur Child Adolesc Psychiatry 2019; 28(10): 1295–1310.

Perkonigg A, Kessler RC, Storz S, Wittchen HU. Traumatic events and post-traumatic stress disorder in the community: prevalence, risk factors and comorbidity. Acta Psychiatr Scand 2000; 101(1): 46–59.

Perkonigg A, Pfister H, Stein MB, Höfler M, Lieb R, Maercker A, Wittchen HU. Longitudinal course of posttraumatic stress disorder and posttraumatic stress disorder symptoms in a community sample of adolescents and young adults. Am J Psychiatry 2005; 162(7): 1320–1327.

Ross J, Armour C, Kerig PK, Kidwell MC, Kilshaw RE. A network analysis of posttraumatic stress disorder and dissociation in trauma-exposed adolescents. J Anxiety Disord 2020; 72: 102222.

Schäfer I, Gast U, Hofmann A, Knaevaelsrud C, Lampe A, Liebermann P et al. S3-Leitlinie Posttraumatische Belastungsstörung. Berlin: Springer 2019.

Woolgar F, Garfield H, Dalgleish T, Meiser-Stedman R. Systematic review and meta-analysis: prevalence of posttraumatic stress disorder (PTSD) in trauma-exposed preschool-aged children. J Am Acad Child Adolesc Psychiatry 2022; 61(3): 366–377.

KAPITEL

# 18 Stoffgebundene Abhängigkeiten

Daniel Illy



**Fallbeispiel**

Der 17-jährige Jonas stellt sich auf Anraten des Familienhelfers vor, um die freiwillige, elektive Aufnahme zur Entzugsbehandlung zu besprechen. Er gibt an, den Konsum von Substanzen derzeit nicht mehr im Griff zu haben. Der weitere Besuch eines Oberstufenzentrums sei gefährdet. Zurzeit konsumiere er täglich Cannabis, nahezu täglich Amphetamine und sporadisch Kokain. Ohne das Cannabis könne er nicht einschlafen, die Amphetamine würden ihm dabei helfen, in den Tag zu starten. Jonas beklagt Konzentrationsschwierigkeiten und die zunehmende Unfähigkeit, Entscheidungen zu treffen. Im Freundeskreis treffe man sich regelmäßig im Park, um zu konsumieren. Jonas kann ferner einen Probierkonsum von Heroin (geraucht) und MDMA angeben. Seine Familie ist suchtbelastet: Die Mutter ist alkoholabhängig, jedoch seit 1 Jahr abstinent. Über seinen Vater kann Jonas keine genauen Angaben machen – bloß, dass er wohl nach Aussage seiner Mutter ein „Heroinproblem" habe.

## 18.1 Symptomatik

### 18.1.1 Nach ICD-11

Die grundsätzliche Einteilung nach Substanzklassen (Alkohol, Opioide, Cannabinoide, Sedativa/Hypnotika, Kokain, Stimulanzien, Halluzinogene, Tabak, Lösungsmittel sowie multipler Substanzgebrauch) in der ICD-10 bleibt auch in der ICD-11 bestehen. Neu sind Störungen, die infolge des Konsums entstehen, zum Beispiel eine depressive Episode, eine Angststörung oder die substanzinduzierte psychotische Störung (die aber schon zuvor in der ICD-10 kodiert werden konnte). Zu unterscheiden ist ferner die Intoxikation mit einem Suchtmittel von einem schädlichen Gebrauch und der Abhängigkeit.

**Intoxikation**ssyndrome werden meist nicht akut kinder- und jugendpsychiatrisch (und meist auch nicht erwachsenenpsychiatrisch) behandelt, sondern bedürfen der somatischen Überwachung. Ausnahmen bestehen in einigen Kliniken bei Cannabisintoxikationen oder leichten Alkoholintoxikationen (wobei Promillegrenzen für Aufnahmen ohne Einbezug der klinischen Symptomatik nicht sinnvoll sind). Im Konsildienst kommt man aber zum Beispiel trotzdem mit intoxikierten Patienten in Berührung, wobei die Aussagekraft eines dann erstellten psychopathologischen Befunds (je nach Zustand des Patienten) anzuzweifeln ist.

Die Kategorie des schädlichen Gebrauchs von Suchtmitteln wird durchaus kontrovers diskutiert. **Schädlicher Gebrauch** meint den fortlaufenden Konsum einer Substanz, nachdem bereits schädliche Folgen (physisch oder psychisch) eingetreten sind. Das sind vage Kriterien, in die sowohl der Reizhusten nach Tabakkonsum als auch der andauernde Streit mit den Eltern wegen der aufgefundenen Cannabistütchen einfließen könnten. In der Regel werden bereits einige Abhängigkeitskriterien erfüllt. Die Diagnose schädlicher Gebrauch ist jedoch in der Versorgung weniger stark betroffener Patienten hilfreich, denen man ansonsten keine entsprechende Behandlung zukommen lassen könnte.

Die **Abhängigkeit** lässt sich bei Erfüllung von mindestens drei der nachfolgenden Kriterien diagnostizieren. Diese müssen für mindestens 1 Monat bestanden haben oder während des letzten Jahres wiederholt aufgetreten sein.

**! MERKE**

Die sechs Abhängigkeitskriterien sind:

1. Craving (intensives Verlangen zu konsumieren)
2. Kontrollverlust
3. Körperliche Entzugssymptome
4. Toleranzentwicklung
5. Vernachlässigung anderer Interessen
6. Anhaltender Konsum trotz schädlicher Folgen

Gerade bei beginnendem Konsum kann sich, wie bereits beim schädlichen Gebrauch thematisiert, eine spezifische Behandlungsbedürftigkeit ergeben, ohne dass jugendliche Patienten das Vollbild eines Abhängigkeitssyndroms entwickeln. Das ist insofern relevant, als dass erwachsenenpsychiatrische Suchtbehandlung in der Regel sehr viel striktere Aufnahmekriterien anlegt (➤ Kap. 18.3).

Die ICD-11 nimmt zudem neue Substanzen in den Katalog auf: synthetische Cannabinoide (die lange Zeit als „Spice" unter die sogenannten Legal Highs fielen), Methamphetamine und Methcathinone und damit zum Beispiel auch Methylendioxyamphetamin (MDMA), Ketamin, Phencyclidin („Angel Dust") und auch Stoffe ohne psychoaktive Wirkung.

## 18.1.2 In der Transition

Zunächst ist festzuhalten, dass Substanzkonsum (gerade im Sinne eines Probierkonsums) Teil der Adoleszenzentwicklung ist (➤ Kap. 29). Von einigen Suchtstoffen wird dies in weiten Teilen gesellschaftlich sogar gefördert („Komm Junge, wir trinken jetzt mal einen!"). Hier als Behandler den Punkt zu treffen, an dem ein „normaler" Konsum in einen potenziell schadhaften übergeht, ist nicht immer einfach. Der Spagat zwischen „Sein-Limit-Kennenlernen" und dem Schutz einer im Sinne der noch nicht abgeschlossenen Reifung des Gehirns besonders vulnerablen Gruppe ist herausfordernd und sollte je nach Suchtmittel und persönlichem Ansprechen entschieden werden. Während unbestreitbar feststeht, dass man jeden Minderjährigen vom Heroinkonsum abhalten sollte, sieht das beim Alkohol anders aus. Dennoch kann es auch hier individuelle Risikokonstellationen geben, in denen man den Alkohol ähnlich kritisch sehen sollte (etwa bei entsprechender Suchtveranlagung in der Familie oder vorausgegangenen pathologischen Rauschzuständen). Tabakkonsum genießt hierbei ebenfalls eine Sonderrolle und wird, je nach sozialer Schicht und Rollenmodell der Eltern, möglicherweise aber noch mehr toleriert als der Konsum anderer Suchtstoffe.

Eine Übersicht über die verschiedenen Risikoprofile von Suchtstoffen gibt ➤ Tab. 18.1.

Potenziell gefährdete Kinder und Jugendliche in einer frühen Phase der Abhängigkeit zu identifizieren und gegebenenfalls bereits mit einem „lediglich" schädlichen Gebrauch entsprechend spezifisch zu behandeln, ist eine der Hauptaufgaben der kinder- und jugendpsychiatrischen suchtmedizinischen Versorgung. Besonderes Augenmerk ist dabei auf die Komorbiditäten (➤ Kap. 18.5) zu legen. In den

**Tab. 18.1** Risikoprofil von Suchtstoffen (nach Uchtenhagen)

| | Todesfallrisiko bei Überdosierung | Organschäden bei chronischem Gebrauch | Psychische Abhängigkeit | Körperliche Abhängigkeit | Akute Psychosen | Chronische Psychosen | Suchtbedingte Wesensveränderung mit sozialen Folgen |
|---|---|---|---|---|---|---|---|
| **Alkohol** | + | ++ | + | + | + | + | + |
| **Opioide** | ++ | ++ | ++ | ++ | – | – | + |
| **Cannabis** | – | + | + | – | + | + | + |
| **Sedativa/ Hypnotika** | + | (+) | + | + | + | – | + |
| **Kokain** | + | + | ++ | – | + | ++ | + |
| **Stimulanzien** | + | + | ++ | – | + | ++ | + |
| **Halluzinogene** | – | – | – | – | + | + | – |
| **Nikotin** | + | ++ | + | – | – | – | – |
| **Lösungsmittel** | + | + | + | – | + | – | + |
| **Mehrere Substanzen** | + | ++ | + | + | + | + | + |

++ hohe Wahrscheinlichkeit des Auftretens; (+) geringe Wahrscheinlichkeit des Auftretens; + Wahrscheinlichkeit des Auftretens; – nicht nachgewiesen

allermeisten Fällen (abgesehen vom adoleszenten Probierkonsum) werden Suchtstoffe im Sinne einer **Selbstmedikation** eingesetzt. Der depressive Patient will mit Alkohol seine Schlafstörungen behandeln; jemand, der unter sozialen Ängsten leidet, will mithilfe von Alkohol „lockerer“ werden. Amphetamine werden bei bislang nicht erkannten Aufmerksamkeitsstörungen eingesetzt, und ein ansteigender Cannabiskonsum kann auch zu Beginn einer schizophrenen Episode auftreten.

Die weitere Ausprägung der Abhängigkeit ergibt sich aus der Dauer des Konsums, den verwendeten Suchtstoffen, der Häufigkeit, der Dosis, der Vulnerabilität des Konsumenten und den psychosozialen Gegebenheiten. Es gibt sie natürlich, die bereits polytoxikomanen, schwer abhängigen 15-Jährigen; sie stellen aber (zum Glück) eine nur kleine Gruppe der Patienten dar. Häufig sind die Ausprägungsgrade der Abhängigkeiten weniger dramatisch, was sie nicht weniger behandlungsbedürftig macht. Und hierbei entstehen einige Schwierigkeiten im Hinblick auf eine gelungene Transition solcher Patienten in das erwachsenenpsychiatrische Setting (➤ Kap. 18.2).

Vielfach ist aufgrund der eher dezenten Einschränkungen aufgrund des zeitlich überschaubaren Konsums (der alkoholabhängige Jugendliche leidet eben noch nicht an den Folgen einer Leberzirrhose) eine starke **Motivationsarbeit** vonnöten. Und natürlich (das kennt man ja auch von älteren Patienten) bringen Suchtmittel per se eine mitunter ausgeprägte Ambivalenz mit sich. Der weitere Konsum ist vielfach der einfachere Weg. Die Therapiemethode der Wahl ist deswegen das Motivational Interviewing (➤ Kap. 18.7). Die Auflösung der mitunter bereits im Jugendalter stark ausgeprägten **kognitiven Verzerrungen** (z. B. „einmal ist keinmal“) stehen dabei an erster Stelle. Diese Verzerrungen sind in der Ätiologie (➤ Kap. 18.4) begründet und bedürfen gerade im Jugendlichenbereich eines radikal-hedonistischen Therapieansatzes. Die Kernfrage in der Arbeit mit abhängigen Jugendlichen sollte daher lauten: „Was bringt es mir ganz persönlich, nicht mehr zu konsumieren?“

## 18.2 Aspekte der Transition

Suchtpatienten gehören vielleicht neben denjenigen mit einer Persönlichkeitsstörung zu den Patienten, die „gerne" in das erwachsenenpsychiatrische Setting übergeleitet werden: „Der ist volljährig, da sind wir nicht mehr zuständig!" Das soll hier keine Kollegenschelte werden: Den Kinder- und Jugendpsychiater, der nicht schon einmal solche Gedanken hatte, möchte ich kennenlernen. Es lohnt sich, an dieser Stelle aber hinter die Fassade solcher dysfunktionalen Therapeutengedanken zu schauen. Klar, Suchtpatienten treten vielfach unangenehm auf. Sie sind fordernd, mitunter auch medizinisch komplex und neigen dazu, oft (dann meist sehr akut) zu kommen und sich (vorzugsweise zu nachtschlafender Zeit) wieder entlassen lassen zu wollen. Das ist im Erwachsenenbereich vielfach nicht besser und führt dazu, dass erwachsenenpsychiatrische Suchtstationen, je nach Konzept und therapeutischem Engagement der dort Arbeitenden, zu einer Drehtür-Entzugsbehandlungsstation verkommen können. Patienten werden dann zum 80. Entzug aufgenommen, den sie 3 Stunden später wieder abbrechen; und die zugrunde liegende depressive Symptomatik (die vor vielen, vielen Jahren einmal im Sinne einer Selbstmedikation zum Alkoholkonsum führte) kann oder wird gar nicht therapeutisch berücksichtigt.

Das ist natürlich ein sehr schwarz gezeichnetes Bild. Zum Glück gibt es viele Gegenbeispiele engagierter Suchtstationen mit entsprechend motivierten Mitarbeitenden und Konzepten (z. B. einer starken Ausrichtung anhand der motivierenden Gesprächsführung). Ein weiterer, in meinen Augen sehr positiver Faktor ist der immer weiter um sich greifende Trend, eine **„harm reduction"** (Risikoreduktion) anzustreben. Anstatt also den jahrelang suchtkranken Patienten mit der **Vollabstinenz** zu überfordern, geht man dazu über, die Menge des Konsums einzuschränken und so sein Risiko schrittweise zu reduzieren.

**INFOBOX**

Motivierende Gesprächsführung (Motivational Interviewing, MI) ist ein vor allem in der Sozialen Arbeit verwendeter Beratungsansatz, der Veränderungsmotivation für Veränderung vor allem aus dem Auflösen von Ambivalenzen Betroffener erreichen will („Immer dieser Reizhusten, vielleicht sollte ich aufhören zu rauchen?"). Ursprünglich wurde diese Technik in den 1990er-Jahren von Miller und Rollnick für Menschen mit Abhängigkeitsproblemen entwickelt. Dabei wird auf ein konfrontatives Vorgehen verzichtet. Die Motivation, etwas zu verändern, soll vom Betroffenen selbst kommen. Das Standardwerk „Motivierende Gesprächsführung" der genannten Autoren ist auf Deutsch im Lambertus Verlag erschienen und auch für die psychotherapeutische Behandlung von abhängigen Patienten eine gute Empfehlung.

Da wir in diesem Buch aber vor allem Stolpersteine in der Behandlung junger Erwachsener aufzeigen wollen, gehen wir nachfolgend von einer 08/15-Erwachsenen-suchttherapeutischen Station aus. Welche Schwierigkeiten ergeben sich, wenn der 18-Jährige an seinem Geburtstag nun plötzlich in ein neues Setting verlegt werden würde? Die überspitzte Formulierung zeigt bereits, dass er nach Möglichkeit und in Rücksprache mit der Krankenkasse zumindest den aktuellen Entzug und gegebenenfalls auch die Entwöhnungsbehandlung (was leider meist utopisch ist) in einem kinder- und jugendpsychiatrischen Setting absolvieren sollte. Aber nehmen wir einmal an, wir fallen wirklich in diese dysfunktionale Kognition und verlegen der Patienten an seinem Geburtstag.

Die Altersstruktur wird dazu führen, dass die meisten seiner Mitpatienten in der 50ern sein werden. Selbst wenn das Therapiekonzept der Suchtstation also richtig gut ist, so wird der 18-Jährige plötzlich mit chronischen Verläufen suchtkranker (meist alkoholabhängiger) und in seinen Augen „alter" Menschen konfrontiert werden und sich vermutlich wenig angenommen fühlen. Vermutlich wird seitens der Therapierenden auch kaum Bereitschaft bestehen, über jugendspezifische Themen wie die Trennung von der Freundin etc. zu sprechen. Zugleich setzen viele erwachsenenpsychiatrische Stationen auf ein sehr freies und offenes Setting, um den Wunsch nach Abstinenzbildung zu fördern. Während die Entzugsbehandlung in der Kinder- und Jugendpsychiatrie also in der Regel auf einer geschlossenen Station stattfindet, sind da nun also plötzlich offene Türen, die Rauchzeiten und Zigarettenmengen sind nicht mehr reguliert, und der junge Erwachsene wird über Nacht in ein Setting „geworfen", in dem er viel Selbstständigkeit beweisen muss. Diese Selbstständigkeit fehlt aber meist, da es aufgrund des Konsums zu einer unzureichenden Verselbstständigung des Betroffenen gekommen ist. Es besteht also zumindest die Sorge, dass sich der junge Erwachsene dazu entscheiden wird, die Behandlung abzubrechen, und da er nun volljährig ist, werden ihn daran auch nur akut eigen- oder fremdgefährdendes Verhalten hindern können.

Selbst wenn er sich nun in ein paar Monaten erneut in der Erwachsenenpsychiatrie vorstellen sollte, werden nun aber andere Kriterien angesetzt werden. Erfüllt der Patient zum Beispiel nicht die Diagnosekriterien der Abhängigkeit, wird man ihm vermutlich keinen Therapieplatz anbieten. Die Folge: Die Sucht „köchelt" die nächsten Jahre weiter vor sich hin, bis sie irgendwann so massiv ist, dass der Patient (dann vielleicht schon selbst in seinen 50ern) zu einem der typischen „Drehtürpatienten" geworden ist.

Um diese zugegeben sehr schwarz gemalte „Patientenkarriere" zu vermeiden, bedarf es also entsprechender Konzepte. Suchtberatungsstellen, Streetworker und Coaches legen zum Glück nicht die Hände in den Schoß, wenn der Patient 18 wird. Transmissionssprechstunden mit entsprechenden Übergaben an die erwachsenenpsychiatrischen Kollegen können auf entsprechende Behandlungsbedürftigkeit hinweisen, selbst wenn der Patient aus erwachsenenpsychiatrischer Sicht „zu gesund" erscheint. Und inzwischen haben viele Kliniken auch erkannt, dass es sinnvoll ist, das breite Altersspektrum ihrer suchtkranken Patienten aufzuteilen. Letztlich müssen wir als Behandelnde aber auch unsere eigenen Kognitionen hinterfragen.

**! MERKE**

Unsere Entscheidungen in dieser vulnerablen Phase können die weitere Entwicklung des Patienten entscheidend beeinflussen. Gerade die Fälle „schwieriger" Patienten sollten wir an Umbrüchen wie diesen zum Beispiel im Rahmen supervisorischer Prozesse nochmal aufgreifen und uns klar machen, dass niemand morgens aufsteht und einfach so anfängt, Schnaps zu trinken.

## 18.3 Epidemiologie

Die Bundeszentrale für gesundheitliche Aufklärung (BZgA) erhebt regelmäßig epidemiologische Daten zum Suchtmittelkonsum. Im Jahr 2019 (BZgA 2020) setzte sich ein sehr erfreulicher Trend fort: Der Anteil **rauchender Jugendlicher** ist weiter rückläufig und zeigte sogar einen historischen Tiefstand: Nur 5,6 % der 12- bis 17-Jährigen gaben an zu rauchen. Der Anteil derjenigen, die noch nie geraucht haben, stieg ebenso an und lag mit 85,1 % auf einem historischen Höchststand. Auch bei den jungen Erwachsenen (18–25 Jahre) zeigten sich im Vergleich zu den Vorjahren sehr erfreuliche, bislang nie so positive Zahlen: „Nur" 21,2 % gaben an zu rauchen, die Quote der Nie-Rauchenden lag bei 45,9 %.

Der Konsum von E-Zigaretten hat sich bei den Jugendlichen in den letzten Jahren etwas erhöht (von 2,6 % in 2012 auf 3,7 % in 2019); E-Shishas liegen derzeit stabil bei 1,8 %, Tabakerhitzer ebenso stabil bei 0,1 %. Die Quote der „klassisch" Shisha-rauchenden Jugendlichen war rückläufig bei 7,2 %.

In der Gruppe der 18- bis 25-Jährigen sinkt der Konsum von Shishas ebenso (aktuell 15,2 %). Der Konsum von E-Zigaretten (5,9 %), E-Shishas (2,3 %) und Tabakerhitzern (0,8 %) ist stabil.

Beim Thema **Alkohol** gibt es ebenfalls erfreuliche Zahlen: Die Lebenszeitprävalenz des Alkoholkonsums der 12- bis 17-Jährigen lag 2019 bei 63,1 % und ist damit rückläufig (2001: 87 %). In der Gruppe der 18- bis 25-Jährigen haben 95,4 % bereits Alkohol konsumiert. Der regelmäßige Konsum von Alkohol (definiert als Konsum mindestens einmal in der Woche) ist deutlich rückläufig (bei den 12- bis 17-Jährigen von 25,4 % im Jahr 1973 auf 9,5 % im Jahr 2019; bei den 18- bis 25-Jährigen von 67,1 % im Jahr 1973 auf 32,9 % im Jahr 2019), was ➤ Abb. 18.1 grafisch veranschaulicht.

Das Rauschtrinken (definiert als mindestens 5 Gläser), das gerade in den Jahren 2007 bis 2011 einen gewissen „Hype" (z. B. Anstieg von männlichen Jugendlichen innerhalb von 2 Jahren von 23,8 % auf 30,7 %) erfuhr (und damals auch vermehrt von den Medien aufgegriffen wurde), ist weiterhin rückläufig (12- bis 17-jährige Jungen aktuell 16,4 %, Mädchen 10,7 %; 18- bis 25-jährige Männer 43,9 %, Frauen 24,5 %).

Bei den **illegalen Suchtmitteln** ist Cannabis gegenüber den anderen Stoffen absolut dominant, gerade im Altersbereich der Jugendlichen, was in der Darstellung der Lebenszeitprävalenz (Konsum mindestens einmal) in ➤ Abb. 18.2 zum Ausdruck kommt.

18

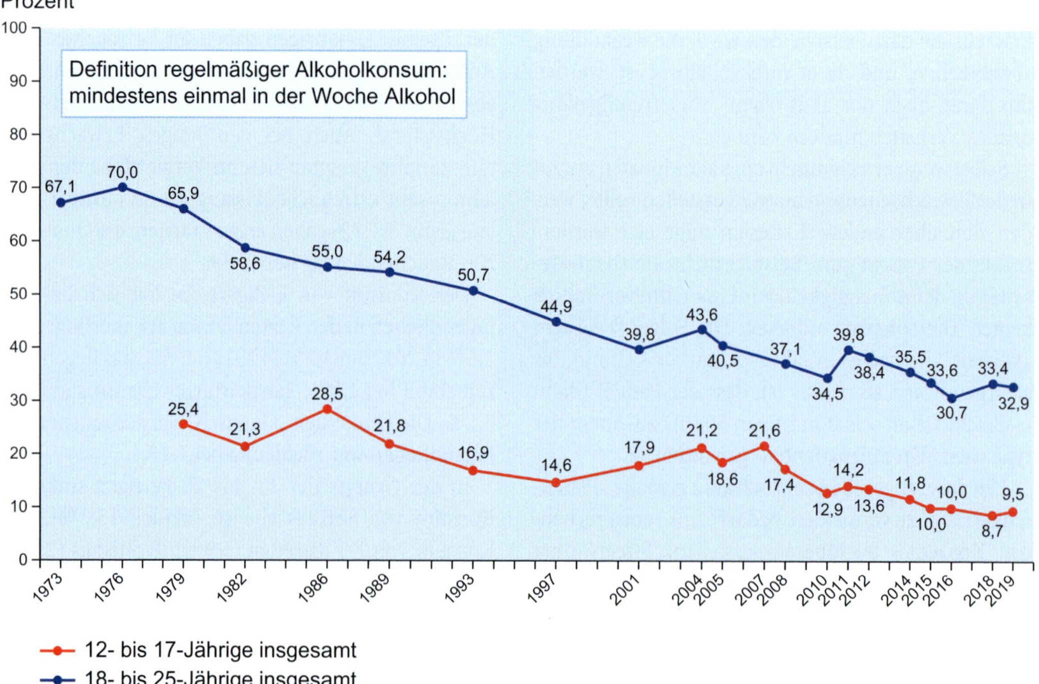


**Abb. 18.1** Regelmäßiger Alkoholkonsum 1973 bis 2019 (Quelle: BZgA 2019) [W233–001/L231]

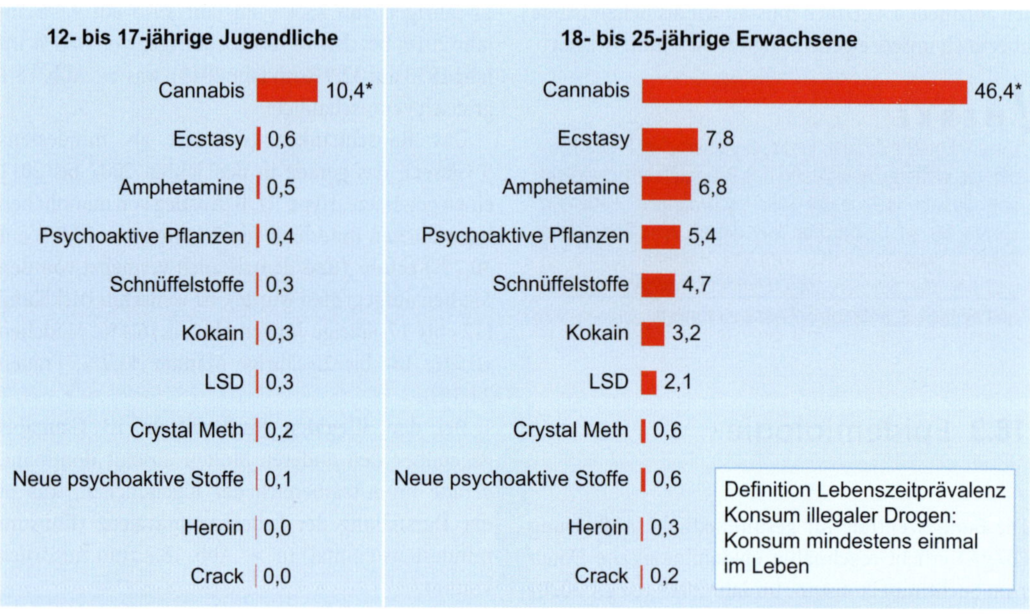


**Abb. 18.2** Lebenszeitprävalenz des Konsums illegaler Drogen 2019 (Quelle: BZgA 2019) [W233–001/L231]

18

Seit 2011 (6,7 %) hat sich der Anteil der Jugendlichen, die mindestens einmal Cannabis konsumiert haben, auf aktuell 10,1 % erhöht. Der Anteil junger Erwachsener, die Cannabis bereits ausprobiert haben, ist seit einem Anstieg Ende der 1990er-Jahre relativ konstant bei aktuell 41,4 %. Die Zunahme des Konsums zeigt sich auch in einer Zunahme der 12-Monats-Prävalenz in allen untersuchten Altersgruppen (insbesondere bei den jungen Frauen mit aktuell 18,5 %). Regelmäßigen Konsum illegaler Drogen betreiben 2 % aller Jugendlichen und 8,3 % aller jungen Erwachsenen.
Die Daten hinsichtlich einer tatsächlich bestehenden Abhängigkeit bei Adoleszenten sind aus mehreren Gründen nicht ausreichend belastbar (Nichterfüllen der Diagnosekriterien, keine gute Abbildung durch Zufallsstichproben, Verfälschung der Angaben aus Sorge vor strafrechtlichen Folgen etc.). Bei Erwachsenen wird die 12-Monats-Prävalenz des Alkoholmissbrauchs in einer Arbeit von Jacobi et al. (2014) mit 1,8 % angegeben, die Abhängigkeit mit 3 %. Die Tabakabhängigkeit liegt bei 13,1 %, illegale Suchtstoffe sind nicht erfasst (und auch in anderen Übersichtsarbeiten aus den bereits genannten Gründen nicht gut protokolliert).

## 18.4 Ätiologie

Die Entstehung einer Substanzabhängigkeit ist multifaktoriell. Neben den bereits erwähnten komorbiden Störungen, die im Rahmen einer „Selbstmedikation" Sucht begünstigen, sind vor allem genetische Faktoren zu nennen. Nicht selten stammen Betroffene aus suchtbelasteten Familien. Weiteren Einfluss haben psychosoziale Faktoren wie zum Beispiel eine entsprechende Peergroup. Auf neurobiologischer Ebene lässt die Entwicklung einer Abhängigkeit ebenfalls nachvollziehen. Die Ausprägung der Toleranz und die daraus resultierenden Entzugssymptome sind zum Beispiel bei der Alkoholabhängigkeit (Dysbalance von Neurotransmittern und Gegenregulation der Rezeptoren) gut erforscht (➤ Abb. 18.3).



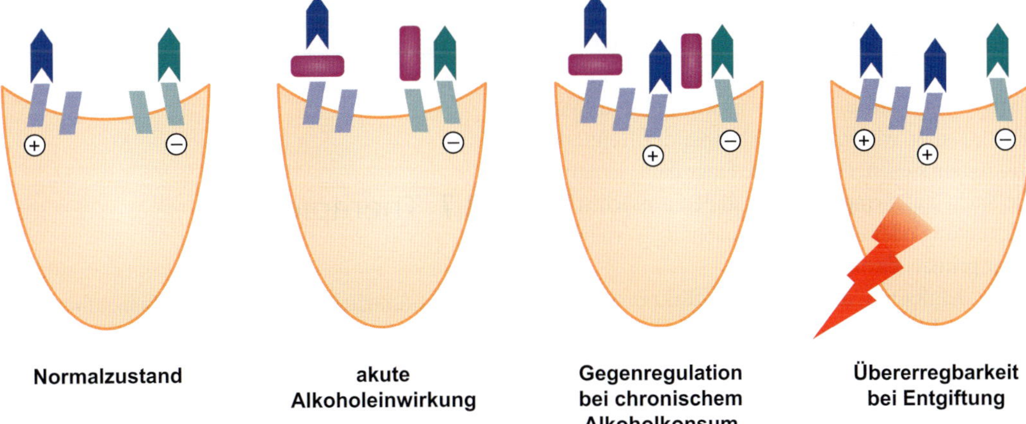


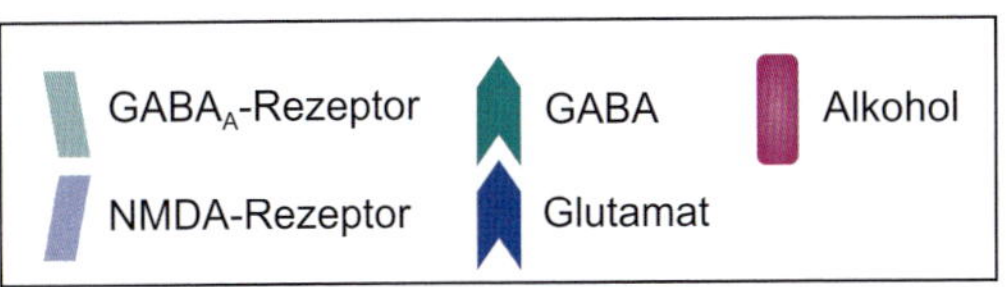


**Abb. 18.3** Neuronale Mechanismen von Toleranzentwicklung und Entgiftung. Bei chronischem Alkoholkonsum erfolgen zur Sicherung der Homöostase neuroadaptive Vorgänge, die u.a. eine Hochregulation von glutamatergen NMDA[3]-Rezeptoren bei gleichzeitiger Herabregulation von GABA$_A$-Rezeptoren umfassen. Im Falle einer Trinkmengenreduktion oder Abstinenz kommt es aufgrund der nun fehlenden Alkoholeffekte zu einer Dysbalance zwischen Inhibition und Exzitation, die sich klinisch in Form eines Entzugssyndroms zeigt. [L231]

[3] N-Methyl-D-Aspartat

Auch die Rolle des Dopamins in der Suchtentstehung ist gut erforscht, wenn auch häufig falsch verstanden. Der große Reiz des Konsums ergibt sich, anders als vielfach angenommen, weniger aus einem aus dem Konsum resultierenden Dopaminausstoß. Vielmehr scheint es die Erwartungshaltung des Konsums zu sein, die einen entsprechenden neurobiologischen Eindruck hinterlässt (Schultz 1998; Keiflin und Janak 2015). Daraus lässt sich die zentrale Funktion des Cravings in der Suchtbehandlung ableiten, die zu den bereits beschriebenen kognitiven Verzerrungen führt (Hellenschmidt und Kölch 2020). Die motivierende Gesprächsführung greift genau diese Facetten der Sucht auf und zieht ihre Wirksamkeit vermutlich auch daraus, dass sie indirekt Bezug auf die zugrunde liegenden neurobiologischen Grundlagen nimmt.

## 18.5 Komorbiditäten



Die Rolle von Suchtmitteln als Selbstmedikation kam bereits mehrfach zur Sprache. Bei über 60 % der suchtbetroffenen Jugendlichen zeigen sich komorbide psychische Störungen (Hellenschmidt und Kölch 2020), sodass wir vor dem Dilemma der Henne-Ei-Diskussion stehen. Die zentrale Frage dabei lautet: Ist die Sucht nur Symptom einer anderen psychischen Erkrankung oder existiert sie unabhängig (vielleicht sogar primär) davon?

Die häufigsten anzutreffenden Erkrankungsbilder sind Aufmerksamkeitsstörungen, Angsterkrankungen, Depressionen und bipolare Störungen, Störungen des Sozialverhaltens und psychotische Störungen. Bei Letzteren ist gerade beim Konsum potenziell entsprechend vulnerabilisierender Suchtmittel (allen voran Cannabis) eine substanzinduzierte psychotische Störung abzugrenzen. Für eine substanzbedingte Genese sprechen ein eher akuter Beginn, eine Rückbildung nach Abstinenz, eine entsprechende positive Suchtanamnese und fehlende andere Prodromalzeichen im Vorfeld wie BLIPS („brief limited intermittent psychotic symptoms") oder APS (attenuierte psychotische Symptome; vgl. ➤ Kap. 8.7).

## 18.6 Diagnostik

Die Abhängigkeitskriterien sollten in jeder **Suchtanamnese** erfragt werden. Die Diagnose einer stoffgebundenen Abhängigkeit lässt sich also in der Regel klinisch stellen, während komorbide Störungen den Einsatz von testdiagnostischen Verfahren erfordern. Zur Förderung des Vertrauens zum Behandler kann der Hinweis auf die Schweigepflicht (bei entsprechenden Konstellationen auch gegenüber den Erziehungsberechtigten) hilfreich sein.

Zur Objektivierung, aber auch zur Verlaufskontrolle bieten sich **Urin-Screenings** an. Diese erfassen aber nicht alle Substanzen (z. B. Legal Highs wie „Kräutermischungen" oder „Badesalze") und sollten im Sinne der motivierenden Gesprächsführung mit den Patienten als Unterstützung im Sinne einer Förderung der Abstinenzmotivation besprochen werden. Viele Labore bieten seit einigen Jahren zudem keine quantitative Drogenbestimmung mehr an, was die Aussagekraft einer seitens des Patienten bekundeten Abstinenz bei Aufnahme unmittelbar nach Konsum schmälert, etwa wenn es zu einer Abgängigkeit kam, der Patient jedoch beteuert, nicht konsumiert zu haben.

## 18.7 Therapie

Die grundsätzliche Abfolge in der Behandlung von stoffgebundenen Süchten besteht nach der initialen **Motivationsphase** („Change-Talk", Vierfeldertafel etc.) in der Entzugsphase, der Entwöhnungsphase und der anschließenden Stabilisierung.

- Im Rahmen des **Entzugs** (der in der Regel stationär erfolgt) können mitunter niedrigpotente Neuroleptika oder im Rahmen der Alkohol- oder Amphetaminentzugsbehandlung vorübergehend auch Benzodiazepine notwendig werden. Bei einer Benzodiazepinabhängigkeit ist das langsame Ausschleichen Mittel der Wahl, bei Halluzinogenen ist der Einsatz von Neuroleptika kontraindiziert. Die Opioidabhängigkeit erfordert die gestufte Substitution mit einem Ersatzstoff wie zum Beispiel Buprenorphin.

- Ist der Patient körperlich von der Substanz entzogen, schließt sich die hauptsächliche therapeutische Arbeit im Rahmen der **Entwöhnung** an. Natürlich sollte auch die zuvor ablaufende Entzugsphase mit psychotherapeutischen Gesprächen begleitet werden! Ideal für die psychotherapeutische Behandlung von Suchterkrankungen sind gruppentherapeutische Angebote, die im Sinne der motivierenden Gesprächsführung arbeiten. Komorbide Störungen sollten zu diesem Zeitpunkt ebenfalls mitbehandelt werden.
- Die anschließende **Stabilisierung** besteht in der Aufrechterhaltung der Abstinenz und der Lösung psychosozialer Schwierigkeiten (z. B. Schulabschluss); sie kann in der Regel ambulant erfolgen.

In der Erwachsenenpsychiatrie erfolgt die Suchtbehandlung meist sehr viel fragmentierter. So findet zum Beispiel die Entzugsbehandlung meist in der zuständigen Akutklinik statt, während die Entwöhnungsphase in einer darauf spezialisierten Reha-Klinik erfolgt. Nicht selten sind Wartephasen mit Rückfällen verbunden; daher sollte auf eine möglichst lückenlose Weiterbehandlung geachtet werden. Zwar dürfen auch Minderjährige (mit Einverständnis der Erziehungsberechtigten) einen entsprechenden Antrag auf eine „klassische" Entwöhnungsbehandlung bei der Rentenversicherung einreichen, in der Regel halten entsprechend aufgestellte kinder- und jugendpsychiatrische Kliniken jedoch „ganzheitliche" Therapiekonzepte vor, was im Sinne der Behandlungskontinuität eindeutig zu begrüßen ist.

## Auflösung Fallbeispiel

Jonas wurde nach zwei stützend-motivierenden Gesprächen geplant zur Entzugsbehandlung aufgenommen. Initial benötigte er bei starker Unruhe und Schlafstörungen Pipamperon bei Bedarf. Im Verlauf nahm er regelmäßig und sehr motiviert an der spezifischen Gruppentherapie teil und konnte einen zunehmend größeren Anteil seiner Freizeit außerhalb der Klinik verbringen. Im Zuge einer Belastungserprobung am Wochenende kam es einmalig auf einer Geburtstagsfeier eines Freundes zu einem Rückfall mit Cannabis, den Jonas bei seiner Rückkehr jedoch direkt berichtete. Das Thema wurde in den begleitenden Einzelgesprächen aufgegriffen, und Jonas erlernte Strategien zur weiteren Abgrenzung gegenüber der konsumierenden Peergroup. Zwei Monate vor seinem 18. Geburtstag konnte Jonas in die ambulante Weiterbehandlung entlassen werden. Zur Förderung der Abstinenz erfolgten die Anbindung an ein Jugendsuchtprojekt und die Etablierung einer Familienhilfe. Vor Entlassung wurden im Rahmen einer Transmissionssprechstunde der Fall und die eventuell in der Zukunft notwendigen Aufnahmemodalitäten mit der bei Volljährigkeit zuständigen Erwachsenenpsychiatrie geklärt. Auch Jonas war bei diesem Termin anwesend und konnte den dann zuständigen Arzt bereits kennenlernen. Es wurden Verlaufstermine in der Institutsambulanz der Erwachsenenpsychiatrie vereinbart.

18

### LITERATUR

BZgA – Bundeszentrale für gesundheitliche Aufklärung. Die Drogenaffinität Jugendlicher in der Bundesrepublik Deutschland 2019; Stand: 2020; www.bzga.de/fileadmin/user_upload/PDF/studien/Drogenaffinitaet_Jugendlicher_2019_Basisbericht.pdf (letzter Zugriff: 23.4.2022).

Hellenschmidt T, Kölch M. Psychische und Verhaltensstörungen durch psychotrope Substanzen. In: Kölch M, Rassenhofer M, Fegert JM (Hrsg.): Klinikmanual Kinder- und Jugendpsychiatrie und -psychotherapie. 3. A. Springer 2020, S. 345–369.

Jacobi F, Höfler M, Strehle J, Mack S, Gerschler A, Scholl L et al. Psychische Störungen in der Allgemeinbevölkerung. Studie zur Gesundheit Erwachsener in Deutschland und ihr Zusatzmodul Psychische Gesundheit (DEGS1-MH). Nervenarzt 2014; 85: 77–87.

Keiflin R, Janak P. Dopamine prediction errors in reward learning and addiction: from theory to neural circuitry. Neuron 2015; 88(2): 247–263.

Schultz W. Predictive reward signal of dopamine neurons. J Neurophysiol 1998; 80(1): 1–27.

KAPITEL

# 19 Computerspiel- und Internetnutzungsstörung

Daniel Illy



**Fallbeispiel**

Der 17-jährige Jakob kommt in Begleitung seiner Eltern nach vorangegangener Vorstellung beim Kinder- und Jugendpsychiatrischen Dienst (KJPD) und mit dringender Empfehlung für eine spezifische Behandlung in die „Sprechstunde für Videospiel- und Internetabhängigkeit". Seit 2 Monaten bestehe eine zunehmende Schulabstinenz; die eigentlich angestrebte Hochschulreife sei gefährdet. Die verheirateten und beide zum Gespräch anwesenden Eltern zeigen sich mit der aktuellen familiären Situation überfordert. Es wird eine große Sorge sichtbar, da man aufgrund von Jakobs Alters nicht mehr viel „Handhabe" zur Verfügung habe, ihn entsprechend zu „formen". Fremdanamnestisch lässt sich ein verschobener Tag-Nacht-Rhythmus eruieren.

Auf den aktuellen Konsum angesprochen, schildert Jakob, dass er vor allem „Rainbow Six Siege" spiele und sich überlegt habe, das Abitur doch nicht zu machen, weil er professioneller „Twitch-Streamer" werde wolle. Er habe ja einen Schulabschluss und verstehe nicht, warum seine Eltern so einen „Riesenzirkus" veranstalten würden. Er könne nicht nachvollziehen, warum man sich Sorgen um ihn mache. Schließlich habe er einen Lebensplan gefasst, der einfach nur nicht zu den „spießigen" Vorstellungen seiner als Juristen tätigen Eltern passe. Er beschäftige sich sehr viel mit Gaming, habe ja auch ein berufliches Interesse daran und bereits einige Turniere gewonnen. Andere Hobbys habe er keine mehr. Den Versuch, seine Spielzeit zu reduzieren, habe er nie unternommen, außerdem habe sich seine Spielzeit in den letzten 12 Monaten nur unwesentlich verändert. Lediglich nach der Entscheidung, nicht mehr so häufig in die Schule zu gehen, habe er natürlich mehr Zeit zum Spielen gehabt. Entzugserscheinungen werden verneint. Zuletzt habe er auch heimlich in der Nacht gespielt, um den Diskussionen mit seinen Eltern aus dem Weg zu gehen.

Erst auf mehrfache Nachfrage gibt er an, manchmal zu spielen, um sich danach besser zu fühlen. In der Schule sei er zuletzt Mobbing ausgesetzt gewesen, da er noch nie eine Freundin gehabt habe.

## 19.1 Symptomatik

### 19.1.1 Nach ICD-11

In einem Klassifikationssystem fand die Erkrankung erstmals unter der Bezeichnung „Internet Gaming Disorder“ im Jahr 2013 Berücksichtigung, als sie von der American Psychiatric Association in das Forschungskapitel des US-amerikanischen Klassifikationssystems für psychische Störungen (DSM-5) aufgenommen wurde. Für Behandler des Störungsbildes (wie auch für den Autor dieser Zeilen) stellte dies einen sehr wichtigen Meilenstein dar. Der Name „Internet Gaming Disorder“ wurde gewählt, um einer Verwechselung mit der ähnlich klingenden „Gambling Disorder“ zu vermeiden; die Wahl ist allerdings etwas unglücklich, da man annehmen könnte, er beziehe sich lediglich auf Online-Spiele.

Das DSM-5 lieferte erstmals eine Definition der „Internet Gaming Disorder“, welche die Grundlage für weitere Forschungen bildete. Nun konnten Forschende weltweit diesbezüglich eine gemeinsame Sprache sprechen. Es wurden insgesamt neun Abhängigkeitskriterien definiert, die das Störungsbild auf symptomaler Ebene einheitlich beschreibbar machten.

19

**INFOBOX**

**Abhängigkeitskriterien der Internet Gaming Disorder**

Die neun Abhängigkeitskriterien der Internet Gaming Disorder nach DSM-5 (hier in der deutschen Übersetzung der Computerspielabhängigkeitsskala von Rehbein 2015) lauten:

1. Gedankliche Vereinnahmung (übermäßige Beschäftigung)
2. Entzugserscheinungen
3. Toleranzentwicklung
4. Kontrollverlust
5. Verhaltensbezogene Einengung (Interessenverlust)
6. Fortsetzung trotz psychosozialer Probleme
7. Lügen/Verheimlichen (Täuschen anderer)
8. Dysfunktionale Gefühlsregulation
9. Gefährdung/Verluste

Die Diagnose kann vergeben werden, wenn fünf der neun Kriterien über einen Zeitraum von 12 Monaten erfüllt sind. Ab dem Erfüllen von zwei Kriterien wird von „gefährdetem Spielverhalten“ gesprochen.

Die Aufnahme der Diagnose wurde etwa aufgrund der Qualität der (zu Teilen aus der Glücksspielabhängigkeit „entliehenen“) Kriterien durchaus auch kontrovers diskutiert (Aarseth et al. 2017) und war im Zusammenhang mit der Schaffung einer solchen Diagnosekategorie in der ICD-11 ebenfalls Thema (Illy 2018). Aus Platzgründen wird an dieser Stelle auf die ausführliche Darlegung im *Praxishandbuch Videospiel- und Internetabhängigkeit* verwiesen (Illy 2020).

Ein paar Sätze noch zur Nomenklatur: Ich finde den Abhängigkeitsbegriff sinnvoller als den Störungsbegriff (der sich ja aus der wortgetreuen englischen Übersetzung herleitet). Zudem finde ich es korrekter, von Videospielen zu sprechen als von Computerspielen, da so auch Konsolenspiele und Smartphone-Spiele miterfasst werden. Im Zuge der Vereinheitlichung der Bezeichnungen für Verhaltenssüchte (Rumpf et al. 2021) sind jedoch die Begriffe Computerspielstörung bzw. Internetnutzungsstörung festgelegt worden. Die nicht in der ICD-11 abgebildete Abhängigkeit von sozialen Netzwerken wird Soziale-Netzwerke-Nutzungsstörung heißen. Wo es der Text im Sinne der Anschaulichkeit gebietet, werde ich von dieser (wirklich sehr sperrigen) Definition abweichen.

Den Schwierigkeiten bezüglich der Qualität der neun DSM-5-Kriterien geht die ICD-11 ein wenig aus dem Weg, indem sie die Anzahl der Kriterien reduziert.

**! MERKE**

**Kriterien der neu aufgenommenen Computerspielstörung in der ICD-11:**

1. Kontrollverlust
2. Interessenverlust
3. Fortsetzung trotz negativer Konsequenzen

Zusatzkriterium: funktionale Beeinträchtigung aufgrund des Konsums

Die Symptome müssen für 12 Monate bestehen. Bei einer entsprechenden Schwere der Erkrankung ist auch eine frühere Diagnosevergabe möglich.

Die Aufnahme in die ICD-11 ist ausdrücklich zu begrüßen; allerdings gehen durch die Reduktion der Kriterien auch entscheidende Informationen verloren, beispielsweise das Kriterium der therapeutisch sehr relevanten dysfunktionalen Gefühlsregulation.

Da in Zukunft nicht nur Abhängigkeitsexperten (die mit den neun Abhängigkeitskriterien vertraut sind und ihre Anamnese daran ausrichten) Diagnosen vergeben werden, sondern u. a. auch Haus- und Kinderärzte, ist dieser Punkt durchaus relevant.

Exemplarisch lässt sich dies am eingangs vorgestellten Fallbeispiel demonstrieren:

- **Vermutlich erfüllte Kriterien nach DSM-5:** Gedankliche Vereinnahmung (übermäßige Beschäftigung), verhaltensbezogene Einengung (Interessenverlust), Fortsetzung trotz psychosozialer Probleme, Lügen/Verheimlichen (Täuschen anderer), dysfunktionale Gefühlsregulation und Gefährdung/Verluste werden erfüllt. Entzugserscheinungen, Toleranzentwicklung und Kontrollverlust lassen sich aktuell nicht sicher fassen.
- **Vermutlich erfüllte Kriterien nach ICD-11:** Interessenverlust, Fortsetzung trotz negativer Konsequenzen; funktionale Beeinträchtigung gegeben (Schule und Familie). Kontrollverlust lässt sich nicht sicher fassen. Aufgrund der Schwere der Symptomatik wäre an eine frühere Diagnosevergabe zu denken.

Nach ICD-11 wäre eine Diagnosevergabe fraglich, da bei einem 17-Jährigen die fremdanamnestischen Angaben nur sekundär einbezogen werden sollten. Allerdings lassen sich einige therapeutische Ansatzpunkte finden, und es zeigt sich ein spezifischer Behandlungsbedarf für Jakob. So ließe sich etwa vor dem Hintergrund seiner Mobbingerfahrungen gut therapeutisch in die Thematik einsteigen. Die virtuelle Welt, in welcher der Patient offenbar erfolgreich zu sein scheint, könnte beispielsweise einen dysfunktionalen Eskapismus bedingen. Spielinhalte („Ich bin einer der Besten") könnten in die reale Welt übertragen werden („Ich habe meine Stärken"). Auch die Themen Einsamkeit und Partnerschaft liegen auf der Hand.

### 19.1.2 In der Transition

**Das Erreichen der Volljährigkeit** stellt einen entscheidenden Faktor bei videospiel- und internetabhängigen Patienten da und klingt bereits im oben genannten Fallbeispiel an. Zwar sinken die Einflussmöglichkeiten der Erziehungsberechtigten bereits im Jugendalter zunehmend, der 18. Geburtstag hat jedoch vielfach die Wirkung eines Katalysators. Die jungen Erwachsenen lassen sich dann noch weniger von den Eltern sagen. Lebensentscheidungen wie Schulabschluss und Berufswahl werden aufgeschoben, und der Patient gibt sich selbstbestimmt dem Konsum hin. Vielfach ziehen sich solche „Patientenkarrieren" auch durch die nächsten Jahre, etwa wenn die Betroffenen dann allein wohnen oder ein Studium nicht aufrechterhalten werden kann, weil die Fähigkeit zur Selbstkontrolle nicht mehr besteht.

> **! MERKE**
> Als einfache Faustregel kann man definieren: Je weniger Struktur durch Eltern, Schule, etc. besteht, desto leichter kann sich die Abhängigkeit von Videospielen und Internet ausbreiten.

Es kann also zu einer Intensivierung der Symptomatik kommen, während auf der reinen Symptomebene eher keine größeren Veränderungen zu erwarten sind (vielleicht mit Ausnahme der dann erst relevant werdenden Brüche im Lebensweg). Diese Intensivierung kann sich zum Beispiel auch in Form einer Spielzeiterhöhung zeigen, wobei die Spielzeit als solches kein Abhängigkeitskriterium darstellt.

Ein weiterer Einflussfaktor ist die **Peergroup** des Patienten. Schon der gesunde Konsum von Videospielen dient der Abgrenzung von den Eltern, ist ein mit den Freunden geteiltes Hobby und für viele ein essenzieller Bestandteil des „Erwachsenwerdens". Bei der Abhängigkeit von Social Media (Soziale-Netzwerke-Nutzungsstörung) ist das stellenweise sogar noch deutlicher zu beobachten, auch wenn man hier die Abhängigkeit leichter übersehen kann (➤ Kap. 19.5). Bei Veränderungen des sozialen Umfelds kann es zu einer Änderung des Konsumverhaltens kommen. Neue Bekanntschaften eröffnen unter Umständen den Weg in neue Spielwelten. Wenn in der neuen Berufsschule hingegen niemand „zockt", wendet man sich eventuell wieder vermehrt den Online-Freunden zu. Diese weisen nicht selten eine höhere Konstanz auf als Real-Life-Freunde: Man braucht sie nur in der Freundesliste anzuklicken, anstatt den früheren Sitznachbarn in der Schule kontaktieren zu müssen. Auch partnerschaftliche Beziehungen haben Einfluss auf den Medienkonsum. Im Rahmen einer „normalen" Pubertätsentwicklung werden Mädchen in der Regel irgendwann interessanter als Videospiele. Scheitern solche ersten Beziehungen (die ja meist einen hohen emotionalen Stellenwert haben) aufgrund eines fortgesetzten Medienkonsums, ist das ein Hinweis auf ein abhängiges Spielverhalten („Wenn du nicht mit dem Scheiß aufhörst, bin ich weg!“).

An dieser Stelle sei noch einmal darauf hingewiesen, dass Verhaltensweisen, die von Eltern vielfach einer Persönlichkeitsstruktur oder der Pubertätsentwicklung zugeschrieben werden („Der macht sich nix aus Mädchen und ist auch nicht so der gesellige Typ. Solange er in die Schule geht, finde ich das okay, wenn er stundenlang seine Panzersimulationen zockt“), auch Hinweise auf eine zugrunde liegende psychische Erkrankung (in diesem Fall z. B. Autismus-Spektrum-Störung und abhängiger Medienkonsum) sein können.

## 19.2 Aspekte der Transition

Wie steht es um Transitionskonzepte bei einer Erkrankung, die erst seit Erscheinen der ICD-11 offiziell diagnostizierbar ist und bei der Fachkonferenzen zum Thema bislang eher kleine Hörsäle füllen, obwohl die Anzahl der betroffenen Patienten in Deutschland 1–2 Millionen beträgt? Diese rhetorische Frage lässt schon erkennen, was in den kommenden Jahren zu einem großen Problem werden wird: Es gibt zu wenige spezifische Behandlungsangebote und sonstige Versorgungsstrukturen für Menschen mit einer Abhängigkeit von diesen „neuen“ Medien. Daher bedarf es dringend der weiteren Sensitivierung und Weiterbildung von jungen Kollegen für dieses Thema.

Wenn in Zukunft mehr reguläre Versorgungsstrukturen bestehen, werden sich im Verlauf auch passende Transitionskonzepte herausbilden, die dringend benötigt werden. Zum jetzigen Zeitpunkt dürften Patienten in vielen Erwachsenenpsychiatrien auf den Satz „Guten Tag, ich bin abhängig von Videospielen und würde bei Ihnen gerne einen Entzug machen“ die Antwort zu hören bekommen: „Mmh, okay. Interessant, aber so etwas machen wir hier nicht!“ Leider. Aber es ist auch wenig sinnvoll, als 18-Jähriger auf einer Station mit lauter älteren alkoholabhängigen Patienten „abzuhängen“. Patienten ist daher bis auf Weiteres anzuraten, sich an Spezialisten zu wenden.

**INFOBOX**

**Beratungs- und Anlaufstellen**

Spezialisierte Zentren lassen sich beispielsweise über die Therapeuten-Suchfunktion des Fachverbands Medienabhängigkeit finden: www.fv-medienabhaengigkeit.de/hilfe-finden/karte-mit-plz-suche/.

Wichtig hierbei ist, dass sich das therapeutische Vorgehen bei Jugendlichen und Erwachsenen etwas unterscheidet. Im Erwachsenenbereich gilt das Manual „Computerspiel- und Internetsucht: ein kognitiv-behaviorales Behandlungsmanual“ von Wölfling et al. (2012) als Goldstandard. Es propagiert einen Vollabstinenzansatz, der zum Beispiel auch die Exposition mit Reizen aus dem Spiel beinhaltet. Die eigene klinische Erfahrung sagt uns, dass ein solcher Ansatz bei initial eher fremdmotiviert vorgestellten Jugendlichen, die sich zudem natürlich nicht aus ihrer weiterhin medienaffinen Peergroup isolieren lassen wollen, wenig erfolgversprechend erscheint bzw. die Ultima Ratio darstellen sollte. Das vom Autor dieser Zeilen deshalb entwickelte Therapiemanual **„Git Gud in Real-Life“** (Illy und Florack 2021) setzt deswegen wie ein zweites am Markt für Jugendliche verfügbare Manual (Moll und Thomasius 2019) auf ein Konzept der **Teilabstinenz.** Das „Git Gud in Real-Life“-Programm wurde seit seinem Ersteinsatz im Jahr 2015 auch vor dem Hintergrund einer Einsatzmöglichkeit für junge Erwachsene konzipiert. Da es zudem sehr darauf bedacht ist, auf Augenhöhe mit den jungen Gamern zu sprechen, und die aus unserer Sicht so wichtigen spielimmanenten Faktoren (mehr dazu in Illy 2020) berücksichtigt, bleibt nur der Wunsch, dass es in Zukunft, wenn entsprechende Strukturen vorhanden sind, auch bei jungen Erwachsenen hilfreich eingesetzt werden möge.

## 19.3 Epidemiologie

Die Prävalenzraten der Internet Gaming Disorder variieren stark. Grund hierfür ist einerseits die unzureichende Studienlage, aber auch die fehlende gemeinsame Sprache bis zur Schaffung der Diagnose im DSM-5. Es bleibt zu hoffen, dass sich die Datenlage durch die Aufnahme in die ICD-11 weiter verbessern wird. Mihara und Higuchi (2017) fanden etwa weltweit Prävalenzraten der Internet Gaming Disorder von 0,7–27,5 %, was es schwierig macht, Vergleiche anzustellen. In vielen Studien sind vor allem jüngere Menschen betroffen. Insbesondere die Altersgruppe der Adoleszenten sticht häufig heraus (Paulus et al. 2018), weshalb dem Störungsbild auch in diesem Buch der gebührende Platz eingeräumt werden soll.

Eine auch nach über 10 Jahren noch sehr wichtige Studie zur Beschreibung des Krankheitsbildes ist die **PINTA-Studie** von Rumpf et al. (2011), die sich auf die Internetabhängigkeit insgesamt bezieht. Die aus der Studie abgeleitete Prävalenzschätzung der Internetabhängigkeit ergab eine Prävalenzrate von 1 % der Bevölkerung zwischen 14 und 64 Jahren (Männer 1,2 %, Frauen 0,8 %). Interessanterweise waren die 14- bis 16-jährigen Mädchen stärker von einer Abhängigkeit betroffen als Jungen (gesamt 4,0 %, Mädchen 4,9 %, Jungen 3,1 %). Auf dieses Thema werden wir nachfolgend noch ausführlich zu sprechen kommen. Insgesamt zeigte sich eine Zunahme der Prävalenz einer Abhängigkeit im jüngeren Lebensalter (14–64 Jahre: 1 %; 14–24 Jahre: 2,4 %; 14–16 Jahre: 4,0 %), was auch unseren Fokus auf diese Altersgruppe stützt. Hinsichtlich eines problematischen Internetgebrauchs lag die Gesamtprävalenz bei 4,6 %. Hier war ebenfalls ein deutlicher Anstieg im jüngeren Lebensalter (14–24 Jahre: 13,6 %; 14–16 Jahre: 15,4 %) zu verzeichnen.

Abhängigkeit vom Internet und von entsprechenden Medien ist also ein sehr zentrales Thema bei Adoleszenten. Mädchen scheinen dabei ebenfalls (sogar häufiger) betroffen zu sein, und doch tauchen sie kaum an den spezialisierten Zentren auf, auch nicht in den Sprechstunden des Autors dieser Zeilen. Das hat meiner Meinung nach einen sehr wichtigen Grund, der die jungen Frauen sogar zu einer Risikogruppe werden lässt.

**! MERKE**

Der Junge, der vor dem Rechner oder vor der Konsole sitzt und „Headshots verteilt", fällt tendenziell eher auf als das Mädchen, das im Rahmen von sozialen Netzwerken mit seinen Freundinnen „quatscht". Weibliche Betroffene haben vielfach einen sozial erwünschteren Konsum der neuen Medien und sind damit vor allem eines: eine Risikogruppe.

Die Studie der DAK-Gesundheit **„WhatsApp, Instagram und Co. – So süchtig macht Social Media"** aus dem Jahr 2018 untersuchte erstmals in Deutschland die Intensität der Nutzung sowie die Auswirkung sozialer Medien bei Kindern und Jugendlichen im Alter zwischen 12 und 17 Jahren. 85 % der 12- bis 17-Jährigen nutzen soziale Medien täglich. Das ist wenig verwunderlich, da es sich hierbei, wie erwähnt, mit zunehmendem Alter um einen wichtigen Faktor in der Emanzipation von den Eltern handelt: Die durchschnittliche Nutzungshäufigkeit steigt mit zunehmendem Alter an. Die 16- bis 17-Jährigen nutzen soziale Medien in der Regel jeden Tag. Die durchschnittliche tägliche Nutzungsdauer aller Altersgruppen liegt bei 166 Minuten. Mädchen (182 Minuten) nutzen Social Media länger als Jungen (151 Minuten). Diese Daten stammen wohlgemerkt aus der Zeit, bevor die COVID-19-Pandemie mit ihren Einschränkungen zu einem Anstieg der täglichen Medienzeiten der regelmäßigen Nutzer um 75 % geführt hat – eine Thematik, die ebenfalls von der DAK-Arbeitsgruppe untersucht wird und zum Zeitpunkt der Entstehung dieses Kapitels noch nicht vollständig ausgewertet ist (DAK-Gesundheit 2020). Auch erste Daten zur Entwicklung der Abhängigkeit liegen bereits vor. So zeigte sich während der Pandemie in einer Studie aus Hamburg ein Anstieg der Videospielabhängigkeit von 2,7 % auf 4,1 % und der Social-Media-Abhängigkeit von 3,2 % auf 4,6 % (DAK-Gesundheit 2021).



Die weibliche Risikogruppe offenbarte sich bereits in der oben vorgestellten PINTA-Studie (Rumpf et al. 2011). 77,1 % der befragten Mädchen und Frauen im Alter von 14 bis 24 Jahren führten soziale Netzwerke als Hauptnutzungsform von Internetinhalten an, und im Jugendbereich sind, wie oben dargelegt, sogar mehr Mädchen von einer Abhängigkeit betroffen als Jungen. Müller et al. (2019) nahmen sich dieses Themas in ihrer **IBSfemme-Studie** intensiv an. Auch hier war der Ausgangspunkt die Diskrepanz zwischen der Tatsache, dass Männer und Frauen in mehreren epidemiologischen Studien annähernd gleich häufig von internetbezogenen Störungen betroffen sind, in klinischen Gruppen jedoch fast ausschließlich Männer behandelt werden. Und in der Tat konnten die Autoren zeigen, dass Frauen, obwohl sie in psychiatrisch-psychotherapeutischer Behandlung waren, im Vergleich zu Männern deutlich häufiger nicht diagnostiziert wurden – und das bei für beide Geschlechter validen Testverfahren. Dies kann auch daran liegen, dass sie häufiger als Männer eine begleitende Persönlichkeitsstörung aufwiesen (allen voran eine Borderline-Persönlichkeitsstörung). Zudem zeigen Frauen eine größere Scham das Thema betreffend und scheinen es daher eher nicht von sich aus anzusprechen (für eine ausführlichere Einordnung der Studie siehe Illy 2020).

## 19.4 Ätiologie

Die multifaktoriellen Ursachen einer Abhängigkeit von Videospielen und Internetmedien werden zurzeit noch erforscht. **Lernpsychologische Ansätze** postulieren eine Entstehung und Aufrechterhaltung durch klassische und operante Konditionierung. Ein gutes Beispiel hierfür ist die dysfunktionale Gefühlsregulation durch Videospiele. Sie bieten den vermeintlich einfacheren Weg an, mit Frustrationserleben umzugehen – leider mit der Folge, dass die Probleme nachfolgend in der Regel größer werden. **Psychodynamische und systemische Ansätze** lassen sich ebenfalls finden (siehe hierzu Illy 2020). Einen hohen Stellenwert haben **biopsychosoziale Erklärungsmodelle.** Neben einer genetischen Belastung mit Suchterkrankungen in der Familie (auch stoffliche Süchte) werden hier auch psychosoziale Faktoren wie zum Beispiel eine inadäquate Medienerziehung (als Kleinkind „Ruhigstellung" mit Medien) diskutiert. Auch auf neuronaler, hirnphysiologischer Ebene zeigen die Betroffenen Auffälligkeiten; hierbei bestehen auch Überschneidungen mit den stofflichen Abhängigkeiten (Zhang und Brand 2018).

## 19.5 Komorbiditäten

Gerade bei den Verhaltenssüchten landet man – mehr noch als bei den stofflichen Süchten (➤ Kap. 18) – bei der Henne-Ei-Diskussion. Ist der auffällige Medienkonsum beispielsweise nur die Folge einer depressiven Episode? Oder existiert die Sucht unabhängig davon, war vielleicht schon vor der Depression da und hat vielleicht sogar durch den sozialen Rückzug einen depressiogenen Charakter? Die häufigsten **psychischen Komorbiditäten** bei Adoleszenten sind nach Bozkurt et al. (2013) Aufmerksamkeitsstörungen (83,3 %), soziale Phobien (35,0 %) und Depressionen (30,0 %). Aus der eigenen Arbeit mit dem Störungsbild kann ich ergänzen, dass ein solch spezifisches Angebot auch immer mal wieder Patienten anspricht, die mit selteneren komorbiden Störungen (z. B. Autismus-Spektrum-Störungen) bislang undiagnostiziert durchs Leben gegangen sind. Hier finden sich dann meist auch spielimmanente Hinweise auf die Sonderinteressen (z. B., dass nur Panzersimulationen gespielt werden).

Relevant sind zudem noch **somatische Komorbiditäten,** die sich in die Bereiche Adipositas und Fettstoffwechselstörungen, Untergewicht, Vernachlässigung der Hygiene, Rückenschmerzen und Haltungsschäden, ophthalmologische Erkrankungen, Konzentrationsstörungen, Kopfschmerzen, orthopädische Erkrankungen und Schlafstörungen aufgliedern lassen (vertiefende Informationen in Illy 2020).

## 19.6 Diagnostik

Adoleszente Patienten sind unter besonderer Berücksichtigung der Lebensphase zu diagnostizieren. Aufgrund komplexer neurobiologischer und psychosozialer Entwicklungsprozesse (➤ Kap. 3) geht diese Zeit in der Regel mit zeitlich begrenzten Verhaltensauffälligkeiten einher. Dazu kann auch ein passager erhöhter Medienkonsum zählen. Die Diagnose einer Computerspielstörung sollte insbesondere bei Kindern und Jugendlichen nur im Zusammenhang mit einer ausführlichen Anamnese erfolgen. Nicht selten finden sich systemisch relevante Faktoren (z. B. in Trennung lebende Eltern), die ein entsprechendes Medienverhalten triggern, oder Jugendliche berichten über persönliche externe Faktoren (z. B. Mobbing, Trennung, oder Einsamkeitserleben).

Testdiagnostische Verfahren können zur Validierung der Diagnose hilfreich sein, sollten jedoch nicht die einzige Entscheidungsquelle darstellen. Einen Überblick über Testverfahren für Kinder- und Jugendliche (und junge Erwachsene) gibt ➤ Tab. 19.1.

**Tab. 19.1** Aktuelle diagnostische Testverfahren zur Messung einer Computerspielstörung bei Kindern und Jugendlichen (Quelle: Illy 2020)

| Testverfahren | Inhalt |
|---|---|
| **OSVk-S/CSVk-S**<br>(Skala zum Onlinesuchtverhalten, Computerspielverhalten; Wölfling et al. 2010) | • Selbstbeurteilungsinstrument<br>• Erfassung von **verschiedenen Nutzungsformen: Onlinespiele, soziale Netzwerke, Online-Glücksspiele, Online-Erotikangebote, Streaming …**<br>• Altersbereich: 13–18 Jahre<br>• 14 diagnoserelevante von insgesamt **16 Items**<br>• 4-stufiges Antwortformat von 0 (nie) bis 4 (sehr oft)<br>• Einsatz im Beratungs- und therapeutischen Kontext<br>Ergebnis/Grenzwerte:<br>0–7,0 = unauffälliges, 7,0–13,0 = missbräuchliches, ab 13,5 = abhängiges Nutzungsverhalten |
| siehe auch:<br>**OSV-S**<br>(Skala zum Onlinesuchtverhalten; engl. **AICA-S;** Wölfling et al. 2010; Wölfling et al. 2016; Müller et al. 2019) | Auch für die Selbst- und Fremdbeurteilung bei Jugendlichen verwendbar |
| **CSAS-J** und **CSAS-FE**<br>(Computerspielabhängigkeitsskala; Rehbein et al. 2015) | • Erfassung des **Computerspielverhaltens** nach DSM-5<br>• Online- und Offlinespiele auf unterschiedlichen Geräten<br>• Selbstbeurteilungsinstrument, ergänzend Fremdbeurteilung verfügbar (CSAS-FE/CSAS-P)<br>• Altersbereich: Jugendliche der 7.–10. Klasse (12–16 Jahre)<br>• **18 Items**<br>• 4-stufiges Antwortformat von 0 („stimmt nicht") bis 3 („stimmt genau")<br>• Ermittlung der täglichen Spielzeit bzw. des CSAS-Summenwerts sowie der Anzahl erfüllter Diagnosekriterien<br>• Einsatz im Beratungs- oder klinischen Kontext<br>• Ergebnis in 3 Abstufungen: unauffällig, gefährdet, pathologisch<br>Normwerte (Stanine-Werte und Prozentrangbänder):<br>Für die Version CSAS-J liegen geschlechts- und jahrgangsspezifische, schulformübergreifende Normen für Schüler allgemeinbildender Schulen in der 7.–10. Klasse vor; für die Version CSAS-E stehen geschlechts- und altersspezifische Normen für die Altersgruppen 16–30 Jahre und 31–49 Jahre zur Verfügung. |
| **PIGDS**<br>(Parental version of the Internet Gaming Disorder Scale; Wartberg et al. 2019) | • Erfassung des **Computerspielverhaltens** nach DSM-5<br>• Fremdbeurteilungsinstrument<br>• Altersbereich: 12–16 Jahre<br>• **9 Items**<br>• 2-stufiges Antwortformat (ja/nein)<br>• Einsatz im Beratungs- und therapeutischen Kontext<br>Ergebnis in 2 Abstufungen:<br>• Kein Verdacht<br>• Verdacht auf eine Gaming Disorder bzw. problematische Nutzung von Computerspielen<br>Grenzwerte: 0–5 = kein Verdacht; 5–9 = Verdacht |

## 19.7 Therapie

Neben der psychopharmakologischen Behandlung etwaiger behandlungsbedürftiger komorbider Störungen ist die **Verhaltenstherapie** der Goldstandard in der Behandlung einer Computerspiel- bzw. Internetnutzungsstörung. Auf die Unterschiede in der Behandlung von Jugendlichen und Erwachsenen wurde bereits eingegangen (➤ Kap. 19.2).

19

Nachfolgend sollen die Kernelemente aus dem Therapiemanual **„Git Gud in Real-Life“** (Illy und Florack 2021) vorgestellt werden: Bei diesem Programm handelt es sich um eine spezifische Abhängigkeitsbehandlung mit Fokus auf **Teilabstinenz.** Das Setting ist primär eine offene Gruppentherapie mit zehn Modulen. Diese können von den Teilnehmern in beliebiger Reihenfolge durchlaufen werden, wobei eine kontinuierliche Teilnahme zu bevorzugen ist. Flankierend dazu finden Einzel- und Angehörigengespräche statt. Die Behandlung mischt Elemente der Verhaltenstherapie mit Techniken aus der motivierenden Gesprächsführung. Die therapeutische Haltung ist wertschätzend und auf Augenhöhe mit den Betroffenen. Der Konsum von Videospielen und Internetangeboten ist dabei nicht per se negativ zu werten, vielmehr soll gemeinsam mit dem Patienten versucht werden, neue Wege zu einem maß- und freudvollen Umgang mit dem Medium zu finden. Eigene Erfahrungen der Therapeuten mit den konsumierten Spielen und Medien erleichtern die Arbeit, da diese Tatsache gerade von jugendlichen Patienten wertgeschätzt wird; zudem können so spielimmanente Faktoren in die Therapie einbezogen werden. Erste Wirksamkeitsdaten sehen sehr positiv aus und werden ausführlich im Manual vorgestellt (Illy und Florack 2021).

Auch das Manual von Moll und Thomasius wurde wissenschaftlich begleitet (Moll et al. 2014). Eine breite Datenbasis hinsichtlich der Wirksamkeit von Therapieprogrammen für die hier anvisierte Zielgruppe existiert bis dato allerdings leider noch nicht.

## Auflösung Fallbeispiel

Bei Anwendung der Kriterien der Forschungsdiagnose „Internet Gaming Disorder“ des DSM-5 und unter Einbezug der Anamnese konnte bei Jakob eine Abhängigkeit bestätigt werden. Auf Nachfrage räumte er auch einen (durchaus aversiv erlebten) Kontrollverlust ein. Demnach war auch die Diagnosevergabe nach ICD-11 möglich. Er entschloss sich im Verlauf zur Teilnahme an einem spezifischen Gruppentherapieprogramm für Jugendliche, nachdem er wiederholt wichtige Turniere verloren hatte und sich nun zunehmend selbst Sorgen um seine Zukunft zu machen begann. Mit den Eltern konnte im Rahmen von Beratungsgesprächen eine unterstützende Haltung zur Förderung der Teilabstinenz erarbeitet werden. In den einzeltherapeutischen Gesprächen öffnete sich Jakob hinsichtlich des Mobbings und seines Einsamkeitserlebens. Er gab an, sich sehr zu wünschen, eine Partnerin zu finden, dass er jedoch zu schüchtern sei. Es konnte die Diagnose einer sozialen Phobie gesichert werden, die sich jedoch durch die Teilnahme an der Gruppentherapie bereits deutlich gebessert hatte. Da Jakob wenige Wochen nach Abschluss der Gruppentherapie die Volljährigkeit erreichte, wurde die weitere ambulante Nachbetreuung organisiert. Jakob konnte eine erwachsenentherapeutische Psychotherapie aufnehmen und wurde (in Ermangelung spezifischer Angebote) an eine sehr engagierte Beratungsstelle für Computerspiel-, Internet- und Cybersexsüchtige angebunden.



### LITERATUR

Aarseth E, Bean AM, Boonen H, Colder Carras M, Coulson M, Das D, et al. Scholars' open debate paper on the World Health Organization ICD-11 Gaming Disorder proposal. J Behav Addict 2017; 6(3): 267–270.

Bozkurt H, Coskun M, Ayaydin H, Adak İ, Zoroglu SS. Prevalence and patterns of psychiatric disorders in referred adolescents with Internet addiction. Psychiatry Clin Neurosci 2013; 67(5): 352–359.

DAK-Gesundheit. WhatsApp, Instagram und Co. – so süchtig macht Social Media. 2018; www.dak.de/dak/download/internetsucht-studie-pdf-2106324.pdf (letzter Zugriff: 25.4.2022).

DAK-Gesundheit. Gesundheitsreport 2020. Beiträge zur Gesundheitsökonomie und Versorgungsforschung Bd. 33. Heidelberg: medhochzwei Verlag 2020a; www.dak.de/dak/download/report-2372398.pdf20 (letzter Zugriff: 29.6.2022).

DAK-Gesundheit. Mediensucht 2020 – Gaming und Social Media in Zeiten von Corona – DAK-Längsschnittstudie: Befragung von Kindern, Jugendlichen (12–17 Jahre) und deren Eltern. 2020b; www.dak.de/dak/download/dak-studie-gaming-social-media-und-corona-2296434.pdf (letzter Zugriff: 25.4.2022).

DAK-Gesundheit. Mediensucht während der Corona-Pandemie. Ergebnisse der Längsschnittstudie von 2019 bis 2021 zu Gaming und Social Media mit dem UKE Hamburg. November 2021; www.dak.de/dak/download/praesentation-2508260.pdf (letzter Zugriff: 29.6.2022).

Illy D. Videospielabhängigkeit: Behandlung ohne Diagnose. Dtsch Arztebl PP 2018; 3: 118.

Illy D. (Hrsg). Praxishandbuch Videospiel- und Internetabhängigkeit. München: Elsevier Urban & Fischer 2020.

Illy D, Florack J. Behandlungsmanual Videospiel- und Internetabhängigkeit Verhaltenstherapeutisch-orientierte Gruppenbehandlung zur Teilabstinenz bei Adoleszenten – Das „Git Gud in Real-Life"-Programm. München: Elsevier Urban & Fischer 2021.

Mihara S, Higuchi S. Cross-sectional and longitudinal epidemiological studies of Internet gaming disorder: a systematic review of the literature. Psychiatry Clin Neurosci 2017; 71(7): 425–444.

Moll B, Thomasius R. Kognitiv-verhaltenstherapeutisches Gruppenprogramm für Jugendliche mit abhängigem Computer- oder Internetgebrauch: das „Lebenslust statt Onlineflucht"-Programm. Göttingen: Hogrefe 2019.

Moll B, Thomasius R, Thomsen M, Wartberg L. Pilotstudie zur Effektivität eines kognitiv-verhaltenstherapeutischen Gruppenprogramms mit psychoedukativen Anteilen für Jugendliche mit pathologischem Internetgebrauch. Praxis der Kinderpsychologie und Kinderpsychiatrie 2014; 63(1): 21–35.

Müller K, Wölfling K, Brand M et al. Internetbezogene Störungen bei weiblichen Betroffenen: Nosologische Besonderheiten und deren Effekte auf die Inanspruchnahme von Hilfen (IBSfemme). 2019; www.bundesgesundheitsministerium.de/fileadmin/Dateien/5_Publikationen/Drogen_und_Sucht/Berichte/IBSfemme_Abschlussbericht.pdf (letzter Zugriff: 25.4.2022).

Paulus FW, Ohmann S, von Gontard A, Popow C. Internet gaming disorder in children and adolescents: a systematic review. Dev Med Child Neurol 2018; 60(7): 645–659.

Rehbein F. Computerspielabhängigkeitsskala CSAS. ein Verfahren zur Erfassung der Internet Gaming Disorder nach DSM-5. Göttingen: Hogrefe 2015.

Rumpf H-J, Meyer C, Kreuzer A, John U. Prävalenz der Internetabhängigkeit (PINTA). Bericht an das Bundesministerium für Gesundheit. 2011; www.fachportalsucht-nrw.de/tl_files/images/pages/PDFs/PINTA-Bericht-Endfassung_280611.pdf (letzter Zugriff: 25.4.2022).

Rumpf H-J, Batra A, Bischof A, Hoch E, Lindenberg K, Mann K et al. Vereinheitlichung der Bezeichnungen für Verhaltenssüchte. Sucht 2021; 67: 181–185.

Wölfling K, Jo C, Bengesser I, Beutel ME, Müller KW. Computerspiel- und Internetsucht: ein kognitiv-behaviorales Behandlungsmanual. Stuttgart: Kohlhammer 2012.

Zhang JT, Brand M. Editorial: Neural mechanisms underlying internet gaming disorder. Front Psychiatry 2018; 9: 404.

KAPITEL

# 20 Geschlechtsinkongruenz

Michael Frey



**Fallbeispiel**

Schon als Kind sei sie „jungenhaft" gewesen, so erzählt Ramo (Geburtsname: Ramona). Sie habe vorwiegend mit den Jungen in der Nachbarschaft gespielt und sich nicht für „Mädchenkram" interessiert. Lange Zeit habe sie damit kein Problem gehabt und sich auch keine großen Gedanken gemacht. Ihre Eltern hätten das nicht groß infrage gestellt. Mit Einsetzen der Pubertät habe sie sich jedoch massiv unwohl in ihrem Körper gefühlt und bald begonnen, ihre Brüste wegzubinden, und alle Situationen gemieden, in denen andere ihren nackten Körper hätten sehen können. Seit dem Wechsel auf das Gymnasium habe sie auch ihren Freundeskreis gewechselt und werde von ihren Freunden „Ramo" genannt. Sie sei nun 17 Jahre und 9 Monate und sich sicher, dass sie im „falschen Körper" lebe. Sie könne sich nicht mit ihrem weiblichen Körper identifizieren, es fühle sich falsch an.

## 20.1 Symptomatik

### 20.1.1 Nach ICD-11

Mit Blick auf die **Geschlechtsidentitätsentwicklung** ist in der ICD-11 als Diagnose die **Geschlechtsinkongruenz** vorgesehen, die als eine ausgeprägte und anhaltende Inkongruenz zwischen dem empfundenen Geschlecht und dem zugewiesenen Geschlecht definiert wird.

Dabei wird betont, dass geschlechtsvariante Verhaltensweisen und Vorlieben allein keine Grundlage sind, um eine Diagnose dieser Kategorie zu stellen. Politisch und ethisch ist dies wohl eine der problematischsten Diagnosegruppen. Zum einen soll es das Ziel sein, die Geschlechtsidentität nicht zu pathologisieren, zum anderen muss eine Grundlage für die Inanspruchnahme von Leistungen des Gesundheitssystems (z. B. Diagnostik, Hormontherapie, geschlechtsangleichende Operationen) bestehen. Nicht explizit erfasst werden in der ICD-11 dabei

Menschen, die sich als genderqueer oder non-binär bzw. darunter subsumierten Phänomenen wie agender oder genderfluid wahrnehmen.

BEWERTUNG

**Entstigmatisierung**

In der ICD-11 wird die Geschlechtsinkongruenz nicht mehr den „psychischen Störungen" zugeordnet, sondern der Kategorie „Bedingungen im Zusammenhang mit der sexuellen Gesundheit". Damit bleibt sie zwar eine medizinische Diagnose, aber deutlich weniger stigmatisierend.

### 20.1.2 In der Transition

Während der Adoleszenz kommt der Geschlechtsidentität nicht zuletzt aufgrund der durch die Pubertät geprägten körperlichen Entwicklung eine besondere Bedeutung bei. Auch die sexuelle Orientierung kristallisiert sich meist deutlicher heraus. Die Frage der Geschlechts- und der sexuellen Identität stellt sich damit auf drängende Weise:

- Kann ich mich mit meinem biologischen Geschlecht identifizieren?
- Welche sexuelle Orientierung habe ich?

Diese Fragen lassen sich nur je individuell im Zuge der eigenen Entwicklung beantworten. Im Wechselspiel zwischen zunehmendem öffentlichem Bewusstsein und kultureller Flexibilität können heute außerdem vermutlich mehr Fragen gestellt werden und es bestehen mehr Entwicklungsoptionen, als dies vor einigen Jahrzehnten der Fall war. Es gibt eine Tendenz hin zur Auflösung tradierter Rollenvorstellungen und Geschlechtszuschreibungen.



## 20.2 Aspekte der Transition

In der Transition ist besonderer Wert auf die Einschätzung des Entwicklungsstands zu legen. Mit Blick auf die *körperliche Entwicklung* und eine etwaige Geschlechtsinkongruenz ist die **Pubertät ein sensibles Zeitfenster,** und es stellen sich Fragen nach medikamentösen Interventionen (z. B. Pubertätsblockade). Mit der Volljährigkeit eröffnen sich für die Betroffenen oft Entscheidungsspielräume hinsichtlich der therapeutischen Optionen, z. B. geschlechtsverändernder Operationen. Dies erfordert eine sensible und kompetente Begleitung. Bezüglich der *sexuellen Entwicklung* besteht häufig eine Verzögerung, da aufgrund der Ablehnung des eigenen Körpers die eigene Sexualität zunächst oft nicht exploriert und zwischenmenschliche Sexualität vermieden wird, solange keine geschlechtsverändernden Maßnahmen stattgefunden haben.

## 20.3 Epidemiologie

Die Prävalenz für Geschlechtsinkongruenz lag in Studien bei 4,6/100.000, wobei Trans*Frauen (6,8) häufiger als Trans*Männer (2,6) waren (Arcelus et al. 2015). Es ist jedoch eine deutliche Veränderung über die Zeit hin zu einer höheren Häufigkeit zu beobachten (Pauli 2017). Sehr hohe Zahlen zeigten auch Studien, welche die Selbsteinschätzung erfragten. So ergab eine 2012 durchgeführte große Studie in Neuseeland, dass sich 1,2 % der befragten Studierenden als „Transgender" einordneten und 2,5 % sich bezüglich ihres Geschlechts nicht sicher waren. Auch in einer repräsentativen deutschen Studie erlebten sich 4,1 % der befragten Jugendlichen zwischen 10 und 16 Jahren in einer varianten Geschlechtsidentität (inkongruent, ohne Geschlechtsidentifikation oder ambivalent) (Becker-Hebly et al. 2020). Zudem ist es in den letzten 10–20 Jahren bei denjenigen, die sich in spezialisierten Einrichtungen vorstellen, zu einer Umkehr des Geschlechterverhältnisses gekommen: Heute sind es in der Regel doppelt so viele Jugendliche mit weiblichem Zuweisungsgeschlecht (Becker-Hebly et al. 2020).

INFOBOX

**Terminologie**

Es ist auf eine möglichst wertfreie Terminologie zu achten. Der Begriff „Geschlechtsidentitätsstörung" wird in der ICD-11 durch **Geschlechtsinkongruenz** ersetzt. Auch „Transsexualität" wird in der Regel nicht mehr verwendet, um u. a. deutlich zu machen, dass die Geschlechtsidentität von der sexuellen Orientierung unabhängig ist. Die Benennung **Trans*gender** oder **Trans*identität** bezeichnet die Inkongruenz zwischen

dem zugewiesenen Geschlecht und der Geschlechtsidentität (demgegenüber bezeichnet Cis*gender bzw. Cis*identität die Übereinstimmung von zugewiesenem Geschlecht und Geschlechtsidentität). Ein Transmann ist eine Trans*Person mit einer männlichen Geschlechtsidentität und eine Transfrau eine Trans*Person mit einer weiblichen Geschlechtsidentität (Pauli 2017).
Von **Gendervarianz** wird gesprochen, wenn das Verhalten oder der Geschlechtsausdruck einer Person nicht den männlichen oder weiblichen Geschlechtsnormen entspricht.

## 20.4 Ätiologie

Grundsätzlich sollte Transidentität als Normvariante der menschlichen Geschlechtsidentität betrachtet werden. Eine sogenannte Gendervarianz im Kindesalter führt nur in einem geringen Teil (ca. 25 %) zu einer Geschlechtsinkongruenz im Jugend- und Erwachsenenalter (Desister) und trifft daher keine Aussage über die weitere Entwicklung der Geschlechtsidentität (Pauli 2017; Becker-Hebly et al. 2020). Auch die hohen Zahlen von varianter Geschlechtsidentität im Kindes- und Jugendalter (4,1 %) verweisen auf eine Gendervarianz, die nicht zwingend zu einer Transidentität führt (Becker-Hebly et al. 2020).

## 20.5 Komorbiditäten

Transgender-Jugendliche und junge Erwachsene weisen aufgrund der Schwierigkeiten, denen sie in ihrem sozialen Umfeld und in der Identitätsentwicklung ausgesetzt sind, eine erhöhte Vulnerabilität für psychische Erkrankungen auf (Becker-Hebly et al. 2020). Die Daten, wie häufig Menschen mit Geschlechtsinkongruenz an psychischen Komorbiditäten leiden, sind sehr heterogen. Vor der Transition scheinen sie deutlich häufiger von Depressionen, Suizidalität (bis zu 65 %) und NSSV (bis zu 75 %) betroffen zu sein (Pauli 2017), wobei die Leitlinie betont, dass ein wesentlicher Anteil der Behandlungssuchenden keine psychischen Störungen aufweit (Nieder und Strauß 2019).

Es gibt zudem Hinweise, dass Menschen mit einer Autismus-Spektrum-Störung häufiger an einer Geschlechtsinkongruenz zu leiden scheinen (Pauli 2017).

## 20.6 Diagnostik

Für eine verlässliche Anamneseerhebung ist eine entsprechend vertrauensvolle und offene Atmosphäre erforderlich, um die oft schambehafteten Themen überhaupt ansprechen zu können.

Die Diagnostik der Geschlechtsinkongruenz basiert in der **Anamnese** zunächst primär auf dem **Erleben des Betroffenen** und nicht auf den Verhaltensweisen. Die Anamnese umfasst (Nieder und Strauß 2019; Pauli 2017):

- Entwicklungsanamnese:
  - allgemein
  - Entwicklung des Geschlechtsidentitätsempfindens ab der frühesten Kindheit, Geschlechtsinkongruenz vor der Pubertät?
  - bezüglich geschlechtstypischer oder -atypischer Verhaltensweisen
- Sozialanamnese:
  - allgemein
  - Erfahrungen hinsichtlich der Genderrolle, gegebenenfalls Coming-out, diskriminierende Erfahrungen etc.
- Familienanamnese:
  - allgemein
  - Fragen nach LGBT[4]-Familienmitgliedern und Haltung zu diesem Themenkomplex
- Psychiatrische Anamnese
- Träume: Erleben sich die Betroffenen im Traum im anderen Geschlecht?
- Sexualanamnese
- Partnerschaften, Finden von Selbstbezeichnungen, Maßnahmen zur Reduktion der Geschlechtsdysphorie

**Fremdanamnestische** Informationen sind einzubeziehen, z. B. im Hinblick auf die Familienanamnese und LGBT-Familienmitglieder sowie die Haltung zu diesen Themen. Es gibt lediglich ergänzend

[4] Lesbian, Gay, Bisexual and Transgender

einzusetzende Fragebögen wie z. B. die *Utrecht Gender Dysphoria Scale* (UGDS) (Pauli 2017).

## 20.7 Therapie

Laut Empfehlung kann eine **psychotherapeutische Begleitung** mit dem Ziel stattfinden, den durch die Geschlechtsinkongruenz erlebten Leidensdruck zu reduzieren und das Wohlbefinden zu fördern. Dabei ist die **Psychotherapie hinsichtlich der Identitätsentwicklung ausgangsoffen** (Pauli 2017). Die S3-Leitlinie für Erwachsene betont, dass die Psychotherapie einer speziellen Indikation bedarf und nicht die Voraussetzung für körpermodifizierende Behandlungen sein darf, ebenso wenig wie „Alltagserfahrung" in der angestrebten Geschlechtsrolle (Nieder und Strauß 2019). Mit Blick auf eine **medikamentöse Behandlung** im Jugendalter mit GnRH-Analoga zur Pubertätsunterdrückung empfiehlt die World Professional Association for Transgender Health (WPATH), diese ab Tanner-Stadium II durchzuführen. Die Argumente sind einerseits ein Zeitgewinn für die Jugendlichen, um sich mit der Geschlechtsnichtkonformität auseinanderzusetzen und das kosmetisch bessere Ergebnis im Falle einer Geschlechtsanpassung. Voraussetzungen für diese Behandlung sind laut WPATH (Coleman et al. 2012):

20

1. Die Geschlechtsinkongruenz oder Geschlechtsdysphorie wird anhaltend stark erlebt.
2. Die Geschlechtsdysphorie hat mit der Pubertät begonnen oder sich verstärkt.
3. Es besteht eine ausreichende psychosoziale Stabilität auch mit Blick auf die Adhärenz.
4. Es besteht Einverständnis sowohl des Jugendlichen als auch der Sorgeberechtigten, die in den Behandlungsprozess einbezogen sind.

Die Evidenz für die **Pubertätsblockade** im Jugendalter und auch für eine frühe Hormonbehandlung ist noch unzureichend. Es gibt wenige Längsschnittstudien, und es bestehen Selektionseffekte. Die Mehrzahl legt jedoch einen positiven Effekt auf die psychische Entwicklung nahe (Becker-Hebly et al. 2020). Die noch **offenen Fragen,** z. B. ob eine Pubertätsblockade bei den Jugendlichen, die als sogenannte Desister sich in ihrer weiteren Entwicklung als kongruent mit ihrem Geschlecht erlebt hätten, eine frühzeitige Festlegung bedingt oder ob die Wirkung auf die psychosexuelle Entwicklung mit Blick auf zentralnervöse Veränderungen durch die Suppression der Geschlechtshormone Folgen hat, führen dazu, dass diese Position nicht unumstritten ist (Korte et al. 2016).

Erwachsenen soll die **Hormontherapie** nach abgeschlossener Diagnostik ermöglicht werden (Nieder und Strauß 2019). Bei Minderjährigen gab es in der S1-Leitlinie der DGKJP die Empfehlung, dass eine gegengeschlechtliche Hormontherapie nicht vor dem 16. Lebensjahr begonnen werden sollte. Eine Überarbeitung der Leitlinie ist gerade im Gange. In den Standards of Care der WPATH wird keine Altersgrenze festgelegt, jedoch betont, dass in jedem Fall das Einvernehmen mit den Sorgeberechtigten angestrebt werden sollte. **Geschlechtsangleichende Operationen** werden erst nach dem 18. Lebensjahr empfohlen (Wissenschaftliche Dienste des Deutschen Bundestages 2019, Coleman et al. 2012, Pauli 2017).

Das Thema ist politisch brisant, und gesellschaftliche Entwicklungen bedingen dynamische Veränderungen. Die Frage der **Kostenübernahme von geschlechtsangleichenden Maßnahmen** ist zum Zeitpunkt der Erstellung dieses Kapitels laut der Begutachtungsanleitung in der Richtlinie des GKV-Spitzenverbandes nach § 282 SGB V an bestimmte Voraussetzungen geknüpft (MDS 2021):

1. Eine gesicherte Diagnose und Ausschluss bzw. Stabilisierung relevanter psychischer und somatischer Komorbiditäten
2. Psychiatrische bzw. psychotherapeutische Behandlungsversuche des „krankheitswertigen Leidensdrucks" über mindestens 12 Sitzungen
3. „Alltagserprobung": Leben in der angestrebten Geschlechterrolle
4. Psychiatrische und somatische Indikationsstellung in Form von Empfehlungsschreiben

## Auflösung Fallbeispiel

Nach einer ausführlichen Diagnostik wird die Diagnose einer Geschlechtsinkongruenz gestellt. Ramo wünscht sich eine Hormontherapie.
Die Eltern stehen diesem Wunsch ablehnend gegenüber. Vor allem die Mutter könne dies nicht nachvollziehen. Sie habe sich bisher keine großen Sorgen gemacht, da sie irgendwie gedacht habe, dass es nur „eine Phase" sei bzw. „Ramona" halt etwas jungenhafter auftrete. Da nun Ramo aber den klaren Wunsch äußert, dauerhaft als Mann zu leben, und dafür auch bereit wäre, Hormone einzunehmen und eine geschlechtsangleichende Operation durchführen zu lassen, sei die Mutter verzweifelt. In ihren Augen sei Ramo immer noch ihre „Tochter". In den nächsten Wochen folgen zahlreiche Familiengespräche. Die Eltern sind jedoch weiterhin nicht bereit, der Hormontherapie zuzustimmen. Ramo hofft daher auf seine baldige Volljährigkeit, um selbst entscheiden zu können.

### LITERATUR

Arcelus J, Bouman WP, van den Noortgate W, Claes L, Witcomb G, Fernandez-Aranda F. Systematic review and meta-analysis of prevalence studies in transsexualism. Eur Psychiatry 2015; 30(6): 807–815.

Becker-Hebly I, Briken P, Schulte-Markwort M, Nieder TO. Transgender im Jugendalter: Forschungsstand und zukünftiger Forschungsbedarf. Psychother Psychosom Med Psychol 2020; 70(03/04): 151–162.

Coleman E, Bockting W, Botzer M, Cohen-Kettenis P, DeCuypere G, Feldman J, et al. Standards of care for the health of transsexual, transgender, and gender-nonconforming people. Int J Transgenderism 2012; 13: 165–232.

Korte A, Beier KM, Bosinski HA. Behandlung von Geschlechtsidentitätsstörungen (Geschlechtsdysphorie) im Kindes-und Jugendalter – Ausgangsoffene psychotherapeutische Begleitung oder frühzeitige Festlegung und Weichenstellung durch Einleitung einer hormonellen Therapie? Sexuologie 2016; 23(3–4): 117–132.

Nieder TO, Strauß B. S3-Leitlinie zur Diagnostik, Beratung und Behandlung im Kontext von Geschlechtsinkongruenz, Geschlechtsdysphorie und Trans-Gesundheit. Hintergrund, Methode und zentrale Empfehlungen. Zeitschrift für Sexualforschung 2019; 27(01): 59–76.

MDS (Medizinischer Dienst des Spitzenverbandes Bund der Krankenkassen). Begutachtungsanleitung Richtline des GKV-Spitzenverbandes nach § 282 SGB V. Geschlechtsangleichende Maßnahmen bei Transsexualismus (ICD-10, F64.0); Essen: MDS 2021; https://md-bund.de/fileadmin/dokumente/Publikationen/GKV/Begutachtungsgrundlagen_GKV/BGA_Transsexualismus_201113.pdf (letzter Zugriff: 24.6.2022).

Pauli D. Geschlechtsinkongruenz und Genderdysphorie bei Kindern und Jugendlichen. PSYCH up2date 2017; 11(06): 529–543.

Wissenschaftliche Dienste des Deutschen Bundestages (WD9–3000–079/19). Störungen der Geschlechtsidentität und Geschlechtsdysphorie bei Kindern und Jugendlichen. Informationen zum aktuellen Forschungsstand. Deutscher Bundestag 2019; www.bundestag.de/resource/blob/673948/6509a65c4e77569ee8411393f81d7566/WD-9-079-19-pdf-data.pdf (letzter Zugriff: 24.6.2022).

KAPITEL

# 21 Sexuelle Störungen

Michael Frey



**Fallbeispiel**

Seit 6 Monaten leidet der 16-jährige Felix unter einer Depression. Er hatte sich zuletzt meist nur noch in seinem Zimmer aufgehalten, keine Freunde mehr getroffen und viel Zeit im Internet verbracht. Die Schule hat er nur noch sehr unregelmäßig besucht, sodass er das Schuljahr wiederholen muss. Aufgrund der Diagnose einer schweren depressiven Episode wurde gleich zu Beginn eine pharmakologische Behandlung mit Fluoxetin, kombiniert mit einer Psychotherapie, eingeleitet. Auf beides hat Felix gut angesprochen, und seine Stimmung besserte sich sukzessive. Bei einer Verlaufskontrolle druckst er zunächst ein bisschen herum. Nach mehrmaliger Ermutigung, doch zu erzählen, was ihn beschäftige, rückt er langsam mit der Sprache raus: „Ähm, ich bin mir nicht ganz sicher, aber es klappt oft nicht, wenn ich mir einen runterholen will.“ Im Gespräch wird deutlich, dass Felix sich unsicher ist, ob das auch vorher schon so war, zumal er aufgrund der Depression kaum Lust verspürt habe, oder ob das erst jetzt aufgetreten sei.

## 21.1 Symptomatik

### 21.1.1 Nach ICD-11

Sexualität ist ein wesentlicher Entwicklungsbereich der Adoleszenz. Mit Blick auf mögliche Schwierigkeiten in der psychosexuellen Entwicklung sind zwei Diagnosekategorien in der ICD-11 besonders relevant: **sexuelle Dysfunktionen** und **Paraphilien.**

#### Sexuelle Dysfunktion

Die ICD-11 definiert eine sexuelle Dysfunktion als Schwierigkeiten, die erwachsene Menschen in Bezug auf persönlich befriedigende nicht erzwungene sexuelle Aktivität erleben. Interessant ist dabei der explizite Bezug auf Erwachsene, was einerseits die entwicklungsbedingte Veränderung sexueller Funktionen im Jugendalter berücksichtigt, andererseits aber womöglich als belastend erlebte Funktionseinschränkungen in diesem Alter nicht als Diagnose erfasst. Um als Störung zu gelten, müssen die Symptome

1. häufig auftreten, auch wenn sie manchmal nicht vorhanden sind,
2. seit mindestens einigen Monaten bestehen und
3. mit klinisch bedeutsamen Beschwerden verbunden sein.

Damit werden vor allem der zeitliche Aspekt und die Schwere der Symptomatik herangezogen, um normale Schwankungen im sexuellen Erleben und der sexuellen Funktion von einer sexuellen Dysfunktion abzugrenzen.

Die ICD-11 unterscheidet nicht mehr zwischen organischen und nichtorganischen sexuellen Funktionsstörungen. Es werden folgende Hauptgruppen aufgeführt:

- Dysfunktion des sexuellen Verlangens
- Dysfunktion der sexuellen Erregung
- Dysfunktion des Orgasmus
- Ejakulationsstörungen
- Sexuelle Schmerzstörungen

In der Subtypisierung werden Geschlechtsspezifika aufgeführt und es können z. B. erworbene von lebenslangen Störungen oder auch situationsbezogene von generalisierten Störungen unterschieden werden.

#### Paraphile Störungen

Paraphile Störungen sind durch ein anhaltendes und intensives Muster atypischer sexueller Erregung gekennzeichnet, die sich in sexuellen Fantasien, Trieben oder Verhaltensweisen äußern. Diese beziehen sich dabei auf andere Personen, die aufgrund ihres Alters oder ihres Status nicht einwilligungsfähig oder -willig sind.

Paraphile Störungen können auch Erregungsmuster umfassen, die einzelne Verhaltensweisen oder einwilligungsfähige Personen einbeziehen, wenn diese mit ausgeprägtem Leid seitens des Betroffenen verbunden oder sehr gefährlich sind (z. B. Asphyxiophilie).

Die ICD-11 nennt folgende paraphile Störungen:

- Exhibitionistische Störung
- Voyeuristische Störung
- Pädophile Störung
- Sadismus unter Zwang
- Frotteuristische Störung
- Andere paraphile Störungen mit nicht einwilligenden Personen
- Paraphile Störungen, allein durchgeführt oder mit Einwilligung einer anderen Person

### 21.1.2 In der Transition

Ein wesentlicher Aspekt für die Beurteilung einer Symptomatik in der Adoleszenz sind das Entwicklungsalter und – aufgrund des multifaktoriellen Geschehens – die Bezugnahme auf körperliche, psychologische sowie soziokulturelle und biografische Hintergründe.

Sexuelle Störungen in der Adoleszenz treten vor dem Hintergrund einer oft noch nicht abgeschlossenen **sexuellen Entwicklung** auf. Sexualität verändert sich zwar über die gesamte Lebensspanne und eine normative Festlegung ist schon von daher kaum möglich. Viele Weichen werden jedoch während der Adoleszenz gestellt. So zeigen Studien, dass sexuelle Verhaltensweisen von der Adoleszenz ins Erwachsenenalter in der Regel persistieren (Guyer et al. 2016).

Mit Blick auf **sexuelle Dysfunktionen** ist im Jugend- und jungen Erwachsenenalter zu berücksichtigen, dass die fehlende oder nur geringe Erfahrung in diesem Bereich dazu führt, dass die Erlebnisse und Erfahrungen oft nicht mit Vorerfah-

21

rungen abgeglichen und eingeordnet werden können. Auch andere Referenzpunkte sind nicht einfach zu finden: Pornografische Darstellungen präsentieren oftmals ein verzerrtes Bild von Sexualität, und Gespräche mit Gleichaltrigen, insbesondere unter Jungen, sind ebenfalls oft von selbstdarstellerischen Zügen gekennzeichnet. Es ist also schwierig, einen Referenzrahmen für das eigene sexuelle Erleben zu finden (DeLamater und Friedrich 2002).

**Paraphile Störungen** entwickeln sich in der Regel mit Beginn der Pubertät und können aufgrund des auftretenden Sexualtriebes drängend und möglicherweise psychisch stark belastend werden. Zunächst spielen entsprechende Masturbationsfantasien eine Rolle, zu entsprechenden Verhaltensweisen und gegebenenfalls zum Ausleben der Fantasien kommt es meist im Alter zwischen 15 und 19 Jahren (Thibaut et al. 2016).

## 21.2 Aspekte der Transition

**Sexuelle Dysfunktionen** gehören vielleicht zu den am häufigsten nicht berichteten Problemen und Belastungsfaktoren in dieser Altersgruppe. Scham und fehlende Erfahrung führen dazu, dass Probleme im Bereich der Sexualität nur selten von den Betroffenen selbst berichtet werden. Es ist daher dringend zu empfehlen, Patienten darauf anzusprechen.

In der Behandlung von **Paraphilien** spielen das biologische sowie das psychosoziale Entwicklungsalter eine wesentliche Rolle, zumal sich die Therapieempfehlungen unterscheiden (➤ Kap. 21.7.2). Es gibt Hinweise, dass die frühzeitige Behandlung paraphiler Störungen dazu beiträgt, dass aus Betroffenen keine Täter werden, und damit kommt einer Diagnose und einer Therapie im Jugend- und jungen Erwachsenenalter eine besondere Bedeutung zu (Thibaut et al. 2016). Gerade wegen der schambesetzten Thematik und der oft geringen Therapieadhärenz der Betroffenen ist eine möglichst gut begleitete Überleitung von der jugend- in die erwachsenenpsychiatrische Versorgung und nach Möglichkeit die Anbindung an spezialisierte Zentren notwendig.

## 21.3 Epidemiologie

Insgesamt nehmen **sexuelle Probleme** vor allem bei Männern im Laufe des Erwachsenenalters zu, was u. a. an hinzutretenden organischen Problemen liegt (Briken et al. 2020). Die Art der sexuellen Dysfunktion verändert sich über die Lebensspanne. Während bei männlichen Jugendlichen und jungen Männern die verfrühte Ejakulation (bis zu ca. 25 %) das häufigste Problem darstellt, sind es bei älteren Männern die Erektionsstörungen und Schwierigkeiten, zum Orgasmus zu kommen. Mädchen und junge Frauen berichten am häufigsten von Schwierigkeiten, zum Orgasmus zu kommen, und Schmerzen beim Sex (21–27 %), wovon Letzteres mit zunehmendem Alter weniger häufig auftritt. Insgesamt berichten in Studien Mädchen und junge Frauen häufiger von sexuellen Dysfunktionen und haben eher den Eindruck, dass ihre Sexualität dadurch beeinträchtigt ist (31 vs. 9 %). Demgegenüber gaben in einer großen französischen Studie über 90 % der Befragten männlichen und weiblichen Geschlechts an, ihr Sexualleben als befriedigend zu empfinden (Briken et al. 2020; Moreau et al. 2016).

Die Prävalenz **paraphiler Störungen** ist nicht bekannt. In einer Studie mit 367 Männern im Alter von 40–79 Jahren gaben mehr als 60 % paraphile Fantasien an, jedoch nur 1,7 %, dass sie darunter litten. Pädophile Tendenzen werden in Erhebungen von 4–9 % der Männer berichtet. 1,5–3,8 % würden diese auch ausleben (z. B. auch durch Sextourismus). Eine ausschließliche sexuelle Präferenz für Kinder scheint jedoch nur bei ca. 0,1 % vorzuliegen (Ahlers et al. 2011; Briken 2018). Paraphile Tendenzen scheinen bei Männern häufiger zu sein als bei Frauen, aber auch Frauen können Täterinnen sein, wenngleich hierzu kaum Daten vorliegen (Briken 2018). In einer repräsentativen nationalen Stichprobe in Schweden berichteten 4,1 % der Männer und halb so viele Frauen von mindestens einem exhibitionistischen Verhalten in ihrem Leben. Bei voyeuristischem Verhalten waren es fast dreimal so viele Männer (11,5 %) wie Frauen (3,9 %) (Långström und Seto 2006).

## 21.4 Ätiologie

Sexualität wird von biologischen, psychischen, zwischenmenschlichen und soziokulturellen Faktoren beeinflusst. In der **sexuellen Sozialisierung** spielen dabei sowohl erste Erfahrungen und Vorbilder (z. B. Pornografie) als auch der Zugang zu Wissen über Sexualität eine wesentliche Rolle. Die Medien und insbesondere die sozialen Medien haben darauf heutzutage erheblichen Einfluss. Ein Vorteil diesbezüglich ist sicher, dass damit nahezu alle Menschen einen sehr niedrigschwelligen Zugang zu entsprechenden Informationen haben; nachteilig ist, dass oft ein verzerrtes Bild von Sexualität vermittelt wird (Greydanus und Matytsina 2010).

Die **Neurobiologie** der Sexualität und sexueller Dysfunktionen ist komplex. Sexualhormone wie Testosteron und Östrogen spielen eine wesentliche Rolle, wobei hier eine komplexe Wechselwirkung mit zahlreichen anderen Faktoren (psychisch, sozial etc.) besteht. Prolaktin führt vor allem bei Frauen zu einer Verminderung des sexuellen Verlangens, Oxytocin scheint es zu steigern. Einen wesentlichen Einfluss haben auch monoaminerge Neurotransmitter (Dopamin, Noradrenalin und Serotonin). Auch hier sind die Wirkungen komplex. So scheinen 5-$HT_{1A}$-Serotonin-Rezeptoren Libido und Erektion zu fördern und die Schwelle für eine Erektion zu senken und 5-$HT_2$-Serotonin-Rezeptoren einen hemmenden Einfluss zu haben. Noradrenalin fördert sexuelle Erregung und den Orgasmus, wenn es im Gehirn wirkt, peripher führt es über die Vasokonstriktion zu Erektionsstörungen (Feldman und Larsen 2014). Die komplexe Wirkung der monoaminergen Neurotransmitter erklärt auch, warum eine Einflussnahme durch Medikamente (z. B. SSRI wie im Fallbeispiel) hier zu Störungen führen kann.

21

**INFOBOX**

**Sexuelle Dysfunktion als Nebenwirkung**

Insbesondere selektive Serotonin-Wiederaufnahmehemmer (SSRIs), Serotonin-Noradrenalin-Wiederaufnahmehemmer (SNRIs), Valproat und Neuroleptika führen zu sexuellen Dysfunktionen. Gerade bei depressiven Jugendlichen und jungen Erwachsenen stellt sich dann oft – wie im Fallbeispiel – die Frage, ob die sexuelle Dysfunktion Teil der Grunderkrankung oder eine unerwünschte Arzneimittelwirkung ist.

Insbesondere SSRIs werden bei Jugendlichen häufig zur Behandlung von Depressionen und Zwangsstörungen eingesetzt. Das Nebenwirkungsprofil scheint bei Erwachsenen und Minderjährigen vergleichbar zu sein. Die Inzidenz der durch die Einnahme von SSRIs verursachten sexuellen Dysfunktionen bei Erwachsenen beträgt 40–70 % (Feldman und Larsen 2014; Scharko 2004). Am häufigsten liegt ein vermindertes Verlangen oder eine Störung der sexuellen Erregung vor – sowohl bei Männern als auch bei Frauen! Diesbezüglich ist das Nebenwirkungsprofil vor allem für Citalopram, Sertralin und auch Fluoxetin besonders ungünstig. Bupropion, Duloxetin und Mirtazapin haben hingegen ein deutlich geringeres Risiko für sexuelle Dysfunktionen (Feldman und Larsen 2014).

Ein zentrales Problem in der Erhebung liegt darin, dass die Patienten deutlich seltener davon berichten als Beeinträchtigungen vorliegen. Eine Studie konnte zeigen, dass ein spontaner Selbstbericht nur von 14 % der erwachsenen Patienten kam, eine direkte Befragung jedoch bei über der Hälfte eine Funktionsstörung offenlegte. Das Problem ist bei Jugendlichen noch gravierender; sowohl in der klinischen Praxis als auch in der Forschung wird in dieser Altersgruppe der Problembereich kaum erhoben (Scharko 2004). Dies ist besonders gravierend, zumal Tierversuche an Ratten zeigen, dass adoleszente Ratten ein im Vergleich zu erwachsenen Ratten ein erhöhtes Risiko für eine andauernde SSRI-induzierte sexuelle Dysfunktion hatten. Ob dies beim Menschen auch so ist, ist bisher nicht bekannt (Coskuner et al. 2018).

**Paraphile Neigungen** scheinen eine Korrelation mit sexueller Gewalt und Missbrauch in der Vorgeschichte aufzuweisen. Auch Vernachlässigung und soziale Isolation sowie früher Kontakt zu Sex und Pornografie werden als Risikofaktoren berichtet (Seto und Lalumiere 2010). Auf neurobiologischer Ebene gibt es kein abschließendes Modell, es liegen jedoch Hinweise auf einen über Sexualsteroide vermittelten genetischen Einfluss vor. Aber auch Hormone wie Prolaktin und monoaminerge Neurotransmitter wie Serotonin und Dopamin scheinen eine Rolle zu spielen (Jordan et al. 2011).

## 21.5 Komorbiditäten

Eine **Beeinträchtigung in der Sexualität** kann für die Betroffenen eine ausgesprochen starke Belastung darstellen und geht daher gehäuft mit affektiven Störungen einher. Umgekehrt gehen auch zahlreiche psychische Erkrankungen mit einer Beeinträchtigung der Sexualität einher, die meisten (z. B. Depression, Anorexie) mit einer verminderten Libido, manche (Manien, Psychosen) jedoch auch mit einer Hypersexualität. Insbesondere bei der Depression besteht auch eine bidirektionale Dynamik: Einerseits kann die Depression zu vermindertem sexuellem Verlangen und anderen Störungen der Sexualität führen, zugleich können aber auch Probleme im Bereich der Sexualität eine Depression auslösen oder begünstigen (Feldman und Larsen 2014). Junge Erwachsene mit Depressionen und anderen psychischen Beeinträchtigungen zeigten in einer Studie auch nach mehr als 1 Jahr noch die gleichen sexuellen Funktionsstörungen wie zu Beginn der Studie, am häufigsten vorzeitige Ejakulation und erektile Dysfunktion. Insgesamt kam es bei weniger als der Hälfte der Befragten zu einer Spontanremission (Akre et al. 2014).

Menschen mit einer **Paraphilie** weisen komorbide vor allem affektive Störungen (> 70 %, Dysthymia und depressive Störungen), Angststörungen (vor allem soziale Phobie) und Substanzabusus (vor allem Alkohol) auf. Dies verweist auf die mit einer Paraphilie einhergehende hohe Belastung. Aber auch eine gehäufte Komorbidität mit ADHS (> 30 %) wurde festgestellt (Kafka und Hennen 2002).

## 21.6 Diagnostik

An erster Stelle steht die **Anamneseerhebung,** und diesbezüglich muss oft genug erst eine Hemmschwelle überwunden werden, denn insbesondere Themen wie sexuelle Orientierung oder nichtkoitale Sexualität werden zu selten adressiert; am ehesten wird über Empfängnisverhütung gesprochen (Fuzzell et al. 2017). Interessanterweise zeigen Studien, dass auch Jugendliche und junge Erwachsene im ärztlichen Gespräch ein direktes Ansprechen selbst sensibler Themen erwarten (Rosenthal et al. 1999). Die Hemmschwelle scheint also eher aufseiten der Behandler zu bestehen.

> **! MERKE**
> Das direkte Ansprechen von Themen der Sexualität sollte in der Regel ein wesentlicher Bestandteil der psychiatrischen Anamnese sein.

Für eine verlässliche Anamneseerhebung ist eine entsprechend **vertrauensvolle und offene Atmosphäre** erforderlich, um über schambehaftete Themen sprechen zu können. Die Zielrichtung der Anamneseerhebung kann dabei unterschiedliche Schwerpunkte haben.

Folgende Fragen sind für eine **Erstanamnese** hilfreich:

- Zufriedenheit bezüglich der eigenen Sexualität?
- Formen der sexuellen Aktivität? (Masturbation, Geschlechtsverkehr etc.)
- Geschlecht der Sexualpartner (bzw. deren Phänotyp)?

Mit Blick auf eine **sexuelle Dysfunktion** können zusätzlich folgende Fragen hilfreich sein (Nusbaum und Hamilton 2002):

- Beeinträchtigung bezüglich der sexuellen Funktionsfähigkeit (Männer: z. B. vorzeitige Ejakulation, Frauen: z. B. Schmerzen beim Geschlechtsverkehr oder Schwierigkeiten, einen Orgasmus zu erlangen?)
- Veränderungen hinsichtlich des sexuellen Verlangens?

Während bei älteren Patienten mit sexuellen Dysfunktionen die somatische Differenzialdiagnostik gerade bei der erektilen Dysfunktion eine wichtige Rolle spielt, ist bei jüngeren Patienten meist von einer psychogenen Ursache auszugehen, weshalb der Anamnese und dem ärztlichen Gespräch eine besondere Bedeutung zukommt (DGN 2018). Bei entsprechender Symptomatik können endokrinologische Untersuchungen erforderlich sein.

Mit Blick auf **die sexuelle Gesundheit und sexuell übertragbare Krankheiten** können folgende Fragen hilfreich sein (Marcell et al. 2017; Nusbaum und Hamilton 2002):

- Partner: Anzahl in den letzten 6 bzw. 12 Monaten
- Sexualpraktiken:
  - Welche Praktiken werden ausgeübt?
  - Besteht ein Risikobewusstsein bezüglich sexuell übertragbarer Erkrankungen?

- Schutz vor sexuell übertragbaren Krankheiten: Welche Vorkehrungen werden getroffen?
- Schwangerschaftsverhütung: Welche Verhütungsmethoden werden benutzt?
- Vorgeschichte/weitere Risiken bezüglich sexuell übertragbarer Krankheiten:
  - Partner mit intravenösem Drogenkonsum?
  - Prostitution oder Partner, die sich prostituieren?

Im Hinblick auf eine **Paraphilie** kann einleitend gefragt werden:

- „Kennst du irgendwelche sexuellen Gedanken, die dich belasten oder die andere ängstigen oder verärgern würden?"
- Es sollte zudem eine ausführliche Sexualanamnese erhoben werden (Kasinathan 2017):
  - Psychosexuelle Entwicklung seit der Kindheit
  - Geschlechtsidentität und sexuelle Orientierung
  - Aktuelles Sexualverhalten (Masturbationsfantasien, Fantasien beim Orgasmus, sexuelle Vorlieben, Nutzung pornografischer Inhalte etc.)
  - Individueller Leidensdruck: Als wie erfüllend wird die eigene Sexualität erlebt?

Je nach Fragestellung und Entwicklungsalter kann auch die Erhebung des **Pubertätsstatus** wichtig sein.

## 21.7 Therapie

### 21.7.1 Sexuelle Dysfunktion

21

Die Behandlung sexueller Dysfunktionen ist nach Art und Ursache unterschiedlich. Wenn körperliche Ursachen ausgeschlossen sind, wird empfohlen, psychiatrische Komorbiditäten einzubeziehen und zu unterscheiden, was die Hauptsymptomatik ist und bei vordringlicher psychiatrischer Symptomatik (z. B. Depression) zunächst diese zu behandeln. Ansonsten kann zwischen **Allgemeinmaßnahmen** wie Sexual-Edukation und Entspannungsübungen sowie **spezifischen Interventionen** pharmakologischer und nicht-pharmakologischer Art unterschieden werden (Avasthi et al. 2017). Je jünger oder unerfahrener die Patienten, desto mehr Wert sollte der **Sexualedukation** beigemessen werden, um inadäquaten Vorstellungen, Ängsten etc. entgegenzuwirken. Auch interpersonelle Faktoren, erste sexuelle Beziehung oder Beziehungskonflikte spielen eine Rolle und sollten thematisiert werden. Die Behandlung durch darauf spezialisierte **Sexualtherapeuten** kann empfehlenswert sein.

**INFOBOX**

**Prävention**

Mit Blick auf Prävention von Geschlechtskrankheiten oder ungewollter Schwangerschaft zeigt die Studienlage, dass Programme, die zu sexuelle Abstinenz für Jugendliche aufrufen, nicht zielführend sind. Es geht vielmehr um altersgerechte und umfassende Information zu den zentralen Fragen der Sexualität (Greydanus und Matytsina 2010). Studien weisen hinsichtlich der sexuellen Entwicklung auch auf einen Einfluss der Eltern-Kind-Beziehung hin. So gibt es Befunde, die nahelegen, dass eine positive Beziehung zu den Eltern und unterstützendes Verhalten der Eltern zu einem späteren ersten Geschlechtsverkehr, vermehrter Nutzung von Kontrazeptiva sowie zu positiveren Gefühlen im Zusammenhang mit Sexualität führen (de Graaf et al. 2011).

### 21.7.2 Paraphilie

Grundsätzliche **Behandlungsziele** sind (Thibaut et al. 2010):

1. Kontrolle paraphiler Fantasien und Verhaltensweisen
2. Kontrolle sexueller Triebe
3. Verringerung des Leidensdrucks

Die Behandlung hängt u. a. davon ab, ob bereits eine Straftat begangen wurde oder nicht. Für noch nicht straffällig gewordene Betroffene werden an einzelnen Standorten in Deutschland Gruppenpsychotherapien angeboten. Im Projekttitel **„Kein Täter werden"** (www.kein-taeter-werden.de) kommt das Ziel dieser gruppentherapeutischen Ansätze zum Ausdruck. Dies kann gerade für Jugendliche und junge Erwachsene ein wichtiges Angebot sein. Sie haben oft einen hohen Leidensdruck und müssen lernen, mit der Paraphilie umzugehen. Eine der wesentlichen Voraussetzungen ist dabei die Motivation der Betroffenen.

Evidenz zur Behandlung von jugendlichen **Sexualstraftätern** besteht für kognitive Verhaltenstherapie (KVT) und Multisystemische Therapie (MST). Auch die Verbindung mit einer Familientherapie erscheint vielversprechend. Behandlungsziele dabei sind, dass die Straftäter Verantwortung für ihre Vergehen übernehmen und weitere Straftaten verhindert werden. Dafür ist es notwendig, die Auslöser zu reflektieren und **interne wie externe Verhaltenskontrolle** auszuüben. Zu den eingesetzten Behandlungsmethoden gehört zum einen die **verdeckte Sensibilisierung,** die eine Vermeidungsreaktion gegenüber dem unerwünschten Stimulus aufbauen soll und als Selbstkontrollverfahren dient. Dazu wird der Auslöser mit negativen Konsequenzen oder Ereignissen gepaart, z. B. durch Imagination. Eine andere Methode ist die **semantische Sättigung,** bei der durch wiederholte Darbietung eines Wortes der Sinngehalt verlorengeht und damit eine Form von Extinktion eintritt. Die MST zielt darauf ab, Betroffenen und Eltern im Umgang mit der Straftat und den paraphilen Tendenzen zu helfen, weiteren Straftaten vorzubeugen sowie die Jugendlichen im positiven Kontakt mit Gleichaltrigen zu unterstützen (Kasinathan 2017).

Für die **medikamentöse Behandlung** von Jugendlichen mit paraphilen Neigungen liegt kaum Evidenz vor. Es gibt lediglich Hinweise, dass SSRIs, GnRH-Agonisten und Antiandrogene hilfreich sein können. Besonders problematisch ist die medikamentöse Behandlung im Jugendalter dadurch, dass die psychosexuelle Reifung und auch die körperliche Reifung (GnRH-Agonisten und Antiandrogene) noch nicht abgeschlossen sind (Kasinathan 2017). Bei jugendlichen Straftätern mit paraphiler Symptomatik ist die Psychotherapie daher die erste Wahl (Turner und Briken 2018). Eine internationale Leitlinie empfiehlt, bei der **Behandlungsentscheidung** zwischen unter 16-Jährigen, 17- bis 18-Jährigen und Volljährigen zu unterscheiden:

- Für **12- bis 16-Jährige** ist die empfohlene Behandlungsstrategie MST, KVT und Familientherapie. Auch Motivational Interviewing wird empfohlen, um die Adhärenz zu fördern. Als zweite Wehl können SSRIs zum Einsatz kommen.
- Auch bei den **17- bis 18-Jährigen** steht Psychotherapie an erster Stelle (MST oder KVT), es sei denn, das **Tanner-Stadium V ist bereits erreicht;** dann soll wie bei volljährigen Betroffenen vorgegangen werden. Da Studien zeigen, dass eine Kombination von Psychotherapie und Pharmakotherapie bei Erwachsenen zu besseren Therapieeffekten führt, mag diese bereits zu Beginn bzw. früh in der Behandlung mit eingesetzt werden: angefangen bei SSRIs über Antiandrogene bis hin zu GnRH-Agonisten (Thibaut et al. 2010).

Studien geben Hinweise darauf, dass eine **frühe Intervention** bei paraphilen Neigungen den Therapieeffekt steigert und dass die **Einbeziehung des familiären und weiteren sozialen Umfelds** (vgl. MST) förderlich ist (Schmucker und Lösel 2017).

## Auflösung Fallbeispiel

Durch eine ausführliche Anamnese konnte bei Felix eine erektile Dysfunktion festgestellt, aufgrund seines Alters aber nicht nach ICD-11 diagnostiziert werden. Da er derzeit kaum noch depressive Symptome aufweist, ist ein Zusammenhang mit der aktuellen Medikation sehr wahrscheinlich. Felix zeigt sich durch die Symptomatik stark verunsichert und belastet. Es wird eine Umstellung der Medikation auf Bupropion mit ihm besprochen. Sechs Wochen nach Beginn der neuen Medikation ist Felix' Stimmung weiterhin stabil und die erektile Funktion deutlich gebessert. Seit 3 Wochen hat Felix nun eine neue Freundin; das setze ihn etwas unter Druck. Er mache sich Sorgen, dass es eventuell „nicht klappen" könnte, wenn er mit ihr schlafen wolle. Ihm werden Gesprächstermine angeboten, um über das Thema zu reden, was er dankbar annimmt.

**! MERKE**

Die Gabe einer Medikation mit potenzieller Beeinträchtigung der sexuellen Funktion muss in der Verlaufsbeurteilung explizit erhoben werden.

### LITERATUR

Ahlers CJ, Schaefer GA, Mundt IA, Roll S, Englert H, Willich SN, Beier KM. How unusual are the contents of paraphilias? Paraphilia-associated sexual arousal patterns in a community-based sample of men. J Sex Med 2011; 8(5): 1362–1370.

Akre C, Berchtold A, Gmel G, Suris J-C. The evolution of sexual dysfunction in young men aged 18–25 years. J Adolesc Health 2014; 55(6): 736–743.

Avasthi A, Grover S, Rao TS. Clinical practice guidelines for management of sexual dysfunction. Indian J Psychiatry 2017; 59(Suppl 1): S91.

Briken P. Prävention sexuellen Kindesmissbrauchs im Dunkelfeld – das Hamburger Modell. Psychother Psychosom Med Psychol 2018; 68(03/04): 142–161.

Briken P, Matthiesen S, Pietras L, Wiessner C, Klein V, Reed GM, Dekker A. Estimating the prevalence of sexual dysfunction using the new ICD-11 guidelines: results of the first representative, population-based German Health and Sexuality Survey (GeSiD). Dtsch Arztebl Int 2020; 117(39): 653.

Coskuner ER, Culha MG, Ozkan B, Kaleagasi EO. Post-SSRI sexual dysfunction: preclinical to clinical. Is it fact or fiction? Sex Med Rev 2018; 6(2): 217–223.

de Graaf H, Vanwesenbeeck I, Woertman L, Meeus W. Parenting and adolescents' sexual development in western societies: a literature review. Eur Psychol 2011; 16(1): 21–31.

DeLamater J, Friedrich WN. Human sexual development. J Sex Res 2002; 39(1): 10–14.

DGN – Deutsche Gesellschaft für Neurologie. Diagnostik und Therapie der erektilen Dysfunktion. S1-Leitline. AWMF-Registernummer 030–112. Stand: 2/2018; www.awmf.org/leitlinien/detail/ll/030-112.html (letzter Zugriff: 25.4.2022).

Feldman J, Larsen K. Sexual dysfunction. In: Richards CS, O'Hara MW (eds.): The Oxford Handbook of Depression and Comorbidity. Oxford: Oxford University Press 2014, pp. 218–235.

Fuzzell L, Shields CG, Alexander SC, Fortenberry JD. Physicians talking about sex, sexuality, and protection with adolescents. J Adolesc Health 2017; 61(1): 6–23.

Greydanus DE, Matytsina L. Female sexual dysfunction and adolescents. Curr Opin Obstet Gynecol 2010; 22(5): 375–380.

Guyer AE, Silk JS, Nelson EE. The neurobiology of the emotional adolescent: from the inside out. Neurosci Biobehav Rev 2016; 70: 74–85.

Jordan K, Fromberger P, Stolpmann G, Müller JL. The role of testosterone in sexuality and paraphilia – a neurobiological approach. Part I: Testosterone and sexuality. J Sex Med 2011; 8(11): 2993–3007.

Kafka MP, Hennen J. A DSM-IV Axis I comorbidity study of males (n= 120) with paraphilias and paraphilia-related disorders. Sex Abuse 2002; 14(4): 349–366.

Kasinathan J. Treatment for youth paraphilic disorders: opportunities to reduce harm. Australas Psychiatry 2017; 25(2): 121–125.

Långström N, Seto MC. Exhibitionistic and voyeuristic behavior in a Swedish national population survey. Arch Sex Behav 2006; 35(4): 427–435.

Marcell AV, Burstein GR; Committee on Adolescence. Sexual and reproductive health care services in the pediatric setting. Pediatrics 2017; 140(5): e20172858.

Moreau C, Kågesten AE, Blum RW. Sexual dysfunction among youth: an overlooked sexual health concern. BMC Public Health 2016; 16(1): 1–10.

Nusbaum MR, Hamilton C. The proactive sexual health history: key to effective sexual health care. Am Fam Physician 2002; 66(9): 1705.

Rosenthal SL, Lewis LM, Succop PA, Burklow KA, Nelson PR, Shedd KD, et al. Adolescents' views regarding sexual history taking. Clin Pediatr (Phila) 1999; 38(4): 227–233.

Scharko AM. Selective serotonin reuptake inhibitor-induced sexual dysfunction in adolescents: a review. J Am Acad Child Adolesc Psychiatry 2004; 43(9): 1071–1079.

Schmucker M, Lösel F. Sexual offender treatment for reducing recidivism among convicted sex offenders: a systematic review and meta-analysis. Campbell Syst Rev 2017; 13(1): 1–75.

Seto MC, Lalumiere ML. What is so special about male adolescent sexual offending? A review and test of explanations through meta-analysis. Psychol Bull 2010; 136(4): 526.

Thibaut F, De La Barra F, Gordon H, Cosyns P, Bradford JM; WFSBP Task Force on Sexual Disorders. The World Federation of Societies of Biological Psychiatry (WFSBP) guidelines for the biological treatment of paraphilias. World J Biol Psychiatry 2010; 11(4): 604–655.

Thibaut F, Bradford JM, Briken P, De La Barra F, Häßler F, Cosyns P; WFSBP Task Force on Sexual Disorders. The World Federation of Societies of Biological Psychiatry (WFSBP) guidelines for the treatment of adolescent sexual offenders with paraphilic disorders. World J Biol Psychiatry 2016; 17(1): 2–38.

Turner D, Briken P. Die Behandlung paraphiler Störungen mit GnRH-Agonisten unter besonderer Berücksichtigung ethischer und rechtlicher Aspekte. Forens Psychiatr Psychol Kriminol 2018; 12(4): 344–351.

KAPITEL

# 22

Michael Frey

# Persönlichkeitsstörungen



**Fallbeispiel**

Seit Tagen ist Lisa (16 Jahre) verzweifelt, und Suizidgedanken drängen sich ihr auf; sie hat daran gedacht, sich mit Tabletten das Leben zu nehmen. Deshalb beschließt Lisa, ihre Therapeutin Frau K. anzurufen, die mit ihr vereinbart, dass sie sich notfallmäßig in der Klinik vorstellt.

Ihre Eltern sind im Urlaub, und Lisa möchte sie auch nicht involvieren: „Das gibt nur wieder Ärger!", äußert sie gegenüber Frau K. am Telefon. Sie wolle lieber, dass eine Freundin sie in die Klinik begleite. Sie habe schon versucht, sie zu erreichen, aber erfolglos. Im weiteren Gespräch wird erarbeitet, dass ihr Erziehungsbeistand sie in die Klinik begleitet, worauf sich Lisa zögerlich einlässt. In der Institutsambulanz der Kinder- und Jugendpsychiatrie wird Lisa notfallmäßig gesehen. Da sie sich nicht von akuter Suizidalität distanzieren kann, wird sie zur Krisenintervention auf die geschlossene Station aufgenommen. Die Eltern werden über die Aufnahme informiert. Es ist bereits Lisas fünfter stationärer Aufenthalt.

## 22.1 Symptomatik

### 22.1.1 Nach ICD-11

In der Sektion Persönlichkeitsstörungen der ICD-11 kann von einem Paradigmenwandel gesprochen werden. Es fand ein Wechsel von einer kategorialen hin zu einer dimensionalen Klassifikation statt (➤ Abb. 22.1). Während in dem im DSM-5 gewählten Hybridmodell die grundsätzliche Einteilung in zehn verschiedene Persönlichkeitsstörungen erhalten geblieben ist und der dimensionale Ansatz in Sektion III gesondert als Alternativmodell aufgeführt wird, gibt die ICD-11 ausschließlich die übergeordnete Diagnose Persönlichkeitsstörung mit der Möglichkeit einer dimensionalen Einteilung vor.

Diese Veränderung spiegelt den aktuellen Forschungsstand wider. In der allgemeinen Persönlichkeitstheorie ist **Big-Five-Modell** ein durch Studien gut belegter Ansatz. Auf der Suche nach Dimensionen, welche die Persönlichkeit beschreiben, haben Faktorenanalysen fünf Eigenschaften als relativ überdauernde Faktoren der Persönlichkeit herausgearbeitet: Offenheit, Extraversion, Verträglichkeit, Gewissenhaftigkeit und Neurotizismus (Costa und McCrae 1992). Die in der ICD-11 verwendeten Domänen Enthemmung, Dissozialität, negative Affektivität, Anankasmus und Distanziertheit stehen damit in Zusammenhang (➤ Abb. 22.2).

## 22.2 Diagnostisches Vorgehen in der ICD-11

Das diagnostische Vorgehen erfolgt in **drei Schritten:**

1. Prüfung der relevanten **Funktionsbeeinträchtigung**
2. Bewertung des **Ausmaßes der Beeinträchtigung** (Schweregrad)
3. Zuordnung der **Persönlichkeitsmerkmale**

Für die Vergabe der Diagnose „Persönlichkeitsstörung" müssen relevante **Funktionsbeeinträchtigungen** im Selbstbezug und/oder in der Beziehung zu anderen über einen längeren Zeitraum (orientierend > 2 Jahre) vorliegen. In **Bezug auf das Selbst** kann es sich dabei zum Beispiel um ein inkohärentes Identitätsgefühl oder einen stark beeinträchtigten Selbstwert handeln. In der **zwischenmenschlichen Interaktion** können beispielsweise Schwierigkeiten der Perspektivübernahme oder ein mangelndes Inte-

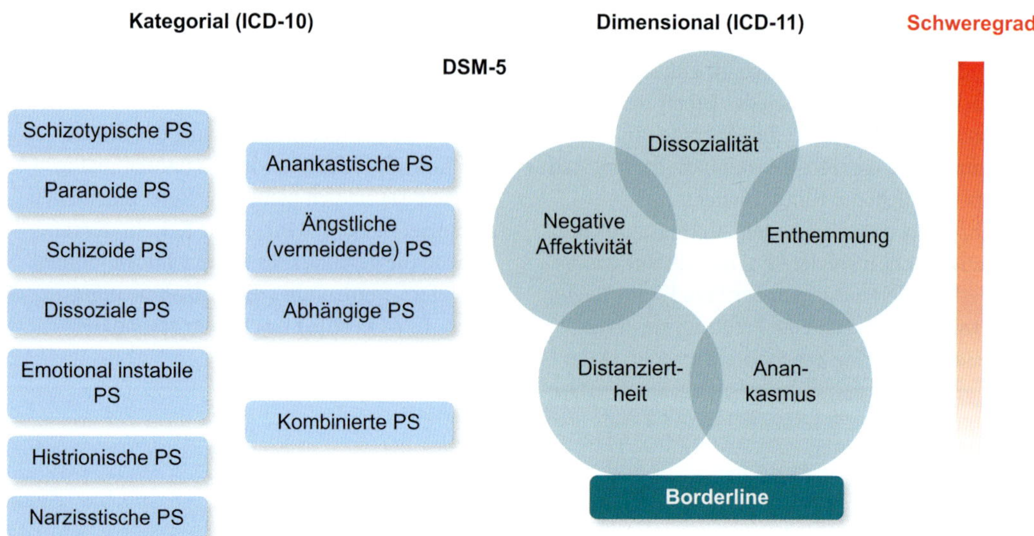


**Abb. 22.1** Kategoriale vs. dimensionale Klassifikation [L231]

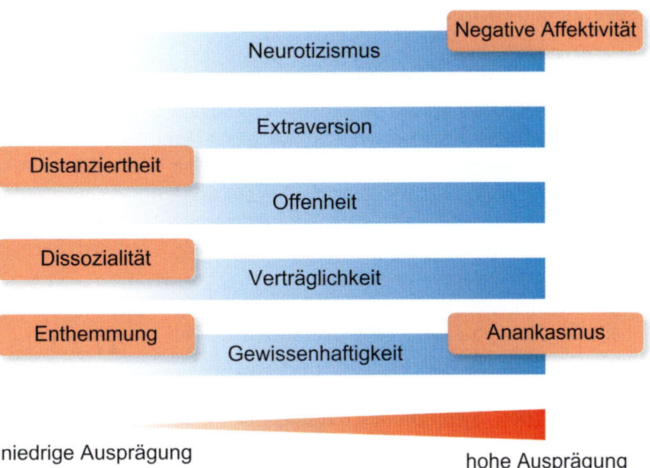


**Abb. 22.2** Zusammenhang zwischen dem Big-Five-Modell der Persönlichkeit und den Domänen der ICD-11: Zwischen den Domänen der ICD-11 und dem Big-Five-Modell bestehen klare Zusammenhänge. Auf einem Kontinuum sind besonders gering oder stark ausgeprägte Persönlichkeitseigenschaften dann gegebenenfalls so dysfunktional, dass sie Krankheitswert bekommen (vgl. auch Tyrer et al. 2019). So ist „Dissozialität" beispielsweise eine sehr gering ausgeprägte Verträglichkeit, und „Distanziertheit" geht mit einer geringen Ausprägung von Extraversion und Offenheit einher [L231]

resse am Kontakt zu Mitmenschen bestehen. Dabei spielt auch selbst- oder fremdschädigendes Verhalten als Kriterium eine Rolle. Die Störung muss nicht mehr im Jugend- oder jungen Erwachsenenalter beginnen.

Die erlebten **Beeinträchtigungen** müssen **situationsübergreifend** auftreten und äußern sich in der Kognition, im emotionalen Erleben und im Emotionsausdruck sowie in Form von dysfunktionalen Verhaltensmustern. Die Störung muss zu einer erheblichen Beeinträchtigung und/oder zu Leidensdruck führen (ICD-11) (Hauser et al. 2021; Schmeck und Birkhölzer 2021). Zur Beurteilung des **Schweregrads** dient der Kurzfragebogen *Standardized Assessment of Severity of Personality Disorder* (SASPD) (Olajide et al. 2018).

Die Bestimmung des **Profils an pathologischen Persönlichkeitstraits** ist fakultativ, um die besonders herausstechenden Merkmale der Persönlichkeit des Betroffenen zu beschreiben (Schmeck und Birkhölzer 2021).

Im Folgenden werden die Kernkriterien der **Persönlichkeitsdomänen** kurz dargestellt:

- **Negative Affektivität** ist die Tendenz, vor allem negative Emotionen in unterschiedlichster Ausprägung zu erleben. Beispielsweise kann ein geringes Selbstwertgefühl oder Misstrauen häufig und situationsunangemessen im Vordergrund stehen.
- **Distanziertheit und Bindungslosigkeit** sind durch zwischenmenschliche Distanz gekennzeichnet. Dies kann sich z. B. durch die Vermeidung sozialer Interaktion oder in emotionaler Unnahbarkeit ausdrücken.
- Das Merkmal **Dissozialität** ist vor allem durch die Missachtung der Rechte und Gefühle anderer und damit einhergehendem mangelndem Einfühlungsvermögen sowie Egozentrik gekennzeichnet. Das kann sich in ausgeprägtem Anspruchsdenken und übermäßigem Beschäftigen mit den eigenen Bedürfnissen bzw. der Gleichgültigkeit gegenüber Schaden, dem man anderen zufügt, ausdrücken. Auch manipulatives und ausbeuterisches Verhalten kann auftreten.
- **Enthemmung** ist gekennzeichnet durch unüberlegtes Handeln, ohne die Risiken und Konsequenzen zu berücksichtigen. Das kann sich in impulsivem, rücksichts- und verantwortungslosem Handeln oder mangelnder Voraussicht zeigen.
- **Anankasmus bzw. Zwanghaftigkeit** ist geprägt von der Kontrolle des eigenen Verhaltens und der Kontrolle anderer mit dem Blick auf bestimmte „Standards", die eingehalten werden müssen. Dies drückt sich z. B. häufig in rigidem Verhalten, Perfektionismus, zögerlichem Verhalten und dem Wunsch nach Absicherung aus.

INFOBOX

**Adoleszenzkrise vs. Persönlichkeitsstörung (Sevecke und Fuchs 2017)**

Die sogenannte Adoleszenzkrise ist keine diagnostische Kategorie, sondern beschreibt eine zeitlich begrenzte Entwicklungsperiode mit krisenhaften Anpassungs- bzw. Umstrukturierungsprozessen. Sie ist damit ein Entwicklungsphänomen, das jedoch im Ausdruck den Symptomen einer Persönlichkeitsstörung vom emotional instabilen Typ sehr ähnlich sein kann. Eine differenzialdiagnostische Unterscheidung ist manchmal schwierig. Hilfreich können folgende Aspekte sein:

- **Auslöser:** Im Regelfall ist der Auslöser für die krisenhafte Zuspitzung bei einer Adoleszenzkrise deutlicher und steht meist mit Entwicklungsaufgaben im Zusammenhang.
- **Schwere der Symptomausprägung:** Bei einer Adoleszenzkrise bestehen im Regelfall keine schwergradigen psychischen Pathologien oder gravierende Identitätsstörungen.
- **Verlauf:** Adoleszenzkrisen sind zeitlich umschrieben mit einer wahrnehmbaren Zuspitzung. Persönlichkeitsstörungen sind dagegen vielmehr ein überdauerndes Muster.

Als gesonderte Kategorie wird das **„Borderline-Muster"** aufgeführt, das in seinem Kern durch Instabilität in Bezug auf das Selbstbild, die Affekte und die zwischenmenschlichen Beziehungen definiert ist. Zudem besteht eine ausgeprägte Impulsivität. Aufgrund des instabilen Selbstbildes ist das Selbstwertgefühl beeinträchtigt, und es wird häufig ein Gefühl der inneren Leere beschrieben. Es besteht eine besondere Sensitivität hinsichtlich als ablehnend wahrgenommener Reaktionen anderer und oftmals ein verzweifeltes Bemühen, ein Verlassenwerden zu verhindern. Zusammen mit der Tendenz zu impulsiven Reaktionen kann dies zu sehr konfliktreichen zwischenmenschlichen Interaktionen führen. Auch wiederkehrendes selbstverletzendes Verhalten, Suizidversuche, dissoziative Symptome und psychosenahe Phänomene können auftreten (ICD-11) (Hauser et al. 2021).

INFOBOX

**Warum bleibt die Borderline-Störung als Kategorie erhalten?**

Wie in ➤ Abb. 22.1 zu sehen ist, wurde nur die Borderline-Persönlichkeitsstörung (BPS) als eigene Entität beibehalten. Dies war bei der Erarbeitung der ICD-11 nicht unumstritten, denn eigentlich ließe sich auch die BPS dimensional gut durch die Domänen Negative Affektivität, Enthemmung und Dissozialität abbilden. Die Entscheidung hatte vor allem versorgungspolitische Gründe (Tyrer et al. 2019). Da es sehr spezifische therapeutische Ansätze für die Borderline-Störung gibt (z. B. Dialektisch-behaviorale Therapie [DBT]), die auch in speziellen stationären Settings angeboten wird, wäre ein Wegfall der Diagnose für die Zuweisung zu solchen Angeboten und die Finanzierung problematisch geworden.

### 22.2.1 In der Transition

Ein entscheidendes Kriterium der ICD-11 ist, dass die **Verhaltensmuster dem Entwicklungsstand nicht angemessen** sind. Das wirft insbesondere in der Adoleszenz die Frage auf: Was ist für das jeweilige Alter normal? An dieser Stelle wird auf ➤ Kap. 2 und ➤ Kap. 3 verwiesen, in denen adoleszenztypische Entwicklungsthemen besprochen werden, die nach Möglichkeit abgegrenzt werden müssen, was zugegebenermaßen nicht immer leicht ist und gegebenenfalls erst im Verlauf verlässlich beurteilt werden kann.

In der Adoleszenz „reift" die Persönlichkeit (Sharp und Wall 2018). Menschen mit der Diagnose einer Persönlichkeitsstörung tendieren in der Adoleszenz Studien zufolge sogar zu größeren Veränderungen – meist hin zu einer Verbesserung – als Menschen ohne Persönlichkeitsstörungen. Nichtsdestotrotz stellt die Diagnose einer Persönlichkeitsstörung im Jugendalter den stärksten Prädiktor für eine Persönlichkeitsstörung im jungen Erwachsenenalter dar (Newton-Howes et al. 2015).

INFOBOX

**Persönlichkeitsentwicklung**

Metaanalysen und groß angelegte longitudinale Studien zur Persönlichkeitsentwicklung zeigen, dass das Ausmaß an Anpassung und Veränderung über die Lebensspanne langsam abnimmt. Während in der Kindheit die Persönlichkeit mäßig stabil ist, nimmt die Stabilität im Jugendalter bis ins junge Erwachsenenalter zu, um sich dann ab dem 30. Lebensjahr nur noch langsam zu verändern, ohne jedoch irgendwann zu einem Punkt der „Unveränderlichkeit" zu kommen (Newton-Howes et al. 2015).

Grundsätzlich kann für Persönlichkeitsstörungen aber konstatiert werden, dass diese keineswegs so stabil sind, wie früher angenommen wurde (➤ Abb. 22.3).

Zanarini et al. (2010) haben fast 300 mit einer BPS diagnostizierte Patientinnen und Patienten über einen Zeitraum von 10 Jahren nachverfolgt. Im Laufe der Studie wurde bei über 90 % eine Symptomremission für mindestens 2 Jahre beobachtet. Die Hälfte der Betroffenen erreichte neben der Symptomremission auch eine gute soziale und berufliche Funktionsfähigkeit. Zu Rückfällen kam es bei ca. einem Drittel der Patienten (Zanarini et al. 2010). Auch eine andere Studie verweist auf eine Remission von 85 % nach 10 Jahren, wobei die sozialen Beeinträchtigungen meist bestehen blieben (Gunderson et al. 2011). Gerade für die Adoleszenz wird eine relativ niedrige Stabilität der Borderline-Diagnose gezeigt.

Im Hinblick auf das **psychosoziale Funktionsniveau** ist, wie oben angesprochen, eine größere Stabilität zu beobachten, d. h., dass sich eine Verbesserung im Hinblick der Persönlichkeitsentwicklung nicht unbedingt in einer Verbesserung der zwischenmenschlichen Beziehungen oder der beruflichen Situation niederschlägt. Im Gegenteil: In Studien konnte beobachtet werden, dass für das niedrige psychosoziale Funktionsniveau trotz Besserung der Symptomatik oftmals keine große Verbesserung erkennbar ist (Gunderson et al. 2011; Newton-Howes et al. 2015). Hier ist natürlich auch zu bedenken, dass während der Adoleszenz entscheidende Entwicklungsschritte (Ausbildung, Partnerschaft, Freundeskreis etc.) absolviert werden und diese danach nur bedingt nachgeholt werden können. Sowohl die Phase der größten Symptomausprägung als auch die entscheidenden Entwicklungsschritte fallen damit genau in die Transition.

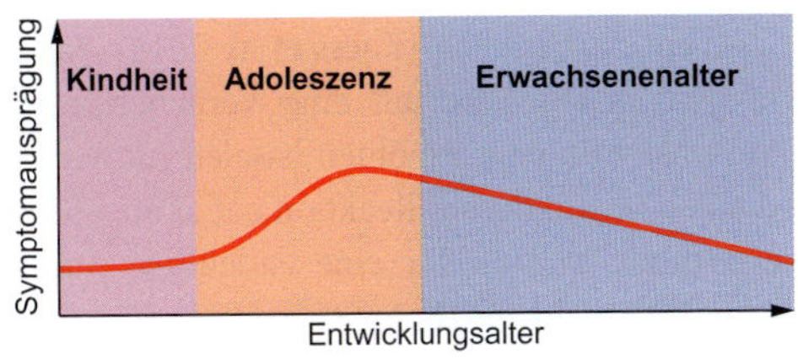


**Abb. 22.3** Verlauf der Symptomausprägung von Persönlichkeitsstörungen. Die Symptomatik nimmt häufig mit der Pubertät zu, erreicht in der Adoleszenz einen Peak, um dann sukzessive bis zum mittleren Erwachsenenalter abzunehmen. [L231]

## 22.3 Aspekte der Transition

Deutliches Entwicklungspotenzial mit Blick auf die Transition gibt es im Bereich der **Früherkennung und der ambulanten Versorgung.** Aufgrund der Zurückhaltung in der Diagnosestellung, u. a. um eine Stigmatisierung zu vermeiden, und der oben erwähnten Schwierigkeiten in der Abgrenzung von adoleszenztypischen Phänomenen wird die Diagnose oft nicht oder zu spät gestellt. Daraus resultiert, dass die Betroffenen keine spezifische Therapie und Unterstützung erhalten. Es gibt **klare Evidenz für eine vorrangig ambulante psychotherapeutische Behandlung** von Menschen mit einer **BPS,** die jedoch hohe Anforderungen an Vernetzung und Absprachen stellt und nur mit einer klaren diagnostischen Zuordnung umgesetzt werden kann. Wiederholte und oftmals lange stationäre Aufenthalte sind die häufige Konsequenz, wenn die genannten Voraussetzungen nicht erfüllt sind (Kaess et al. 2019).

Eine kleine Studie aus Großbritannien ergab, dass die Transition von der Kinder- und Jugend- zur Erwachsenenpsychiatrie für Patienten mit der Diagnose einer Persönlichkeitsstörung schwieriger war (Malkov et al. 2021). Die Gründe dafür bleiben offen, aber es ist denkbar, dass hier auch gewisse „Vorurteile" und Erwartungen unter psychiatrisch Tätigen eine Rolle spielen; dies würde sich zumindest mit der klinischen Erfahrung decken. Zudem sind auch das therapeutische Verhältnis und damit die Adhärenz gerade bei BPS oft von Instabilität geprägt. Ferner sind Wechsel und Veränderungen gerade für Patienten mit einer BPS im Allgemeinen oft mit großer Verunsicherung verbunden, zumal sie eine der „Urängste" dieser Patienten tangieren: die **Angst vor dem Verlassenwerden.** Das ist auch in der Transition zu berücksichtigen.

Patienten, die lange in einem kinder- und jugendpsychiatrischen Setting angebunden waren, können durch den Wechsel in ein erwachsenenpsychiatrisches Setting destabilisiert werden. Nicht nur, dass die ihnen bekannten Therapeuten und Ansprechpartner wechseln, auch die Strukturen der beiden Versorgungssystem unterscheiden sich und das Maß an Selbstverantwortung, das erwartet wird, nimmt plötzlich erheblich zu. Daher geht es darum, dass diese Wechsel von langer Hand vorbesprochen und geplant werden.

**! MERKE**

Der Verunsicherung durch den Wechsel muss **Sicherheit durch Planung und Strukturierung** entgegengesetzt werden. Für mögliche dysfunktionale Verhaltensweisen wie z. B. Suizidalität müssen, um einen Beziehungsabbruch zu verhindern, **klare Absprachen** getroffen **und Krisenpläne** erstellt werden.

Auch ein vom Patienten „provozierter" Therapieabbruch, um die eigene Autonomie zu wahren und dem Ende der Behandlung zuvorzukommen, sollte vorab thematisiert werden, um die damit einhergehenden Gedanken und Emotionen zu reflektieren. Aufgrund der meist komplexen Fallkonstellationen ist es empfehlenswert, eine **ausführliche Weiterleitung der relevanten Informationen** (z. B. bestehende Krisenpläne) mit den Patienten zu besprechen und die Erlaubnis dafür einzuholen. Die Patienten sollten dabei unbedingt aktiv eingebunden werden, um die Kontrolle bezüglich der weitervermittelten Informationen zu behalten. Gemäß NICE-Guideline (2009) sollte erwogen werden, die Behandlungskontinuität in der KJP nach Vollendung des 18. Lebensjahres bis maximal zur Vollendung des 21. Lebensjahres fortzusetzen, wenn davon auszugehen ist, dass im Anschluss keine Behandlung in der Erwachsenenpsychiatrie notwendig ist, was sich zugegebenermaßen meist nur schwer abschätzen lässt (NICE 2009).

## 22.4 Epidemiologie

Für Jugendliche im Alter von 14 Jahren konnte entsprechend den DSM-IV-Kriterien eine kumulative Prävalenz für eine sonstige Persönlichkeitsstörung von 14,6 %, für eine narzisstische Persönlichkeitsstörung von 3,2 %, für alle anderen zwischen 0,2 und 1,9 % gefunden werden. Die BPS lag mit 0,9 % im Mittelfeld (Johnson et al. 2008). Es besteht ein Peak der Erstdiagnose mit einem scharfen Anstieg nach der Volljährigkeit bei einem Mittelwert von 20,5 Jahren (Solmi et al. 2021).

Während im klinischen Setting bei BPS von einem Verhältnis weiblich/männlich von 3 : 1 ausgegangen wird, ist in populationsbasierten Studien kein relevanter Geschlechtsunterschied erkennbar (Kaess et al. 2014). Die Prävalenz der BPS bei Jugendlichen **in der psychiatrischen Versorgung** beträgt 11 % bei ambulanten und 20–50 % bei stationären Patienten (Fonagy et al. 2015).

## 22.5 Ätiologie

Für die Erblichkeit von Persönlichkeit wird ein Verhältnis von 40 : 60 für Genetik und Umwelteinflüsse angenommen (Vukasović und Bratko 2015). Die **Heritabilität** von Persönlichkeitsstörungen liegt vermutlich zwischen 20 und 50 % (Bornovalova et al. 2009; Kendler et al. 2008). Bornovalova et al. (2009) fanden mit Blick auf die BPS eine genetische Prädisposition vor allem für die Ausprägung der Symptomatik im Jugendalter besonders relevant (Bornovalova et al. 2009). Die genetische Vulnerabilität wird dabei anscheinend vor allem über **Temperamentsfaktoren** wie z. B. negative Affektivität, Introvertiertheit und Impulsivität vermittelt (Kaess et al. 2014). Es gibt gute Hinweise, dass auch für die BPS eine Gen-Umwelt-Interaktion eine Rolle spielt und dass interessanterweise genetische Risikokonstellationen die Wahrscheinlichkeit ungünstiger Lebensereignisse fördern (Kaess et al. 2014). Das mag zum Beispiel an der erhöhten Impulsivität und dem daraus resultierenden riskanteren Verhalten liegen. Im Folgenden werden vor allem Befunde zur Ätiologie der BPS vorgestellt.

**Neurobiologisch** wurde bei Erwachsenen mit BPS recht konsistent ein reduziertes Volumen in frontolimbischen Netzwerken gefunden. Bei Jugendlichen ist dies noch weniger gut belegt; die bei Erwachsenen festgestellten Volumenminderungen der Amygdala und des Hippokampus scheinen im Jugendalter aber noch nicht zu bestehen (Kaess et al. 2014). Außerdem gibt es Hinweise auf eine Veränderung der HPA-Achse mit einer erhöhten basalen Aktivierung und einer verminderten Reaktion auf akuten Stress. Die Befunde reichen für eine endgültige Aussage jedoch noch nicht aus (Kaess et al. 2014).

Mit Blick auf **neuropsychologische Auffälligkeiten** gibt es für die BPS Hinweise auf eine Bevorzugung negativer emotionaler Stimuli, z. B. in der Betrachtung von Gesichtsausdrücken. Außerdem scheint auch ein Defizit in der Perspektivübernahme eine Rolle zu spielen. Im Unterschied zu Autismus-Spektrum-Störungen besteht dabei aber keine Unfähigkeit, sich in die Perspektive des Gegenübers hineinzuversetzen, sondern mehr eine Art Hypermentalisierung, die zu Annahmen über die Gedanken des Gegenübers führt, welche nicht mehr mit der Realität übereinstimmen (Kaess et al. 2014). Außerdem ist eine Bevorzugung von sofortiger Belohnung zu beobachten, was vor dem Hintergrund der vermehrten Impulsivität gut verständlich ist (Kaess et al. 2014).

An **Umweltfaktoren** und **Life-Events** spielen für die BPS vor allem belastende und traumatische Kindheitserfahrungen, Beeinträchtigungen in der Bindung (wenn Eltern z. B. nicht verlässlich verfügbar oder feindselig sind) sowie (wahrgenommene) Ungleichbehandlung durch die Eltern eine Rolle. Auch ein niedriger sozioökonomischer Status ist ein Risikofaktor. Sexueller Missbrauch ist zwar häufig in der Biografie von BPS anzutreffen, aber als Risikofaktor weniger spezifisch als gemeinhin angenommen (Kaess et al. 2014). Auch soziale Ausgrenzungserfahrungen wie Bullying in der Kindheit stellen Risikofaktoren für die Entwicklung einer BPS dar (Kaess et al. 2014).

Insgesamt lässt sich mit Blick auf die BPS festhalten, dass der Forschungsstand noch nicht ausreicht, um die Entwicklungspfade, die letztlich zur Erkrankung führen, vollständig zu verstehen (Kaess et al. 2014).

## 22.6 Komorbiditäten

In klinischen Populationen mit einer anderen Hauptdiagnose wurde im Rahmen von Studien bei bis zur Hälfte der Betroffenen zusätzlich eine Persönlichkeitsstörung diagnostiziert (Zimmerman et al. 2008). Dies hat besondere Bedeutung, wenn man davon ausgeht, dass ein Persönlichkeitsmerkmal wie negative Affektivität oder ausgeprägte Distanziertheit einen entscheidenden Einfluss auf den Behandlungserfolg, z. B. bei Depressionen oder sozialen Ängsten, nimmt.

Für die BPS konnte in Studien bei fast allen Betroffenen mindestens eine komorbide Störung diagnostiziert werden. Im stationären Setting Behandelte weisen oftmals zwei bis drei komorbide psychische Erkrankungen auf. Am häufigsten sind affektive Störungen, Essstörungen, dissoziative und posttraumatische Belastungsstörungen. Besonders problematisch ist auch bei Jugendlichen der komorbide Substanzabusus, der im Erwachsenenalter ein zusätzliches Risiko vor allem für sexuelles Risikoverhalten darstellt (Kaess et al. 2014).

## 22.7 Diagnostik

Eine Diagnosestellung ist bei entsprechender Symptomatik auch im Jugendalter zu empfehlen, um damit den Weg für störungsspezifische Interventionen zu ebnen (Kaess et al. 2019).

**Hinweise auf eine mögliche BPS in der Adoleszenz** (Kaess et al. 2014):

- Repetitives NSSV und/oder Suizidversuche
- Impulsives und riskantes Verhalten
- Gleichzeitiges Auftreten von ausgeprägt internalisierenden und externalisierenden Verhaltensweisen
- Häufiger Ärger und zerstörerisches Verhalten
- Anhaltende Probleme und Konflikte im zwischenmenschlichen Bereich
- Niedriger Selbstwert, Unsicherheiten bezüglich der eigenen Identität

Zu beachten ist, dass ein einzelnes dieser Symptome keinen hohen prädiktiven Wert hat, sondern letztlich die **Gesamtkonstellation** berücksichtigt werden muss und es sich nur um Hinweise handelt; so tritt beispielsweise NSSV vor allem im Jugendalter bei vielen Diagnosen als Begleitsymptomatik auf (➤ Kap. 24).

Zur Diagnostik können semistrukturierte Interviewverfahren ergänzend eingesetzt werden (z. B. Structured Clinical Interview for Axis II-Personality Disorders [SKID-II]).

Wesentlich ist auch die **differenzialdiagnostische Einordnung** von psychopathologischen Phänomenen wie **Halluzinationen,** die im Rahmen von BPS in 13–60 % der Fälle auftreten. Besonders häufig sind jüngere Patienten betroffen. Am häufigsten berichten die Patienten von akustischen Halluzinationen, ca. ein Drittel gibt jedoch auch visuelle Halluzinationen an (D'Agostino et al. 2019). Es wurde lange versucht, Unterscheidungskriterien zwischen Halluzinationen im Rahmen einer BPS und einer Psychose zu finden. Bei beiden Störungsbildern unterscheiden sich akustische Halluzinationen jedoch weder bezüglich des Inhalts, noch der Lokalisierung (innen oder außen), noch der kognitiven Reaktion darauf (D'Agostino et al. 2019). Lediglich der Kontext, dass sie nämlich bei BPS vor allem im Rahmen von zwischenmenschlichen Konflikten vermehrt auftreten, hat sich in Studien als mögliches Unterscheidungsmerkmal erwiesen (D'Agostino et al. 2019).

**! MERKE**

**Akustische Halluzinationen** im Rahmen einer BPS bzw. einer Psychose lassen sich klinisch in der Regel nicht aufgrund ihrer Phänomenologie unterscheiden, sondern müssen im Gesamtkontext beurteilt werden.
Die klinische Erfahrung zeigt bei **optischen Halluzinationen,** dass sehr differenzierte und gegebenenfalls appellative Sinnestäuschungen (z. B. ein Clownsgesicht mit blutigen Tränen, das aus der Wand hervortritt) oftmals im Rahmen einer BPS auftreten.

## 22.8 Therapie

Die folgenden Ausführungen beziehen sich auf die BPS, zumal hierzu im Vergleich zu anderen Persönlichkeitsstörungen die meiste Evidenz vorliegt und mit der neuen dimensionalen Klassifikation die anderen Persönlichkeitsstörungen als Entität wegfallen.

Die **ambulante Psychotherapie** steht im Vordergrund; ein teil- oder vollstationäres Setting sollte aufgrund der erhöhten Gefahr einer Hospitalisierung bei diesem Krankheitsbild nur zur Krisenintervention bzw. mit ganz klarer Zielsetzung und zeitlicher Begrenzung gewählt werden (Kaess et al. 2019).

Eine **frühe Diagnose und eine frühe Intervention** sind aufgrund der schwerwiegenden psychosozialen Konsequenzen entscheidend. Mit Blick auf **präventive Interventionen** liegt nur Evidenz für eine indizierte Prävention vor. Dabei werden Jugendliche adressiert, die „typische" Symptome aufweisen, ohne jedoch die Kriterien für eine Persönlichkeitsstörung zu erfüllen, beispielsweise NSSV, Substanzabusus und ausgeprägte Impulsivität (Kaess et al. 2014).

Begrenzte Evidenz für **Frühinterventionen,** sowohl für die subsyndromale als auch für die diagnostizierte BPS, liegt sowohl für CAT (Kognitiv-Analytische Therapie) und HYPE (Helping Young People Early) als auch für die Mentalisierungsbasierte Therapie vor.

**INFOBOX**

**Therapieansätze zur Frühintervention**

**CAT** ist eine in England entwickelte und an Jugendlichen mit BPS untersuchte Kurzzeittherapie (Kaess et al. 2014), die auf analytischen und kognitiven Ansätzen fußt. Der Fokus liegt auf einem durch frühe zwischenmenschliche Erfahrungen geprägten beziehungsbezogenen Selbstkonzept. Es geht darum, die individuellen Muster der zwischenmenschlichen Interaktion zu verstehen und dysfunktionale Strategien zu verändern (Kaess und Münch 2016). Dabei finden Techniken wie Verhaltensexperimente, Achtsamkeitspraxis und Verarbeitung traumatischer Erinnerungen Anwendung (Chanen et al. 2014). Anhand von konkreten Problemen (z. B. Selbstverletzung) werden damit zusammenhängende Gedanken und Gefühle erarbeitet. Die Kurzzeittherapie umfasst zwischen 16 und 24 Sitzungen.
**HYPE** ist eine teambasierte integrative Intervention. Im Sinne der Frühintervention werden Patienten dabei eher großzügig vor dem Hintergrund eines dimensionalen Diagnosekonstrukts eingeschlossen. Ein Fokus liegt dabei auf der Einbeziehung der Familie im Rahmen von Psychoedukation und familientherapeutischen Interventionen. Weitere Bestandteile sind die Möglichkeit von aufsuchenden Angeboten und Konzepten zur Krisenintervention mit kurzen und zielgerichteten stationären Aufenthalten, wenn indiziert (Chanen und McCutcheon 2013).
Die **Mentalisierungsbasierte Therapie** nach Fonagy und Bateman beruht auf den Annahmen der Bindungstheorie. In der Therapie soll die Fähigkeit zu Annahmen über die mentalen Zustände anderer im Sinne der Perspektivübernahme verbessert werden. Es bestehen Hinweise darauf, dass diese Therapieform für Erwachsene und Jugendliche wirksam ist, es bedarf jedoch weiterer methodisch gut durchgeführter Studien (Volkert et al. 2019).

Die wohl bekannteste und vor allem für Erwachsene gut evaluierte Therapieform ist die von Marsha Linehan entwickelte **Dialektisch-behaviorale Therapie (DBT),** die u. a. Elemente der kognitiven Verhaltenstherapie, Achtsamkeitspraxis und Entspannungsverfahren integriert. Das DBT-Programm ist auf eine Dauer von 20 Wochen ausgelegt und besteht zentral aus wöchentlichen Einzeltherapien und der sogenannten Skillsgruppe, in der die Betroffenen u. a. Strategien zum Umgang mit Anspannungszuständen erlernen. Dabei geht es darum, durch Achtsamkeit Anspannungszustände zu erkennen und dann wirksame Mittel einzusetzen, um die Anspannung zu reduzieren (vgl. ➤ Kap. 24). Für Jugendliche wurde die sogenannte DBT-A (DBT für Adoleszente) konzipiert, die sich in Studien als wirksam erwiesen hat (von Auer et al. 2015).

Es gibt für die BPS keine evidenzbasierte **pharmakologische Behandlung;** daher sollten Medikamente auch nur sehr zurückhaltend eingesetzt werden (Kaess et al. 2014). Nichtsdestotrotz kommen im klinischen Alltag Psychopharmaka wie SSRIs (vor allem zur Behandlung komorbider affektiver Störungen) und Neuroleptika (zur Behandlung von Anspannungszuständen, Schlafstörungen etc.) zum Einsatz. Oft wird aufgrund der Komplexität der Problematik und der durch nichtspezifische Therapieangebote ausgelösten Dynamik eine Polypharmazie betrieben, die für die Betroffenen von Nachteil ist (Kaess et al. 2019).

**! MERKE**

Der Einsatz von Psychopharmaka sollte bei Patienten mit BPS stets gut reflektiert werden.

Die Task-Force Transitionspsychiatrie der DGKJP und der DGPPN fordert, die Adoleszenz in ihrer Bedeutung für die BPS näher zu beforschen. Insbesondere die Früherkennung (z. B. durch Entwicklung von Screeningverfahren) und der Zugang zu spezifischen ambulanten Angeboten sollten verbessert werden, um langen Verweildauern in nichtspezialisierten stationären Settings und einer Polypharmazie vorzubeugen (Kaess et al. 2019).

### Auflösung Fallbeispiel

Die erste stationäre Behandlung erhielt Lisa mit 13 Jahren: Nach einem massiven Konflikt mit ihren Eltern und Mobbingerfahrungen in der Schule war sie „in ein Loch" gefallen, aus dem sie allein nicht mehr herauskam. Damals wurde eine mittelgradige depressive Episode diagnostiziert. Die folgenden Aufenthalte erfolgten meist wegen Suizidgedanken und einmal nach einem Suizidversuch. Beim letzten Aufenthalt wurde eine Borderline-Persönlichkeitsstörung diagnostiziert, und seither besteht auch eine Vereinbarung für die Rahmenbedingungen einer Krisenintervention. Ziel ist es, die Aufenthalte kurz zu halten und Lisa in ihrer Alltagsfähigkeit zu unterstützen. Sie besucht eine ambulante DBT-A-Gruppe.

#### LITERATUR


Bornovalova MA, Hicks BM, Iacono WG, Mcgue M. Stability, change, and heritability of borderline personality disorder traits from adolescence to adulthood: a longitudinal twin study. Dev Psychopathol 2009; 21(4): 1335–1353.

Chanen AM, Mccutcheon L. Prevention and early intervention for borderline personality disorder: current status and recent evidence. Br J Psychiatry 2013; 202(s54): s24–s29.

Chanen AM, Mccutcheon L, Kerr IB. HYPE: a cognitive analytic therapy-based prevention and early intervention programme for borderline personality disorder. In: Sharp C, Tackett JL (eds.): Handbook of Borderline Personality Disorder in Children and Adolescents. New York: Springer 2014, pp. 361–383.

Costa PT, McCrae RR. Four ways five factors are basic. Personality and individual differences 1992; 13(6): 653–665.

D'Agostino A, Monti MR, Starcevic V. Psychotic symptoms in borderline personality disorder: an update. Curr Opin Psychiatry 2019; 32(1): 22–26.

Fonagy P, Speranza M, Luyten P, Kaess M, Hessels C, Bohus M. ESCAP Expert Article: Borderline personality disorder in adolescence: an expert research review with implications for clinical practice. Eur Child Adolesc Psychiatry 2015; 24(11): 1307–1320.

Gunderson JG, Stout RL, McGlashan TH, Shea MT, Morey LC, Grilo CM, et al. Ten-year course of borderline personality disorder: psychopathology and function from the Collaborative Longitudinal Personality Disorders study. Arch Gen Psychiatry 2011; 68(8): 827–837.

Hauser NC, Herpertz SC, Habermeyer E. Das überarbeitete Konzept der Persönlichkeitsstörungen nach ICD-11: Neuerungen und mögliche Konsequenzen für die forensisch-psychiatrische Tätigkeit. Forens Psychiatr Psychol Kriminol 2021; 15: 30–38.

Johnson JG, Cohen P, Kasen S, Skodol AE, Oldham JM. Cumulative prevalence of personality disorders between adolescence and adulthood. Acta Psychiatr Scand 2008; 118(5): 410–413.

Kaess M, Münch A-L. HYPE: Ein kognitiv-analytisches Therapieprogramm zur Prävention und Frühintervention bei Borderline-Persönlichkeitsstörungen. Borderline-Persönlichkeitsstörungen im Jugendalter: Früherkennung und Frühintervention. [Deutsche Übersetzung von Chanen et al. 2014]. Stuttgart: Kohlhammer 2016, S. 118–139.

Kaess M, Brunner R, Chanen A. Borderline personality disorder in adolescence. Pediatrics 2014; 134(4): 782–793.

Kaess M, Herpertz SC, Plener PL, Schmahl C. Borderline-Persönlichkeitsstörungen. Z Kinder Jugendpsychiatr Psychother 2019; 48: 1–5.

Kendler KS, Aggen SH, Czajkowski N, Røysamb E, Tambs K, Torgersen S, Neale MC, Reichborn-Kjennerud T. The structure of genetic and environmental risk factors for DSM-IV personality disorders: a multivariate twin study. Arch Gen Psychiatry 2008; 65(12): 1438–1446.

Malkov M, Lee T, Dorner H, Ahmet A, Karlikova A, Bhui K, Chanen A. Transition from child and adolescent MHS to adult MHS: what happens to young people with personality disorder? BJPsych Open 2021; 7(S1): S39–S39.

Newton-Howes G, Clark LA, Chanen A. Personality disorder across the life course. Lancet 2015; 385(9969): 727–734.

NICE – National Institute for Health and Care Excellence (ed.). Borderline personality disorder: recognition and management. Clinical guideline CG77. 1/2009; www.nice.org.uk/guidance/cg78/resources/borderline-personality-disorder-recognition-and-management-pdf-975635141317 (letzter Zugriff: 25.4.2022).

Olajide K, Munjiza J, Moran P, O'Connell L, Newton-Howes G, Bassett P, et al. Development and psychometric properties of the Standardized Assessment of Severity of Personality Disorder (SASPD). J Pers Disord 2018; 32(1): 44–56.

Schmeck K, Birkhölzer M. Die Konzeption von Persönlichkeitsstörungen in der ICD-11. Z Kinder Jugendpsychiatr Psychother 2021; 49(6): 480–485.

Sevecke K, Fuchs M. Persönlichkeitsstörungen im Jugendalter sind kein „lebenslanges Schicksal". Neurologe & Psychiater 2017; 18(1): 26–31.

Sharp C, Wall K. Personality pathology grows up: adolescence as a sensitive period. Curr Opin Psychol 2018; 21: 111–116.

Solmi M, Radua J, Olivola M, Croce E, Soardo L, Salazar de Pablo G, et al. Age at onset of mental disorders worldwide: large-scale meta-analysis of 192 epidemiological studies. Mol Psychiatry 2021; 27(1): 281–295.

Tyrer P, Mulder R, Kim YR, Crawford MJ. The development of the ICD-11 classification of personality disorders: an amalgam of science, pragmatism, and politics. Annu Rev Clin Psychol 2019; 15: 481–502.

Volkert J, Hauschild S, Taubner S. Mentalization-based treatment for personality disorders: efficacy, effectiveness, and new developments. Curr Psychiatry Rep 2019; 21(4): 1–12.

von Auer AK, Kleindienst N, Ludewig S, Soyka O, Bohus M, Ludäscher P. Zehn Jahre Erfahrung mit der Dialektisch-Behavioralen Therapie für Adoleszente (DBT-A) unter stationären Bedingungen – die Station Wellenreiter. Z KinderJugendpsychiatr Psychother 2015; 43(5): 301–313.

Vukasović T, Bratko D. Heritability of personality: a meta-analysis of behavior genetic studies. Psychol Bull 2015; 141(4): 769.

Zanarini MC, Frankenburg FR, Reich DB, Fitzmaurice G. Time to attainment of recovery from borderline personality disorder and stability of recovery: a 10-year prospective follow-up study. Am J Psychiatry 2010; 167(6): 663–667.

Zimmerman M, Chelminski I, Young D. The frequency of personality disorders in psychiatric patients. Psychiatr Clin North Am 2008; 31(3): 405–420.

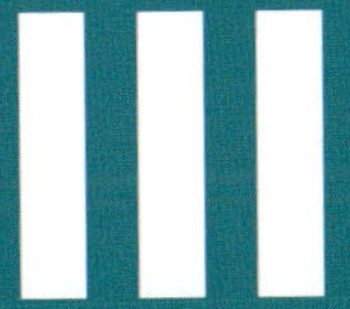

# Symptome im transitorischen Fokus

KAPITEL

# 23

Daniel Illy

# Stimmungsschwankungen

Stimmungsschwankungen sind ein häufiger Begleiter der Pubertät, auch wenn sie nicht gut erforscht sind, was im Rahmen der Recherche für dieses Kapitel durchaus überraschend war. Hormonschwankungen (allen voran Östrogen bzw. Testosteron) lassen sich als Verursacher der „Stimmungsachterbahn" ausmachen – ein Phänomen, das im weiteren Lebensverlauf wie z. B. bei menopausalen Frauen deutlich besser erforscht ist.

Eine der wichtigen Entwicklungsaufgaben in der Pubertät (➤ Kap. 3) stellt die **Findung der eigenen Identität** dar. Alle Leserinnen und Leser dieses Buches werden sich noch daran erinnern, wie frustrierend das manchmal war. Wer bin ich? Wo möchte ich hin? Auf was stehe ich? Bin ich wirklich eine Frau/ein Mann? Sind meine Eltern cool oder eigentlich ziemlich scheiße? Alle diese Fragen haben unmittelbaren Einfluss auf die Stimmungslage. Typisch dabei ist auch, dass sich identitäre Vorstellungen abwechseln, etwa durch ein wechselndes Zugehörigkeitsgefühl zu gewissen Subgruppen. In dieser Situation kann es durchaus „normal" sein, sich noch im Dezember als Goth wahrzunehmen, um im Januar als Hip-Hopper aufzutreten – mitsamt dem dazugehörigen kompletten Wechsel des Kleiderschranks.

Ein weiterer Einflussfaktor auf die Stimmung ist **Stress.** Schulische Über-, aber auch Unterforderung oder einfach ein zu voller Wochenkalender verursachen Stress. Die allgemein spürbare Arbeitsverdichtung unserer Gesellschaft ist mitunter schon im schulischen Alltag angekommen: Das Abitur durfte ich noch in 13 Jahren machen, und meine Schultage waren im Schnitt nicht so lang wie die meiner Patienten. Und selbst im Freizeitbereich lauern viele Einflussfaktoren auf die Stimmung: Stress mit der besten Freundin, Mobbing, aber auch der Verlust der „ersten großen Liebe".

Entscheidend ist es, psychiatrische Einflussfaktoren der Stimmung herauszufiltern, da diese potenziell behandlungsbedürftig, damit aber auch reversibel sind. Es ist allerdings nicht immer leicht, eine depressive Episode von pubertärem Liebeskummer oder eine hypomane Phase von pubertärem Risikoverhalten abzugrenzen.

**BEWERTUNG**

Als kleine (unwissenschaftliche, aber klinisch nützliche) Faustregel kann gelten:

- Lassen sich Symptome einer reaktiven Genese zuordnen oder erscheinen sie „endogen"?
- Ist die Stimmung gerade gedrückt, weil es Zoff mit der besten Freundin gab, oder ist eigentlich gerade alles gut und die Stimmung trotzdem im Keller?

Diese Fragen wurden bereits in ➤ Kap. 10 besprochen. Ein analoges Vorgehen ist auch auf der anderen Seite der Achterbahn, der (Hypo-)Manie, sinnvoll (➤ Kap. 11). Hier sind sowohl Stimmung als auch Risikoverhalten gut vor dem Altershintergrund zu prüfen. Abermals lohnt die Rückbesinnung auf die eigene Jugend, in der wir sicherlich alle mal etwas Riskantes oder Unsinniges getrieben haben, ohne manisch zu sein.

Noch kniffeliger wird es bei der Abgrenzung der klinisch nicht ganz so gut greifbaren Symptome einer Dys- bzw. Zyklothymia. Hierbei helfen aber die langen Zeitkriterien, die von Jugendlichen meist nicht erfüllt werden. Der Vollständigkeit halber sei erwähnt, dass natürlich auch ein Substanzkonsum (➤ Kap. 29) Einfluss auf die Stimmungslage hat.

## LITERATUR

Gava G, Orsili I, Alvisi S, Mancini I, Seracchioli R, Meriggiola MC. Cognition, mood and sleep in menopausal transition: the role of menopause hormone therapy. Medicina (Kaunas) 2019; 55(10): 668.

KAPITEL

# 24 Selbstverletzung

Michael Frey

Nichtsuizidales selbstverletzendes Verhalten (NSSV) zeigt einen **deutlichen Peak im Jugend- und jungen Erwachsenenalter** (➤ Abb. 24.1). In Schulstichproben geben zwischen 17 und 35 % der Befragten an, sich in einem bestimmten Zeitraum zumindest einmal selbst verletzt zu haben, im jungen Erwachsenenalter sind es noch ca. 13 % und unter den älteren Erwachsenen nur noch ca. 3 % (Plener et al. 2018). Bezüglich belastender Lebensereignisse gibt es Hinweise, dass mit zunehmendem Alter die Anzahl belastender Lebensereignisse größer sein muss, um die Schwelle für das Auftreten von NSSV zu überschreiten (Steinhoff et al. 2020). Das könnte dafürsprechen, dass sich Emotionsregulationsfähigkeiten und Copingstrategien mit zunehmendem Alter verbessern und weniger auf dysfunktionale Strategien zurückgegriffen wird.

Es besteht eine deutliche **Mädchenwendigkeit** (im Jugendalter 6:1) (Hawton et al. 2012). Am häufigsten ist das Ritzen an den Unterarmen (vor allem am nichtdominanten Arm) anzutreffen (Klonsky und Muehlenkamp 2007). Es treten jedoch auch Kratzen, Schlagen, Verbrennungen und Erfrierungen auf. Mädchen und Frauen neigen dabei mehr zu Ritzen und Kratzen an Armen und Beinen, männliche Betroffenen mehr zu Brennen und Schlagen an Brust, Gesicht oder auch Genitalien (Sornberger et al. 2012).

Hinsichtlich der **Ätiologie** von NSSV kann zusammenfassend festgestellt werden, dass es sich bei chronischem NSSV um eine defiziente Stressantwort mit multifaktoriellen neurobiologischen und psychologischen Ursachen handelt (Plener et al. 2012). Dabei gibt es zahlreiche Motive und Ursachen, von denen als primäre Ursache die Affektregulation sicher mit die wichtigste ist (➤ Abb. 24.2).

**! MERKE**

Als **Risikofaktoren für NSSV** gelten (Plener et al. 2018; Hawton et al. 2012):
- Frühere Suizidalität
- Früheres NSSV
- Weibliches Geschlecht
- Depressive Symptome
- Emotional instabile Persönlichkeitsstörung
- Unspezifische psychische Belastungsfaktoren

NSSV ist in der ICD-11 als Begleitsymptomatik explizit beim Borderline-Muster aufgeführt. Dabei stimmt die Aussage, dass sehr viele Borderline-Patienten NSSV aufweisen, der Umkehrschluss, dass alle Menschen mit NSSV eine Borderline-Störung aufweisen jedoch nicht. Es gibt zahlreiche Komorbiditäten, vor deren Hintergrund NSSV auftritt. Besonders häufig ist dies bei Depressionen, sozialer Phobie, PTBS, aber auch bei Substanzmissbrauch und externalisierenden Störungen der Fall. Externalisierende Komorbiditäten sind dabei in klinischen Populationen mehr bei männlichen Betroffenen anzutreffen und internalisierende bei weiblichen (Steinhoff et al. 2021). Bei Erwachsenen mit einer Borderline-Störung konnten schwerere, höherfrequente und vielseitigere Formen des NSSV beobachtet werden (Turner et al. 2015).

Die Diagnose einer Persönlichkeitsstörung wird häufig erst mit dem Wechsel in die erwachsenen-

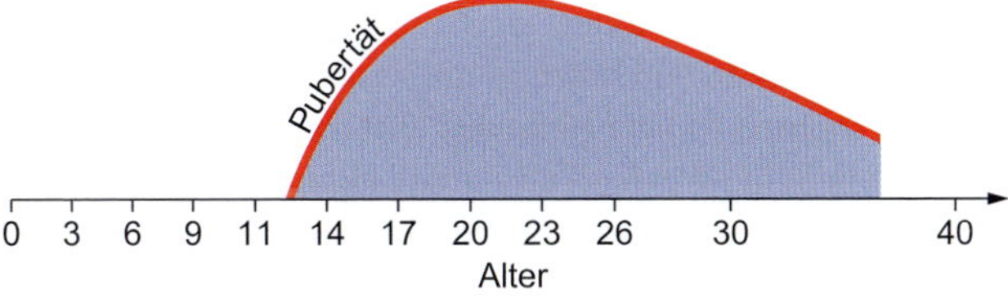


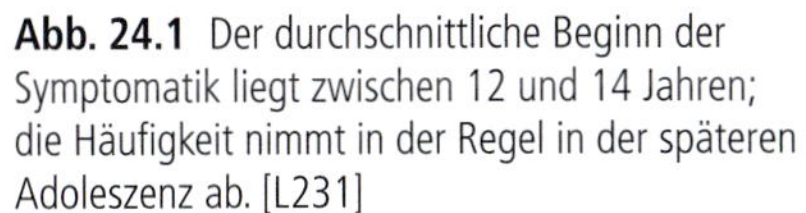
**Abb. 24.1** Der durchschnittliche Beginn der Symptomatik liegt zwischen 12 und 14 Jahren; die Häufigkeit nimmt in der Regel in der späteren Adoleszenz ab. [L231]

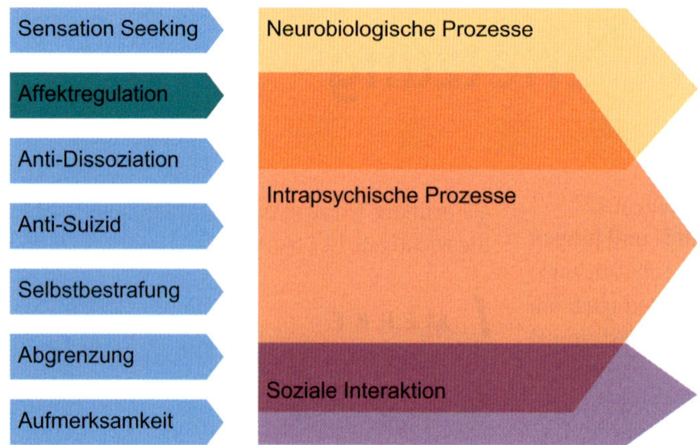


**Abb. 24.2** Ätiologie von NSSV. Es gibt unterschiedliche Motive und Ursachen für NSSV, wobei vor dem Hintergrund eines biopsychosozialen Modells den einzelnen Aspekten unterschiedlich große Bedeutung zukommt (Quelle: Cipriano et al. 2017; Klonsky 2007) [L231]

psychiatrische Versorgung gestellt. Mit der Diagnosestellung findet dann gegebenenfalls auch erstmals die Indikationsstellung für eine spezialisierte Therapie (z. B. DBT) statt, was eindeutig zu spät ist. Besonders im Jugendalter stellt die **niedrige Inanspruchnahme professioneller Hilfe** ein Problem dar. Im Allgemeinen liegt diese bei unter 50 % (Steinhoff et al. 2021). In einer Studie stellte sich nur einer von acht Betroffenen in einer Klinik vor, dabei eher Mädchen (Hawton et al. 2012). Mit zunehmendem Alter nimmt die Inanspruchnahme von psychiatrischen Angeboten bei NSSV jedoch zu (Steinhoff et al. 2021). Unterstützung suchen betroffene Jugendliche häufig zunächst bei Freunden und an zweiter Stelle gegebenenfalls bei den Eltern (allerdings nur 10–20 %) (Fortune et al. 2008). **Hürden für die Inanspruchnahme von Hilfe** bestehen vor allem in der Angst vor Stigmatisierung und Scham, in unzureichendem Wissen über psychische Erkrankungen und dem Wunsch nach Autonomie und Eigenständigkeit (Gulliver et al. 2010).

Für **Eltern** stellt der Umgang mit NSSV ihrer Kinder eine große Herausforderung dar. Getragen von der Sorge um die Kinder führt NSSV nicht selten zu Grenzüberschreitungen und Machtkämpfen. So beginnen Väter oder Mütter, regelmäßig das Zimmer ihres Kindes zu durchsuchen, um Rasierklingen o. Ä. zu entfernen – in der Hoffnung, dass das NSSV dadurch abnimmt. Während für die Suizidprophylaxe die Nichtverfügbarkeit von Mitteln ein relevanter Risikofaktor ist, führt das beschriebene Vorgehen bei NSSV meist eher zu einer Verhärtung der Fronten und zu einer weiteren Eskalation des Machtkampfs. Vielmehr geht es darum, das Signal, das durch die Selbstschädigung gesendet wird, zu validieren und den Jugendlichen zu vermitteln, dass man sieht, dass Probleme bestehen. Ein nächster Schritt sollte sein, sich gemeinsam Unterstützung zu suchen.

Wesentlich ist, **Aufklärung und niedrigschwellige Angebote** vorzuhalten. Dabei bieten sich grundsätzlich auch Aufklärung und Information im Schulkontext an, um eine möglichst große Breitenwirkung zu erzielen; leider ist die Evidenz für **schulbasierte Interventionsprogramme** aufgrund nur weniger qualitativ hochwertiger Studien derzeit noch unzureichend (Carter et al. 2016).

Für **therapeutische Ansätze im Jugendalter** gibt es hinsichtlich der Wirksamkeit die besten Hinweise für auf das Jugendalter adaptierte Manuale (DBT-A). Auch kognitiv-verhaltenstherapeutische und mentalisierungsbasierte Ansätze werden untersucht, die Befundlage ist jedoch heterogen (Witt et al. 2021).

Als gemeinsame Elemente **effektiver Interventionsprogramme** wurden herausgearbeitet (Carter et al. 2016):

- Erarbeitung von Veränderungsmotivation
- Aufrechterhaltung der Abstinenz
- Unterstützung durch das familiäre und außerfamiliäre Umfeld
- Förderung von positivem Affekt
- Förderung von gesundem Schlaf

Für eine **pharmakologische Behandlung** liegt bei Minderjährigen keine Evidenz vor. Studien, die neben Jugendlichen auch junge Erwachsene mit Borderline-Störung einschlossen, konnten für Aripiprazol eine Reduktion des NSSV zeigen (Nickel et al. 2006). In Akutsituationen kann auf sedierende Medikamente (z. B. niedrigpotente Neuroleptika) zurückgegriffen werden (Plener et al. 2018).

## LITERATUR


Carter G, Page A, Large M, Hetrick S, Milner AJ, Bendit N, et al. Royal Australian and New Zealand College of Psychiatrists clinical practice guideline for the management of deliberate self-harm. Aust N Z J Psychiatry 2016; 50(10): 939–1000.

Cipriano A, Cella S, Cotrufo P. Nonsuicidal self-injury: a systematic review. Front Psychol 2017; 8: 1946.

Fortune S, Sinclair J, Hawton K. Adolescents' views on preventing self-harm. Soc Psychiatry Psychiatr Epidemiol 2008; 43(2): 96–104.

Gulliver A, Griffiths KM, Christensen H. Perceived barriers and facilitators to mental health help-seeking in young people: a systematic review. BMC Psychiatry 2010; 10(1): 1–9.

Hawton K, Saunders KE, O'Connor RC. Self-harm and suicide in adolescents. Lancet 2012; 379(9834): 2373–2382.

Klonsky ED. The functions of deliberate self-injury: a review of the evidence. Clin Psychol Rev 2007; 27(2): 226–239.

Klonsky ED, Muehlenkamp JJ. Self-injury: a research review for the practitioner. J Clin Psychol 2007; 63(11): 1045–1056.

Nickel MK, Muehlbacher M, Nickel C, Kettler C, Pedrosa Gil F, Bachler E, et al. Aripiprazole in the treatment of patients with borderline personality disorder: a double-blind, placebo-controlled study. Am J Psychiatry 2006; 163(5): 833–838.

Plener PL, Fegert JM, Freyberger HJ. Nicht-suizidale Selbstverletzung (NSSV) und Suizidalität in der Adoleszenz. Z Psychiatr Psychol Psychother 2012; 60(1): 027–034.

Plener PL, Kaess M, Schmahl C, Pollak S, Fegert JM, Brown RC. Nichtsuizidales selbstverletzendes Verhalten im Jugendalter. Dtsch Arztebl Int 2018; 115(03): 23–30.

Sornberger MJ, Heath NL, Toste JR, McLouth R. Nonsuicidal self-injury and gender: patterns of prevalence, methods, and locations among adolescents. Suicide Life Threat Behav 2012; 42(3): 266–278.

Steinhoff A, Bechtiger L, Ribeaud D, Eisner M, Shanahan L. Stressful life events in different social contexts are associated with self-injury from early adolescence to early adulthood. Front Psychiatry 2020; 11: 487200.

Steinhoff A, Ribeaud D, Kupferschmid S, Raible-Destan N, Quednow BB, Hepp U, et al. Self-injury from early adolescence to early adulthood: age-related course, recurrence, and services use in males and females from the community. Eur Child Adolesc Psychiatry 2021; 30(6): 937–951.

Turner BJ, Dixon-Gordon KL, Austin SB, Rodriguez MA, Rosenthal MZ, Chapman AL. Non-suicidal self-injury with and without borderline personality disorder: differences in self-injury and diagnostic comorbidity. Psychiatry Res 2015; 230(1): 28–35.

Witt KG, Hetrick SE, Rajaram G, Hazell P, Taylor Salisbury TL, Townsend E, Hawton K. Interventions for self-harm in children and adolescents. Cochrane Database Syst Rev 2021; 3: CD013667.

KAPITEL

# 25 Aggressivität

Michael Frey

Aggressivität kann ganz unterschiedliche Formen annehmen und gehört zum menschlichen Verhaltensrepertoire. **Entwicklungspsychologisch** betrachtet treten offen körperlich aggressive Verhaltensweisen (z. B. Schubsen, Schlagen, Beißen) im Kleinkindalter häufig auf. Vor allem zwischen 3 und 4 Jahren werden sie gern eingesetzt, z. B. um sich zu wehren oder Ziele zu erreichen (Connor et al. 2019). Dabei besteht kaum ein Geschlechtsunterschied (Loeber und Hay 1997). Die Frequenz solcher Verhaltensweisen nimmt bis zur Einschulung in dem Maße ab, in dem kognitive und sprachliche Fertigkeiten zunehmen und damit auch **aggressive Impulse gesteuert und anders ausgedrückt** werden können. Aggressivität kann sich dann in differenzierten komplexen sozialen Formen (z. B. Betrügen, Verleumden) ausdrücken (Connor et al. 2019). Jungen und junge Männer üben mehr Aggression und dabei vor allem in **direkter Form** aus. **Indirekte Formen** werden tendenziell eher von Mädchen ausgeübt (Card et al. 2008). Mit Blick auf die Entwicklung hin ins Erwachsenenalter nehmen insgesamt jedoch offene, reaktive und impulsive Formen der Aggression ab (Connor et al. 2019).

**Gewalt** stellt eine Extremausprägung eines Aggressionskontinuums dar, und auch mit Blick auf die Jugenddelinquenz stellen schwere Straftaten wie Raub oder Körperverletzung die Ausnahme dar (Fischer et al. 2020). **Jugenddelinquenz** ist in der Regel episodisch und setzt sich nicht zwingend ins Erwachsenenalter fort. Im Jugendalter spielt vor allem die Gruppe der Gleichaltrigen eine Rolle bei Straftaten, und sie sind meist impulsiv und wenig geplant. **Risikofaktoren,** die zur Persistenz von Kriminalität führen, sind: soziale Marginalisierung, Gewalterfahrungen in der Kindheit, Abhängigkeitserkrankungen und ein devianter Freundeskreis (Fischer et al. 2020).

Die interindividuelle Ausprägung von Aggression scheint deutlich genetisch mitbeeinflusst zu sein – es wird von einer **Heritabilität** von 65 % ausgegangen. Aber auch **Umweltfaktoren,** wie z. B. frühkindliche Erfahrung von aggressivem Verhalten durch die Eltern oder Missbrauchserfahrungen haben einen erheblichen Einfluss (Connor et al. 2019).

**INFOBOX**

**Impulsivität**

Ein wesentlicher Aspekt im Zusammenhang mit Aggressivität in der Adoleszenz ist die Impulsivität. Impulsivität ist eine Persönlichkeitsdimension mit einer maximalen Ausprägung während der Adoleszenz. Es handelt sich um eine Art Überbegriff, der zahlreiche unterschiedliche Aspekte beinhaltet: Risikobereitschaft und Offenheit für Neues, Handeln ohne zu überlegen, Ungeduld beim Belohnungsaufschub etc. (Hamza et al. 2015). Impulsivität ist außerdem ein kennzeichnendes Symptom unterschiedlicher Erkrankungen, z. B. für ADHS oder Persönlichkeitsstörungen. In der ICD-11 ist eine Sektion „Impulskontrollstörungen" vorgesehen, worunter u. a. Pyromanie und Kleptomanie fallen.

**Fremdgefährdung im psychiatrischen Kontext** geht meist von Erregungszuständen aus. Diese wiederum haben ihre Ursache in unterschiedlichen psychischen Erkrankungen. Am häufigsten sind sie im Rahmen von akuten Psychosen, bipolaren Störungen oder Abhängigkeitserkrankungen anzutreffen (DGPPN 2018). Psychotische Patienten geraten aufgrund des Realitätsverlustes und des damit oftmals einhergehenden Gefühls von Bedrohung häufiger in Erregungszustände, die dann gegebenenfalls auch fremdaggressives Verhalten mit sich bringen können. Bei manischen Patienten bieten u. a. ein gereizter Affekt und die damit einhergehende Impulsivität den Nährboden für aggressives Verhalten. Aber auch bei Demenzen oder Angststörungen treten Erregungszustände auf, die jedoch seltener in fremdgefährdende Verhaltensweisen münden.

Gern würde man die Wahrscheinlichkeit aggressiven Verhaltens vorhersagen. Hierzu gibt es Ansätze, die eine gewisse Vorhersagekraft für die nächsten

24 Stunden haben, sich jedoch gegenüber der intuitiven Einschätzung erfahrener Kliniker bisher nicht als überlegen erwiesen haben (DGPPN 2018). Ein Instrument ist die *Brøset Violence Checklist,* die sich in der Beurteilung auf die Aspekte Verwirrtheit, Irritabilität, Ausgelassenheit, verbale Drohungen, körperliche Androhungen und Gewalt gegen Gegenstände bezieht (Abderhalden et al. 2008). Risikofaktoren, welche die **Auftretenswahrscheinlichkeit von Aggression** und Gewalt erhöhen, sind (DGPPN 2019):

- Alkoholkonsum (vor allem in Zusammenhang mit Persönlichkeitsstörungen und Psychosen)
- Männliches Geschlecht
- Aggressive Verhaltensweisen und NSSV in der Vorgeschichte
- Realitätsverlust (Halluzinationen, Wahn)
- Persönlichkeitsstörungen (vor allem Cluster B: emotional instabil, antisozial und histrionisch)

Die **Funktion von bedrohlichem Verhalten** kann dabei unterschiedlich sein (Moyer 1968):

- Aggression kann instrumentalisiert werden, um den eigenen Willen durchzusetzen. Die subjektive Einschätzung auf Erfolg stellt bei aggressivem Verhalten dabei eine fördernde Komponente dar (Steinert und Whittington 2013).
- Aggression und bedrohliches Verhalten können durch Angst ausgelöst sein. Dabei spielen evolutionär frühe neurobiologische Prozesse eine Rolle („fight or flight"), die in als gefährlich erlebten Situationen ablaufen.
- Aggressionen können bei erlebten Grenzüberschreitungen und Kränkungen dazu dienen, den Selbstwert und die Integrität zu wahren bzw. wiederherzustellen.
- Manche Menschen zeigen auch ein überdauerndes Muster aggressiven Verhaltens. Oftmals „suchen" sie vor dem Hintergrund ihrer Weltsicht und ihrer früheren Beziehungserfahrungen den Konflikt und nutzen die Aggression zur Beziehungsgestaltung, um sich dadurch z. B. im Selbstwert zu bestärken, ihre Weltsicht zu bestätigen etc.

Gerade im Jugend- und jungen Erwachsenenalter werden auch die sozialen Medien zur Ausübung von Aggressionen eingesetzt. **Cyberbullying** stellt dabei ein häufiges Problem dar. Es hat mit traditionellem Bullying gemeinsam, dass auch hier Aggression ausgeübt wird und dass ein Machtgefälle besteht. Ein Unterschied ist, dass Cyberbullying gegebenenfalls anonym geschehen kann und dass die Opfer jederzeit damit erreicht werden können, wohingegen traditionelles Bullying meist auf den Schulkontext begrenzt ist. Insbesondere Mädchen scheinen bezüglich der schädlichen Auswirkungen besonders vulnerabel zu sein und reagieren z. B. gehäuft mit depressiven Störungen (Kowalski et al. 2014).

## LITERATUR

Abderhalden C, Needham I, Dassen T, Halfens R, Haug HJ, Fischer JE. Structured risk assessment and violence in acute psychiatric wards: randomised controlled trial. Br J Psychiatry 2008; 193(1): 44–50.

Card NA, Stucky BD, Sawalani GM, Little TD. Direct and indirect aggression during childhood and adolescence: a meta-analytic review of gender differences, intercorrelations, and relations to maladjustment. Child Dev 2008; 79(5): 1185–1229.

Connor DF, Newcorn JH, Saylor KE, Amann BH, Scahill L, Robb AS, et al. Maladaptive aggression: with a focus on impulsive aggression in children and adolescents. J Child Adolesc Psychopharmacol 2019; 29(8): 576–591.

DGPPN – Deutsche Gesellschaft für Psychiatrie und Psychotherapie, Psychosomatik und Nervenheilkunde (Hrsg.). S3-Leitlinie „Verhinderung von Zwang: Prävention und Therapie aggressiven Verhaltens bei Erwachsenen". AWMF-Registernummer 038–022; Stand: 28.11.2018; www.awmf.org/leitlinien/detail/ll/038-022.html (letzter Zugriff: 9.6.2022).

DGPPN – Deutsche Gesellschaft für Psychiatrie und Psychotherapie, Psychosomatik und Nervenheilkunde (Hrsg.). S2k-Leitlinie Notfallpsychiatrie. AWMF-Registernummer 038–023. Stand: 31.8.2019; www.awmf.org/uploads/tx_szleitlinien/038-23l_S2k_Notfallpsychiatrie_2019-05_1.pdf (letzter Zugriff: 18.6.2022).

Fischer TA, Schmoll A, Willems D, Yngborn A. Zahlen – Daten – Fakten Jugendgewalt. Stand: Mai 2020; www.dji.de/fileadmin/user_upload/jugendkriminalitaet/Broschuere_ZDF_2020-05_final.pdf (letzter Zugriff: 25.4.2022).

Hamza CA, Willoughby T, Heffer T. Impulsivity and nonsuicidal self-injury: a review and meta-analysis. Clin Psychol Rev 2015; 38: 13–24.

Kowalski RM, Giumetti GW, Schroeder AN, Lattanner MR. Bullying in the digital age: a critical review and meta-analysis of cyberbullying research among youth. Psychol Bull 2014; 140(4): 1073.

Loeber R, Hay D. Key issues in the development of aggression and violence from childhood to early adulthood. Annu Rev Psychol 1997; 48(1): 371–410.

Moyer KE. Kinds of aggression and their physiological basis. Commun Behav Biol 1968; 2(2): 65–87.

Steinert T, Whittington R. A bio-psycho-social model of violence related to mental health problems. Int J Law Psychiatry 2013; 36(2): 168–175.

KAPITEL

# 26 Suizidalität

Michael Frey

Suizidalität ist ein Phänomen, das über die gesamte Lebensspanne auftritt. Die höchste Prävalenz vollendeter Suizide ist für ältere Männer (zwischen 55 und 65 fast 2000/Jahr) zu verzeichnen. Verglichen damit sind Suizide im Jugend- und jungen Erwachsenenalter deutlich seltener (bis zum Alter von 25 Jahren ca. 380 Männer und 130 Frauen/Jahr) (Statistisches Bundesamt 2022). Nichtsdestotrotz sind sie in der überwiegenden Zahl der westlichen Länder die **zweit- bis dritthäufigste Todesursache in der Adoleszenz** (Bilsen 2018; DGKJP 2016; Statistisches Bundesamt 2021). In den meisten Ländern liegt die Zahl der vollendeten Suizide unter männlichen Jugendlichen und jungen Männern höher. Mädchen und junge Frauen weisen hingegen mehr Suizidversuche auf (Kaess et al. 2011). Eine große europäische Studie, die Jugendliche (15–16 Jahre) zu Suizidversuchen in der Vorgeschichte untersuchte, berichtet einen Median der Lebenszeitprävalenz von 10,5 % (Kokkevi et al. 2012). 15–30 % unternahmen innerhalb eines Jahres einen wiederholten Suizidversuch. Das größte Risiko dafür bestand in den ersten 1–4 Wochen nach der Entlassung aus einem stationären psychiatrischen Setting (Brent et al. 2013).

Für ein Verständnis von Suizidalität in der Adoleszenz sind einige Besonderheiten im Vergleich zum späteren Erwachsenenalter zu berücksichtigen. Die drei **wichtigsten Risikofaktoren** für Suizidversuche und Suizide im Jugendalter und jungen Erwachsenenalter sind:

- Psychiatrische Erkrankung
- Suizidversuche in der Vorgeschichte
- Nichtsuizidales selbstverletzendes Verhalten (NSSV)

**! MERKE**

Suizidalität ist eine **Begleitsymptomatik** vieler psychiatrischer Erkrankungen, und die deutliche Mehrzahl der Suizidversuche und Suizide, vor allem in der Adoleszenz, findet im Kontext einer psychischen Erkrankung statt.

Gerade affektive Störungen, Angststörungen und Substanzabusus führen zu einem deutlich erhöhten Suizidrisiko. Im Kontext mit den Entwicklungsaufgaben in der Adoleszenz stellt eine psychische Erkrankung eine zusätzliche Belastung in einer sowieso schon herausfordernden Zeit dar. Es besteht ein erhöhtes Risiko für ein Scheitern an entscheidenden Entwicklungsschritten, und auch das erhöht die Vulnerabilität im Hinblick auf Suizidalität.

Ein wesentlicher Risikofaktor ist die **erworbene Fähigkeit, sich selbst zu schädigen** bzw. gar die Hemmschwelle, sich selbst etwas anzutun, bereits in der Vergangenheit überschritten zu haben. NSSV (➤ Kap. 24) hat eine maximale Ausprägung im Jugend- und jungen Erwachsenenalter und spielt daher in diesem Kontext eine entscheidende Rolle.

In der Adoleszenz erfahren zudem einige Aspekte, vor allem jene, die im Zusammenhang mit den Entwicklungsaufgaben stehen, eine besondere Gewichtung. Insbesondere die Findung der sozialen Rolle, der Wunsch nach sozialer Zugehörigkeit und die Identitätsentwicklung, die mit einem oft vulnerablen Selbstwertgefühl einhergeht, stellen Kristallisationspunkte für mögliche krisenhafte Entwicklungen dar. Hinzu kommt, dass die subjektive Bedeutung von Ereignissen, z. B. von schlechten ersten Beziehungserfahrungen, für Jugendliche und junge Erwachsene oftmals ein existenzielles Ausmaß annimmt. Frühere Erfahrungen, die in der Bewertung des Ereignisses als biografischer Erfahrungshorizont herangezogen werden könnten, um den erlebten Schmerz oder das Scheitern zu relativieren, fehlen. Viele Erfahrungen sind die ersten dieser Art. „Das erste Mal" ist daher in der subjektiven Erlebenswelt insbesondere der Jugendlichen ungleich bedeutungsvoller und kann daher auch zu größerer Verzweiflung und Hoffnungslosigkeit führen (➤ Kap. 3.1.7).

Joiner et al. (2005) haben mit der **interpersonalen Theorie** ein inzwischen sehr einflussreiches und tragfähiges Konzept entwickelt, das u. a. van Orden et al. (2010) vor dem Hintergrund der aktuellen Datenlage aufgegriffen und ergänzt haben (Joiner et al. 2005; van Orden et al. 2010). Es ist zwar altersgruppenübergreifend angelegt, ermöglicht es aber, vor allem Besonderheiten in der Adoleszenz in einen inneren Zusammenhang hinsichtlich der Risikokonstellationen für suizidale Handlungen zu bringen. Die interpersonale Theorie betrachtet folgende drei Faktoren als **Risikokonstellation für Suizidalität:**

- Das Gefühl, für andere eine Last zu sein
- Soziale Isolation
- Fähigkeit, sich selbst zu schädigen

Damit wird interaktionellen und sozialen Aspekten eine besondere Bedeutung beigemessen. Die Faktoren wirken synergistisch und können als Quintessenz anderer nachgewiesener Risikofaktoren gesehen werden. Diese interagieren in der adoleszenten Entwicklung mit Entwicklungsaufgaben und Vulnerabilitäten (➤ Abb. 26.1).

Das **Gefühl, für andere eine Last zu sein,** beinhaltet zwei Aspekte: Selbsthass und Schuldgefühle – mit dem Ergebnis, dass die Betroffenen den Eindruck haben, es wäre besser, wenn sie nicht mehr existierten. Gerade in der Adoleszenz ist der Selbstwert oft fragil, und es besteht in Bezug auf die eigene Identität und den Selbstwert eine große Abhängigkeit von sozialen Beziehungen, die sich im Umbruch befinden. Die Ablösung vom Elternhaus ist zudem meist konfliktbelastet. Da die Jugendlichen im Fokus der Konflikte stehen, ist es nicht unwahrscheinlich, dass sie sich auch als Ursache des Konflikts sehen, was Schuldgefühle hervorrufen kann. Aber auch in anderen Situationen, z.B. bei Schwierigkeiten mit Gleichaltrigen, kann es passieren, dass Jugendliche und junge Erwachsene, vor allem diejenigen mit internalisierenden Tendenzen, die Verantwortung bei sich suchen.

Das Streben Jugendlicher weg von der Herkunftsfamilie, hin zur Gruppe Gleichaltriger ist ein zentraler Entwicklungsbereich. Während dieser Entwicklungsphase kann einiges schiefgehen, und eine **soziale Isolation** ist gerade für Jugendliche, für die vom Zugehörigkeitsgefühl so viel abhängt, besonders dramatisch.

Ein besonderes Szenario, dem gerade Jugendliche nicht selten ausgesetzt sind, stellen **Mobbingerfahrungen** dar. Diese treffen gleich zwei vulnerable Punkte: Sie führen zu sozialem Ausschluss und attackieren den Selbstwert. Mobbingerfahrungen erhöhen das Suizidrisiko in dieser Altersgruppe um mehr als das Doppelte (Becker und Correll 2020).

Mit Blick auf die Bedeutung der sozialen Interaktion im Kontext von Suizidalität ist bekannt, dass das Ausmaß von Nachahmung, dem sogenannten **Werther-Effekt,** in der Adoleszenz ausgeprägter ist als im späteren Erwachsenenalter. Aufgrund einer

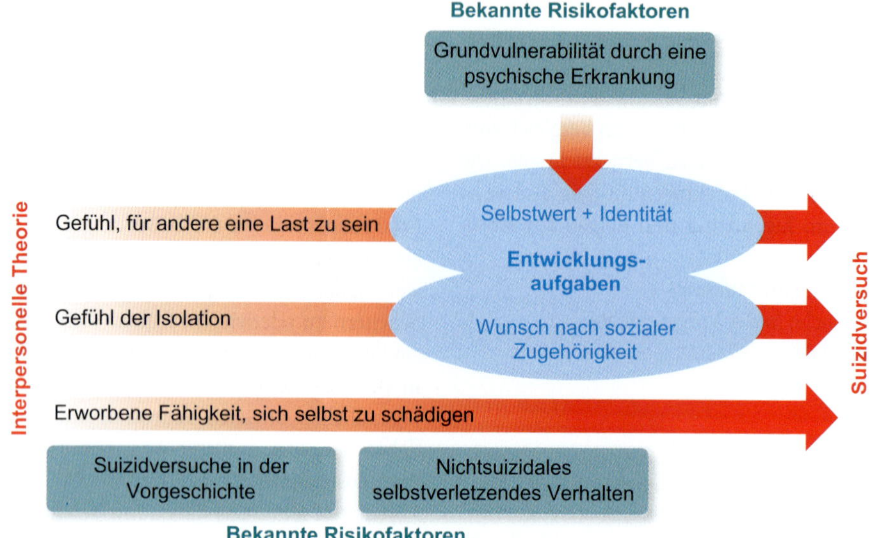


**Abb. 26.1** Interaktion von Risikofaktoren für einen Suizidversuch oder Suizid in der Adoleszenz [L231]

noch im Gange befindlichen Identitätsentwicklung kommt der Suche nach Vorbildern und Idolen große Bedeutung zu. Netzwerkanalysen zeigen, dass die Position im Kern eines Netzwerks von depressiven und suizidalen Gleichaltrigen die Wahrscheinlichkeit von Suizidgedanken erhöht (Fulginiti et al. 2016). Dies lässt auch darauf schließen, dass hier Vorbildfunktion und Identifikationspotenzial einen Einfluss haben.

In der Tendenz ist die **Dynamik in der Entwicklung von Suizidalität** bei Jugendlichen schneller und von mehr Impulsivität geprägt als bei Erwachsenen. Das ist u. a. auf eine neurobiologisch bedingte erhöhte Impulsivität und eine verringerte Fähigkeit zur Risikoabschätzung zurückzuführen (➤ Kap. 2).

## LITERATUR

Becker M, Correll CU. Suicidality in childhood and adolescence. Dtsch Arztebl Int 2020; 117(15): 261.

Bilsen J. Suicide and youth: risk factors. Front Psychiatry 2018; 9: 540.

Brent DA, McMakin DL, Kennard BD, Goldstein TR, Mayes TL, Douaihy AB. Protecting adolescents from self-harm: a critical review of intervention studies. J Am Acad Child Adolesc Psychiatry 2013; 52(12): 1260–1271.

DGJKP – Deutsche Gesellschaft für Kinder- und Jugendpsychiatrie, Psychosomatik und Psychotherapie (Hrsg.). S2k-Leitlinie Suizidalität im Kindes- und Jugendalter. AWMF-Registernummer 028–031. Stand: Mai 2016; www.awmf.org/leitlinien/detail/ll/028-031.html (letzter Zugriff: 29.6.2022).

Fulginiti A, Pahwa R, Frey LM, Rice E, Brekke JS. What factors influence the decision to share suicidal thoughts? A multilevel social network analysis of disclosure among individuals with serious mental illness. Suicide Life Threat Behav 2016; 46(4): 398–412.

Joiner Jr TE, Brown JS, Wingate LR. The psychology and neurobiology of suicidal behavior. Annu Rev Psychol 2005; 56: 287–314.

Kaess M, Parzer P, Haffner J, Steen R, Roos J, Klett M, et al. Explaining gender differences in non-fatal suicidal behaviour among adolescents: a population-based study. BMC Public Health 2011; 11(1): 597.

Kokkevi A, Rotsika V, Arapaki A, Richardson C. Adolescents' self-reported suicide attempts, self-harm thoughts and their correlates across 17 European countries. J Child Psychol Psychiatry 2012; 53(4): 381–389.

Statistisches Bundesamt. Todesursachen – Suizide. 2021; www.destatis.de/DE/Themen/Gesellschaft-Umwelt/Gesundheit/Todesursachen/Tabellen/suizide.html (letzter Zugriff: 25.4.2022).

Statistisches Bundesamt. Todesursachen – Suizide 2022; www.destatis.de/DE/Themen/Gesellschaft-Umwelt/Gesundheit/Todesursachen/Tabellen/suizide.html (letzter Zugriff: 25.4.2022).

van Orden KA, Witte TK, Cukrowicz KC, Braithwaite SR, Selby EA, Joiner Jr TE. The interpersonal theory of suicide. Psychol Rev 2010; 117(2): 575.

KAPITEL

# 27

Daniel Illy

# Trebegänge

Als Trebegänge bezeichnet man das Weglaufen von Kindern und Jugendlichen, das im Extremfall bis zur dauerhaften Obdachlosigkeit führen kann. Die Studienlage diesbezüglich ist (auch aus methodischen Gründen) eher dünn und beschränkt sich auf Einzelstudien, etwa von DiGuiseppi et al. (2020), die Risikofaktoren für Obdachlosigkeit von Adoleszenten nach der Behandlung von Substanzabhängigkeit untersucht haben. Substanzkonsum, Delinquenz, Beschaffungskriminalität und Prostitution sind mögliche Schattenseiten eines jugendlichen Lebens auf der Straße.

Gründe für das Weglaufen können subjektiv gesehen aber auch in der fehlenden Akzeptanz der Familie oder Wohngruppe liegen. Des Weiteren können Gewalterfahrungen in der Familie sowie Missbrauchserfahrungen schlussendlich Auslöser dafür sein, dass sich Kinder- und Jugendliche für ein solches Lebensmodell entscheiden. Die erwähnten Schattenseiten können dann auch sekundär auftreten.

Zwei Dinge gilt es vor allem bei kinder- und jugendpsychiatrischem Kontakt zu Adoleszenten auf Trebe zu beachten:

- Zunächst kann hinter dem Trebegang eine **psychische Erkrankung** stehen. Substanzkonsum, Störungen des Sozialverhaltens, manische Episoden, prinzipiell aber alle potenziell zu psychosozialen Belastungsfaktoren führenden psychischen Störungen (z. B. auch eine Aufmerksamkeitsstörung oder Depression) können Trebegänge begünstigen. Ähnlich wie der Aspekt einer Selbstmedikation (➤ Kap. 18) kann der Wunsch nach einem selbstbestimmten, vermeintlich freieren Leben also Versuch einer Kompensation psychischer Anspannung darstellen. An dieser Stelle bedarf es meist viel psychoedukativer Aufklärung und einer Perspektivplanung auf Augenhöhe, um Jugendliche auf Trebe für eine entsprechende therapeutische Behandlung zu gewinnen.
- Zweitens können solche Trebegänge natürlich auch im Rahmen einer „normalen" **Pubertätsentwicklung** vorkommen. Schon bei Kindern im Grundschulalter kann es vorkommen, dass sie den Schulranzen mit Proviant für die kommenden Wochen (eine Banane und Kekse) packen und sich mit den Worten „Mama und Papa, ihr seid die Doofsten!" in Richtung „Freiheit" verabschieden, nur um dann nach 15 Minuten wieder reumütig den Heimweg anzutreten. Solche „Ausflüge" dienen der Abgrenzung von den Eltern und haben eher bindungsstärkenden Charakter, wenn die Eltern hier (was vor Sorge nicht immer einfach ist) die Kompetenzen des Kindes durch (natürlich je nach Alter und unter Beachtung möglicher situativer Gefährdungsaspekte nur teilweises) Gewähren stärken. „Schön, dass du wieder da bist. Wir haben dich sehr vermisst. Wie war es denn draußen?"

Im Jugendalter, wenn erste Partys locken oder nächtelang im Park mit Freunden dem Probierkonsum von Cannabis gefrönt wird, bekommen solche Trebegänge natürlich nochmals eine neue Dynamik, doch auch hier sind sie in den meisten Fällen zunächst Teil einer „normalen" Entwicklung in der Adoleszenz.

**! MERKE**

Entscheidend ist immer die Verhältnismäßigkeit in Zusammenschau mit den sonstigen Faktoren des Lebens. Bei Schulabstinenz und natürlich bei anhaltendem Substanzkonsum oder gar Prostitution ergeben sich Gefährdungsaspekte, die auch eine Behandlung gegen den Willen (§ 1631b BGB) des Betroffenen rechtfertigen.

### LITERATUR

DiGuiseppi GT, Davis JP, Leightley D, Rice E. Predictors of adolescents' first episode of homelessness following substance use treatment. J Adolesc Health 2020; 66(4): 408–415.

KAPITEL

# 28 Sexualität und Schwangerschaft

Daniel Illy

Die **sexuelle Entwicklung** ist eines der zentralen Themen in der Adoleszenz. Die meisten der Jugendlichen (14–17 Jahre, deutscher Herkunft) fühlen sich ausreichend aufgeklärt: 85 % Mädchen, 83 % Jungen (Stier und Höhn 2017). Natürlich lässt sich hier berechtigt fragen, was „ausreichend" bedeutet, aber immerhin: Die Zahlen stimmen recht positiv.

Anders sieht es beim Thema **Verhütung** aus. Aus eigener ehrenamtlicher Arbeit während des Studiums (Sexualaufklärung an Schulen) kann ich berichten, dass damals die Kenntnis über sexuell übertragbare Erkrankungen und Möglichkeiten der Verhütung teilweise erschreckend gering war. Jugendliche haben, überwiegend geprägt durch pornografische Filme (in denen in der Regel keine Kondome benutzt werden) und dadurch bedingt zwar häufig sehr genaue Vorstellungen, wie Sex ablaufen soll (mitsamt einer abschließenden Ejakulation auf das Gesicht der Freundin, die das nicht unbedingt möchte), bei dem von uns damals durchgeführten „Kondomführerschein" bekamen sie es aber nicht auf die Reihe, das Kondom richtig auf dem Holzdildo abzurollen.

Während Kinder und Jugendliche früher – in der analogen Zeit – behutsamer an das Thema herangeführt wurden (den ersten „Playboy" mit 12 „gelesen", mit 14 dann Softpornos und erst mit 16 Hardcore-Pornos), steht heute bereits wesentlich jüngeren Kindern über teilweise entsprechend nicht geschützte Smartphones die weite Welt der Sexualität im Internet zur Verfügung. Bereits vorpubertäre Kinder haben deswegen mitunter schon gesehen, was ein „Gang Bang" ist, ohne die entsprechende Reife und damit Rahmungsfähigkeit zu besitzen. Solche Dinge werden dann häufig in Therapien offenbart und sind meist mit Ekel, aber auch Ängsten oder teilweise Wut gegenüber den Erwachsenen besetzt. Für einen Therapeuten kann es dann mitunter schon sehr herausfordernd sein, einem Kind zu erklären, warum eine Frau es auch schön finden könnte, mit zehn Männern gleichzeitig Geschlechtsverkehr zu haben, warum das angeschaute Video aber definitiv nicht für das Kind geeignet ist.

Immerhin scheint es in den letzten Jahren (meine ehrenamtlichen Erfahrungen stammen von 2007/2008) zu keiner im Alter ablesbaren Zuspitzung im Hinblick auf **sexuelle Erfahrungen** gekommen zu sein. Die Bundeszentrale für gesundheitliche Aufklärung hat diesbezüglich aktuelle Daten vorgelegt (BZgA 2020): Im Alter zwischen 14 und 16 Jahren gaben Mädchen und Jungen vergleichbare sexuelle Erfahrungen an wie die Jungen und Mädchen vor 10 Jahren (also im Zeitraum meiner persönlichen Erfahrungen mit dem Thema). Sexuelle Aktivitäten der unter 14-Jährigen machen nur 4 % aus. Bei den 17-Jährigen hatten 70 % der deutschen und 37 % der ausländischen Mädchen bereits Sex, bei den 17-jährigen Jungen waren es 64 bzw. 59 %. Die Zahlen von 2010 (BZgA 2010) zum Vergleich: Mädchen und Jungen deutscher Staatsangehörigkeit: 66 bzw. 65 %, Jungen ausländischer Staatsangehörigkeit 72 %, Mädchen 53 %. Auch der Kondomgebrauch scheint sich verbessert zu haben: 86 % der Jugendlichen im Alter zwischen 14 und 17 Jahren verhüten beim „ersten Mal" mit der einzigen vor Schwangerschaft *und* Erkrankungen schützenden Methode (damals 75 % aller Mädchen, 76 % der deutschen Jungen und 59 % der Jungen mit Migrationshintergrund).

Doch trotz der mutmachenden Zahlen: 86 % sind keine 100 %! 9 % verhüten gar nicht beim ersten Sex, weitere 4 % mit einer unsicheren Methode (z. B. Coitus interruptus). Das führt in der Folge zu **Teenagerschwangerschaften,** mit denen sich Wong et al. (2020) in Kanada beschäftigt haben. 4,3 % der Schwangeren waren dort 19 Jahre oder jünger. Bei diesen Müttern zeigte sich eine höhere Rate an Depressionen während der Schwangerschaft (9,8 % gegenüber z. B. 5,8 % der 20- bis 24-Jährigen). Der Konsum von Tabak, Cannabis und Alkohol während der Schwangerschaft war höher. Das hat Auswirkungen auf die Neugeborenen. Hier zeigte sich ein niedrigerer APGAR-Score nach der Geburt, es ergaben sich allerdings keine Auswirkungen auf weitere Geburtskomplikationen.

Ungeplante Schwangerschaften können dabei auch auf eine bestehende psychische Grunderkrankung hinweisen, beispielsweise auf eine Manie (➤ Kap. 11) oder eine Borderline-Persönlichkeitsstörung (➤ Kap. 22.2). Und natürlich spielt die Libido auch dann eine Rolle, wenn sie negativ beeinflusst wird, etwa durch eine Depression oder die Nebenwirkungen von Antidepressiva (➤ Kap. 35.1).



## LITERATUR

BZgA – Bundeszentrale für gesundheitliche Aufklärung. Jugendsexualität. Repräsentative Wiederholungsbefragung von 14- bis 17-Jährigen und Ihren Eltern – Aktueller Schwerpunkt Migration. 2010; www.forschung.sexualaufklaerung.de/fileadmin/fileadmin-forschung/pdf/Jugendsexualit%C3%A4t.pdf (letzter Zugriff: 25.4.2022).

BZgA – Bundeszentrale für gesundheitliche Aufklärung. Erste Ergebnisse der neuen Befragungswelle BZgA-Studie „Jugendsexualität". 2020; www.bzga.de/presse/pressemitteilungen/2020-12-03-erste-ergebnisse-der-neuen-befragungswelle-bzga-studie-jugendsexualitaet/ (letzter Zugriff: 25.4.2022).

Stier B, Höhn K. Abenteuer Pubertät. Was sich die Natur dabei gedacht hat. München: Kösel 2017, S. 164.

Wong SPW, Twynstra J, Gilliland JA, Cook JL, Seabrook JA. Risk factors and birth outcomes associated with teenage pregnancy: a Canadian sample. J Pediatr Adolesc Gynecol 2020; 33(2): 153–159.

KAPITEL

# 29 Substanzkonsum

Daniel Illy

Substanzkonsum ist (vor allem im Sinne eines Probierkonsums) Teil der Adoleszenzentwicklung und von einer Abhängigkeit (➤ Kap. 18) abzugrenzen. Wie bereits geschildert, wird dieser Probierkonsum in breiteren Teilen der Gesellschaft sogar gefördert und ist in anderen Kulturen ein fester Bestandteil des Ritus, erwachsen zu werden. Da hilft es dann auch nicht, die Altersgrenze für den Konsum legaler Drogen im Rahmen des Jugendschutzgesetzes anzuheben. Fest steht, dass der Konsum von Drogen in einem sich entwickelnden Gehirn schädliche Spuren hinterlässt. Beim Probierkonsum müssen Eltern vielfach den Mittelweg mahnender Akzeptanz gehen und natürlich ihrer Vorbildfunktion nachkommen. Strafend zu reagieren kann den Konsum befeuern, zeitgleich sollten Kinder und Jugendliche über die Risiken von Suchtstoffen aufgeklärt werden, um dann spätestens als Erwachsene selbst entscheiden zu können, wie sie damit umgehen wollen.

Substanzkonsum wird zum Problem, wenn andere Lebensbereiche (insbesondere Schule und Freizeit) darunter leiden. Besteht der Verdacht auf eine Abhängigkeit oder auf Selbstmedikation zur Kompensation einer psychischen Grunderkrankung, ist in jedem Fall eine kinder- und jugendpsychiatrische Abklärung notwendig. Und natürlich gibt es Grenzen, was Eltern bei Jugendlichen tolerieren sollten. Während man vielleicht den genusshaften Alkohol- oder Cannabiskonsum eines 17-Jährigen (trotz der Illegalität des letztgenannten Suchtmittels) als Elternteil noch tolerieren kann, wird beim Konsum (und auch schon beim Probierkonsum) von beispielsweise Crack oder Heroin ebenso eine Grenze überschritten wie beim Dealen oder sonstigen illegalen Aktivitäten. Das Risikoprofil von Drogen ist u. a. auch von der persönlichen genetischen Belastung einer Familie abhängig. Sinnvoller als drakonisch-strafend auf den in der Jacke gefundenen Joint zu reagieren ist es, dem Jugendlichen klarzumachen, warum der Konsum von Cannabis keine gute Idee ist, wenn man einen Onkel hat, der früh an Schizophrenie erkrankt ist.

Die Erfahrung zeigt, analog dem Vorgehen bei Medienabhängigkeit (➤ Kap. 19), dass eine Aufklärung der Jugendlichen auf Augenhöhe zu favorisieren ist („Weißt du, ich habe als Jugendlicher auch mal gekifft. Klar, das ist ja auch spannend. Aber als dann mein Bruder, dein Onkel, so krank wurde, war mir das eine Lehre. Ich wollte einfach nicht riskieren, auch so krank zu werden, und das Gleiche gilt eigentlich auch für dich!"). Um das noch einmal klar zu sagen: Das Jugendschutzgesetz gibt es nicht ohne Grund! Und der beste Suchtmittelkonsum eines heranwachsenden Gehirns ist der Nichtkonsum.

**INFOBOX**

**Substanzkonsum und Jugendschutz**

Das aktuell in Deutschland gültige **Jugendschutzgesetz** (Bundesamt für Justiz 2021) sieht zum Thema Substanzkonsum folgende Regelungen vor:

- Kein Alkohol unter 14 Jahren
- Von 14 bis 16 Jahren Konsum von Bier, Wein, Sekt und Mixgetränken ohne harten Alkohol in Anwesenheit eines Erziehungsberechtigten erlaubt
- Ab 16 Jahren Konsum der oben genannten Getränke
- Ab 18 Jahren unbeschränkter Konsum (dann auch harter Alkohol)
- Rauchen erst ab 18 Jahren (gilt auch für E-Zigaretten und E-Shishas)

Alle sonstigen Suchtmittel (einschließlich Cannabis) sind illegal und der Konsum für Jugendliche ebenfalls verboten.

Doch dieses Buch soll praxisnah sein, und die Praxis sieht nun mal leider so aus, dass sich der Kontakt der (eigenen) Kinder mit Suchtmitteln nicht immer vermeiden lässt. Wer schon mal 15-Jährige im Park beim Biertrinken beobachtet hat, weiß, wovon ich spreche. Meist sind da weit und breit keine Erziehungsberechtigten zu sehen. Deshalb ist es wichtig, auf die oben genannten Warnzeichen für ein vom „normalen" Konsum abweichendes Suchtverhalten zu achten. Dann kann den Betroffenen wenigstens schnell und adäquat geholfen werden.

## LITERATUR

Bundesamt für Justiz. Jugendschutzgesetz; www.gesetze-im-internet.de/juschg/ (letzter Zugriff: 25.4.2022).

KAPITEL

# 30

Daniel Illy

# Medienkonsum

Die epidemiologischen Zahlen (➤ Kap. 19.3) verraten uns, dass Jugendliche in der überwiegenden Mehrzahl **Videospiele** und **Internetapplikationen** im Rahmen einer normalen Pubertätsentwicklung nutzen. Sie dienen der Freizeitgestaltung, dem Kontakt zu Gleichaltrigen und der Abgrenzung gegenüber den Eltern, sind also vielfach Teil eines „normalen" Erwachsenwerdens. Diese Nutzung kann natürlich auf Außenstehende bizarr wirken. Sich in das dunkle Zimmer zurückzuziehen, die Kopfhörer aufzusetzen und den Freunden Befehle zuzubrüllen, wie sie ein Gebiet im jeweiligen Level am besten mit Blendgranaten sichern, das kann befremdlich, ja vielleicht sogar verstörend wirken – vor allem, wenn man das über viele Stunden hinweg als Elternteil miterleben muss.

Entscheidend ist dabei, ob der Rest im Leben des Jugendlichen (nach seinen jeweiligen Möglichkeiten) halbwegs rund läuft. Tut er das, handelt es sich bei der Freizeitgestaltung um ein **Hobby,** was zunächst einmal nicht mehr und nicht weniger Wert hat als die Modelleisenbahn des kopfschüttelnd neben dem Rechner stehenden Vaters. Entscheidend ist jedoch, wie beim stofflichen Konsum (➤ Kap. 29), dass die Mediennutzung nicht zu einer **Medienabhängigkeit** führt (➤ Kap. 19) oder im Sinne einer Selbstmedikation zur Kompensation einer psychischen Störung dient. In solchen Fällen sind eine entsprechende Abklärung und Therapie zu empfehlen.

Auf die besondere Risikogruppe der (jungen) Frauen in Bezug auf **Social Media** wurde in ➤ Kap. 19.3 ausführlich eingegangen. Hier sollten die Eltern von den Behandlern entsprechend sensibilisiert und an die (hoffentlich in den nächsten Jahren entstehenden) spezifischen Beratungs- und Therapiestellen vermittelt werden.

Doch natürlich sind Medien nicht nur auf Videospiele und soziale Netzwerke beschränkt. Auch wenn Streaming-Dienste wie Netflix dem klassischen Fernsehen in der Altersgruppe der Adoleszenten mittlerweile den Rang abgelaufen haben dürften, nutzen viele Jugendliche Medien **ubiquitär,** selbst während sie anderen Tätigkeiten nachgehen. So läuft zum Beispiel während des Aufräumens oder der Hausaufgaben die Serie auf dem Tablet, ohne dass man dem Ganzen größere Aufmerksamkeit widmen würde. Ein bewusster, freudvoller Konsum („Jetzt habe ich mal Lust, eine Folge XY zu schauen!") sieht anders aus.

Bedenklich ist auch die alternativlose Freizeitgestaltung (in der Regel nicht ohne Bildschirm) in den Abendstunden, die zu Schlafstörungen führen kann (Hale und Guan 2015). Wie schon erwähnt, hat die COVID-19-Pandemie, was das Thema Medien angeht, eher zu einer Verschlechterung geführt (DAK-Gesundheit 2020), deren Auswirkungen noch immer nicht voll abschätzbar sind.

## LITERATUR


DAK-Gesundheit. Mediensucht 2020 – Gaming und Social Media in Zeiten von Corona – DAK-Längsschnittstudie: Befragung von Kindern, Jugendlichen (12–17 Jahre) und deren Eltern. 2020; www.dak.de/dak/download/dak-studie-gaming-social-media-und-corona-2296434.pdf (letzter Zugriff: 25.4.2022).

Hale L, Guan S. Screen time and sleep among school-aged children and adolescents: a systematic literature review. Sleep Med Rev 2015; 21: 50–58.

KAPITEL

# 31 Schulabstinenz

Daniel Illy

Die **Abwesenheit** Jugendlicher **von der Schule** ist häufig und wurde im Rahmen einer Querschnittsanalyse (Perelman et al. 2019) von 36 europäischen Ländern bei 15- bis 16-Jährigen mit 30,84 % angegeben (> 3 Tage in 1 Monat, jeder Grund). Schulabstinenz kann dabei vielfältige Ursachen haben, wie ➤ Abb. 31.1 zeigt.

Zunächst wären da die Störungsbilder zu nennen, welche die Abwesenheit von Schule als (Begleit-) Symptom mit sich bringen: depressive Episoden aufgrund von Antriebsmangel, Anpassungs- und Belastungsstörungen (z. B. nach Todesfällen in der Familie) – ja eigentlich jede zumindest teilstationär behandlungsbedürftige psychische Symptomatik. In diesen Fällen würden die Betroffenen (in der Regel) gerne in die Schule gehen, können es aber nicht.

Anders sieht das beim „Schulschwänzen" aus. Sicher, es ist nachvollziehbar, dass man einen schönen Sommertag mit Pubertätshormonen im Kopf lieber mit der neuen Liebe im Arm am See als in der Schule verbringt. An dieser Stelle haben wir also auch wieder eine „normale" Adoleszentenentwicklung, und wahrscheinlich hat jeder von uns schon mal bewusst die Schule geschwänzt. Häufen sich solche Vorfälle jedoch, so kann dies ein Symptom einer zugrunde liegenden psychischen Erkrankung sein, nämlich einer **Störung des Sozialverhaltens.** Hier wird abermals aktiv vom Betroffenen entschieden, heute lieber im Park zu chillen statt am Matheunterricht teilzunehmen. Inwieweit eine psychische Erkrankung dem Betroffenen einen „freien Willen" belässt, ist dabei nochmal eine andere Frage. Natürlich können auch somatische Erkrankungen oder familiäre Verpflichtungen zu einer Abwesenheit von der Schule führen.

Die **Schulverweigerung** findet sich bei der Trennungsangst (nosologisch unsauber als „Schulphobie" bezeichnet) und wird durch die Ausweitung der Altersgrenze in der ICD-11 vielleicht auch im Jugendalter relevanter werden. Doch selbst wenn die Diagnose in der ICD-11 künftig auch für Erwachsene vergeben werden kann, wird der Schwerpunkt wohl

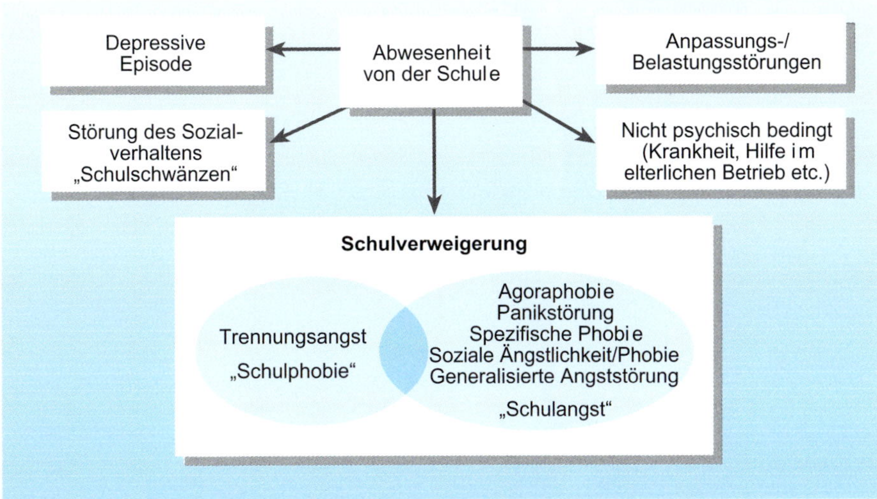


**Abb. 31.1** Differenzialdiagnose der Abwesenheit von der Schule (Quelle: Steinhausen 2019) [L106]

weiterhin auf dem Altersbereich der Schulkinder liegen. Auch bei der **Schulangst** kommt es zur Verweigerung des Unterrichts. Ursächlich hierbei sind Angststörungen, die sich direkt auf die Schule (z. B. Prüfungsangst, Angst vor einem bestimmten Lehrer) oder auf das unmittelbare Umfeld (z. B. Mobbing oder soziale Phobie) beziehen.

Analog zu regelmäßiger Arbeitstätigkeit ist der regelmäßige Schulbesuch in unserer Gesellschaft ein wichtiger Indikator für das geistige Wohlergehen eines Menschen. Findet dieser über einen längeren Zeitraum nicht statt, so ist zumindest an eine psychische Störung (oder andere, durchaus ebenfalls anzugehende psychosoziale Faktoren) zu denken.

## LITERATUR

Perelman J, Leão T, Kunst AE. Smoking and school absenteeism among 15- to 16-year-old adolescents: a cross-section analysis on 36 European countries. Eur J Public Health 2019; 29(4): 778–784.

# IV Therapie unter Berücksichtigung der Transition

KAPITEL

# 32 Psychotherapie

Michael Frey



Psychotherapie in der Lebensphase der Adoleszenz begleitet die jungen Menschen häufig in den zentralen Lebensfragen dieser Zeit:

- Wie kann ich eigenständig werden?
- Was ist mir wichtig im Leben?
- Wie schaffe ich die Schule?
- Wie gehe ich mit Liebeskummer um?
- Wie finde ich meine Rolle im Freundeskreis?

Darin spiegeln sich die Entwicklungsaufgaben (➤ Kap. 3) wider.

## 32.1 Entwicklungsbereiche

Wenngleich Reifungsprozesse den Grundrhythmus der Entwicklung vorgeben, bestehen interindividuell doch auch große Unterschiede, wann welche Schritte gegangen und wann welche Erfahrungen gemacht werden. Deshalb ist ein sorgfältiger Blick darauf notwendig, wo der oder die Betroffene gerade steht.

Therapeutisch kann es hilfreich sein, sich gemeinsam mit dem Patienten einen **Überblick über die einzelnen Lebensbereiche** zu verschaffen und dabei zu schauen, in welchen Bereichen das eigene Verhalten und die Lebensführung schon mehr dem eines Heranwachsenden oder Erwachsenen entsprechen und in welchen Bereichen der Patient noch eher kindlich bzw. jugendlich ist. ➤ Abb. 32.1 möge diesbezüglich einige Anregungen geben. Entscheidend ist es, über die einzelnen Lebensbereiche ins Gespräch zu kommen. Vor diesem Hintergrund können auch die Ziele für die psychotherapeutische Behandlung besser formuliert werden.

Dabei kann in Einzelfällen eine große **Kluft zwischen Entwicklungsalter und biologischem Alter** bestehen. Arnetts „**emerging adulthood**" (18–30 Jahre) nimmt konzeptionell die Lebensphase zwischen nicht mehr Jugendlich-, aber auch noch nicht Erwachsensein in den Blick (Seiffge-Krenke 2015). Aus rechtlicher Sicht besteht zwar bereits die volle Eigenverantwortlichkeit, begleitet von den entsprechenden Verpflichtungen, aber die eigene Lebenswelt ist noch im Umbruch und hat nicht die Züge eines Erwachsenen. Viele haben entweder die Schule noch gar nicht abgeschlossen oder trotz Schulabschluss noch keine Vorstellung davon, welchen Beruf sie ergreifen möchten. Die ökonomische Abhängigkeit von den Eltern besteht weiterhin. Doch auch wenn die stärksten „Geburtswehen" der eigenen Autonomiebestrebungen meist überwunden sind und die Konflikte mit den Eltern abklingen, kann noch nicht von einem stabilen eigenständigen Leben gesprochen werden. Es ist vielmehr eine Phase der Orientierung, die womöglich das ganz dritte Lebensjahrzehnt in

| kindlich | jugendlich | erwachsen |
| --- | --- | --- |
| 0 1 2 | 3 4 5 6 | 7 8 9 10 |
| | **Autonomie** | |
| Große Abhängigkeit von den Eltern | Ablösungsprozess (oft konflikthaft, Wechsel zwischen großem Nähebedürfnis und Autonomiebestrebungen), vermehrte Orientierung hin zum Freundeskreis | Selbstständige, unabhängige Lebensführung (eigener Hausstand), stabile Freundschaften |
| 0 1 2 | 3 4 5 6 | 7 8 9 10 |
| | **Auftreten / Erscheinung** | |
| Geprägt durch die Vorstellungen der Eltern | Experimentieren, stark geprägt von Freundeskreis und Medien, empfänglich für neue Ideen | Eigenständiger Stil, Einhaltung von Normen vor dem Hintergrund von Lebenszielen |
| 0 1 2 | 3 4 5 6 | 7 8 9 10 |
| | **Werte** | |
| Übernahme von Werten anderer, in der Regel stark geprägt durch die Familie | Auf der Suche nach eigenen Werten, Orientierung an Idolen, großer Einfluss der Gruppe Gleichaltriger, suggestibel, Bereitschaft zum Austesten von Grenzen | Eigenständiges und etabliertes Wertesystem, ggf. politische Interessen |
| 0 1 2 | 3 4 5 6 | 7 8 9 10 |
| | **Ziele und Lebensplanung** | |
| Primär lustbetont, geringe Fähigkeit zum Bedürfnisaufschub | Orientierungsphase, z.T. noch unrealistische Lebensziele, Anforderungen im Alltag werden aber zunehmend eigenmotiviert erfüllt | Integration der eigenen Bedürfnisse und mittel-/langfristiger Lebensziele, ernsthafte Einstellung gegenüber Schule/Beruf |
| 0 1 2 | 3 4 5 6 | 7 8 9 10 |
| | **Emotionsregulation** | |
| Benötigt in der Emotionsregulation viel Unterstützung von außen | Stimmungsschwankungen, Impulsivität, aber auch Fähigkeit zur eigenständigen Emotionsregulation | Gute Emotions- und Impulsregulation, angemessener Gefühlsausdruck |
| 0 1 2 | 3 4 5 6 | 7 8 9 10 |
| | **Umgang mit Konflikten** | |
| Das Konfliktverhalten ist geprägt von aktuellen Bedürfnissen | Oft impulsiv, mittelfristige Ziele werden manchmal mit einbezogen | Bemüht um aggressionsfreie Konfliktlösung, Blick auf mittel- und langfristige Ziele |
| 0 1 2 | 3 4 5 6 | 7 8 9 10 |
| | **Sexualität und Partnerschaft** | |
| Keine | Erste Erfahrungen mit Sexualität und Liebesbeziehung | Stabile Partnerschaft und integrierte Sexualität |

**Abb. 32.1** Übersicht über Entwicklungsbereiche (Seiffge-Krenke 2015; von Buch und Köhler 2019) [P492/L231]

Anspruch nehmen kann. Diese Zeit ist von Instabilität geprägt. Ziele werden verfolgt, aber auch rascher wieder aufgegeben als im späteren Erwachsenenalter; Kurskorrekturen werden vorgenommen, Neues wird ausprobiert (Arnett et al. 2014; Seiffge-Krenke 2015). Die 12-Monats-Prävalenz psychischer Erkrankungen ist in der Altersgruppe der 18- bis 29-Jährigen am höchsten, die Behandlungsrate aber am niedrigsten (Seiffge-Krenke 2015). Warum das so ist, weiß man nicht. Aber ein Aspekt mag sein, dass der starke Wunsch vorherrscht, Herausforderungen selbst zu bewältigen, dadurch zugleich aber auch eine Überforderungssituation entsteht. Wird Hilfe gesucht, ist das nicht selten das zentrale Thema.

## 32.2 Das soziale Gefüge

Da die **sozialen Beziehungen** im Jugend- und jungen Erwachsenenalter so bedeutsam sind und in diesem Alter gleichzeitig große Umbrüche stattfinden, sollte dieses Thema auch einen zentralen Platz in der Psychotherapie einnehmen. Hilfreich kann es sein, die Beziehungen in irgendeiner Weise zu veranschaulichen: sei es durch erlebnisorientierte Ansätze wie Skulptur- oder Aufstellungsarbeit aus der Systemischen Therapie, sei es ein Familienbrett oder eine zeichnerische Visualisierung (➤ Abb. 32.2). Dadurch kann dieser wichtige Bereich in den therapeutischen Prozess einbezogen werden.

Gerade aus der Depressionsbehandlung weiß man, dass sich neben der KVT auch die Interpersonelle Psychotherapie (IPT) als wirksam erwiesen hat, bei der ein Fokus explizit auf den sozialen Beziehungen liegt. Aus der klinischen Erfahrung lässt sich sagen, dass die sozialen Kontakte bei nahezu allen Patienten dieser Altersgruppe eine zentrale Stellung einnehmen.

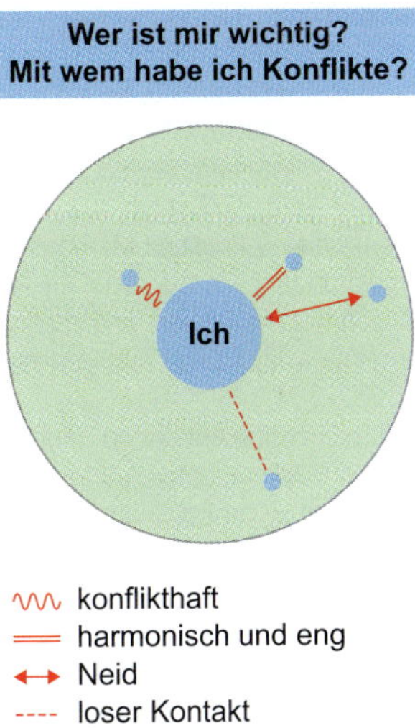


**Abb. 32.2** Visualisierung von Beziehungsaspekten. In diesem Beispiel sind die beiden Aspekte der *Bedeutung* einer Beziehung (durch den Abstand) und ihrer *Qualität* (durch unterschiedliche Verbindungslinien) dargestellt. Die Symbolik kann individuell vereinbart werden [L231]

## 32.3 Elternarbeit

Ein wesentlicher Bestandteil der Psychotherapie in dieser Altersgruppe ist immer auch ein sensibles Aushandeln, inwieweit Eltern einbezogen werden sollen (➤ Kap. 33). Das richtet sich nicht zuletzt auch nach dem Entwicklungsstand und der Beziehung zu den Eltern (➤ Kap. 32.1 und ➤ Kap. 32.2) Zudem sind hier natürlich die Wünsche und Bedarfe des Betroffenen entscheidend. Dabei sind die rechtlichen Rahmenbedingungen – die sich mit der Volljährigkeit grundsätzlich ändern –zu berücksichtigen (➤ Kap. 34).

## 32.4 Lebenswelt

Je größer der Altersunterschied zwischen Therapeut und Patient ist, desto stärker unterscheiden sich womöglich ihre Lebenswelten. Die **Digitalisierung** und insbesondere die Welt der **Social Media** haben eine rasante Entwicklungsdynamik und beeinflussen insbesondere die Lebenswelten von Jugendlichen und jungen Erwachsenen. Um den jungen Patienten verstehen zu können, müssen diese Themen einbezogen werden und erfordern – ähnlich wie bei kultursensiblem Vorgehen – in erster Linie ein **interessiertes Nachfragen** in allen Bereichen, die einem selbst nicht vertraut sind. Die Bedeutung der sozialen Medien hat die sozialen Beziehungen verändert. Soziale Medien geben den visuellen Inhalten eine zentrale Bedeutung; vieles findet im öffentlichen Raum statt – mit der Möglichkeit der Bewertung („Likes"). Die Informationsmenge hat sich verdichtet, und es besteht eine kontinuierliche Notwendigkeit der „Online-Präsenz" (Nesi et al. 2018). Noch wissen wir zu wenig darüber, wie sich dies auf die psychosoziale Entwicklung auswirkt, aber dass es die Lebenswelt verändert, ist anzunehmen, und damit ist dieser Aspekt essenziell für die Psychotherapie.

## 32.5 Altersadaptierte Therapieprogramme

Eine Metaanalyse aus dem Jahr 2020 ergab **altersabhängige Unterschiede in der Wirksamkeit von Psychotherapie** bei Depressionen (Cuijpers et al. 2020). Junge Erwachsene scheinen mehr von Psychotherapie bei Depressionen zu profitieren als Kinder und Jugendliche. Die Ergebnisse sind aufgrund der heterogenen Qualität der eingeschlossenen Studien mit Vorsicht zu interpretieren, aber mit der praktischen Erfahrung deckt sich, dass die anfangs meist auf Erwachsene ausgelegten Therapieprogramme für jüngere Patienten nicht immer passend sind und zentrale Themen, wie die weiter oben angedeuteten, gegebenenfalls außer Acht lassen.

Die mehrheitlich zunächst für Erwachsene entwickelten Therapiemanuale werden an die Bedarfe von Jugendlichen adaptiert, was der Altersgruppe aber vielleicht nicht immer wirklich gerecht wird. Leider gibt es kaum Interventionen, die sich speziell auf die Lebensphase der Adoleszenz beziehen, wenngleich sich die Lebensthemen und Besonderheiten dieser Lebensphase dafür anbieten würden. Die sich mit der Volljährigkeit vollziehende Trennung bezüglich der Versorgung, aber auch der Forschung schlägt sich auch hier nieder.

Es gibt aber auch einige Ausnahmen, die der Infobox zu entnehmen sind.

32

**INFOBOX**

**Für Jugendliche und junge Erwachsene entwickelte Therapiemanuale (Auswahl)**

- Berberich G. Soziale Ängste bei jungen Erwachsenen. Ein Praxisbuch zur multimodalen Therapie. Stuttgart: Schattauer 2021
- Brisch KH. Jugendalter und junge Erwachsene (Bindungspsychotherapie): Reihe „Bindungspsychotherapie – Bindungsbasierte Beratung und Therapie". Stuttgart: Klett-Cotta 2021
- Gary M, Thomas JB, Chapman SM, Schopler E. TTAP – TEACCH Transition Assessment Profile. Förderdiagnostisches Kompetenzprofil für Jugendliche und Erwachsene auf dem Weg in die Selbstständigkeit. Dortmund: Verlag modernes Lernen 2017
- Illy D, Florack J. Behandlungsmanual Videospiel- und Internetabhängigkeit. Verhaltenstherapeutisch-orientierte Gruppenbehandlung zur Teilabstinenz bei Adoleszenten. München: Elsevier Urban & Fischer 2021
- Jenny B, Goetschel PÜ, Schneebeli M, Köpfli S, Walitza S. KOMPASS-F – Zürcher Kompetenztraining für Fortgeschrittene für Jugendliche und junge Erwachsene mit einer Autismus-Spektrum-Störung. Ein Praxishandbuch. Stuttgart: Kohlhammer 2019
- Naar-King S, Suarez M. Motivierende Gesprächsführung mit Jugendlichen und jungen Erwachsenen. Weinheim: Beltz 2012
- Taubner S, Volkert J. Mentalisierungsbasierte Therapie für Adoleszente (MBT-A). Göttingen: Vandenhoeck & Ruprecht 2016

### LITERATUR

Arnett JJ, Žukauskienė R, Sugimura K. The new life stage of emerging adulthood at ages 18–29 years: implications for mental health. Lancet Psychiatry 2014; 1(7): 569–576.

Cuijpers P, Karyotaki E, Eckshtain D, Ng MY, Corteselli KA, Noma H, et al. Psychotherapy for depression across different age groups: a systematic review and meta-analysis. JAMA Psychiatry 2020; 77(7): 694–702.

Nesi J, Choukas-Bradley S, Prinstein MJ. Transformation of adolescent peer relations in the social media context: Part 1 – A theoretical framework and application to dyadic peer relationships. Clin Child Fam Psychol Rev 2018; 21(3): 267–294.

Seiffge-Krenke I. „Emerging Adulthood": Forschungsbefunde zu objektiven Markern, Entwicklungsaufgaben und Entwicklungsrisiken. Zschr Psychiatr Psychol Psychother 2015; 63(3): 165–173.

von Buch J, Köhler D. Jugendlich oder erwachsen? Rechtspsychologie 2019; 5(2): 178–205.

KAPITEL

# 33 Von der Eltern- zur Angehörigenarbeit

Michael Frey

Um die wesentlichen Aspekte in der Entwicklung der Eltern-Kind-Beziehung herauszuarbeiten, erscheint es sinnvoll, diese Entwicklung vor dem Hintergrund des Kontinuums zwischen **Abhängigkeit und Autonomie** zu betrachten. Der **Entwicklungsstand zum Zeitpunkt der Volljährigkeit** ist dabei sehr unterschiedlich, und im Zusammenhang mit psychischen Erkrankungen besteht häufig zumindest eine Retardierung. Damit spielen gerade auch bei jungen Erwachsenen mit psychischen Erkrankungen die Eltern häufig noch eine wesentliche Rolle. Sie sind einerseits Stütze und engste Wegbegleiter, zugleich ist es aber auch wichtig, die Betroffenen in ihrer altersentsprechenden Autonomieentwicklung soweit wie möglich zu begleiten. Bereits im Jugendalter müssen das Maß und die Art der Einbeziehung der Eltern an das Entwicklungsalter angepasst werden, z. B. im Hinblick darauf, welche Informationen an die Eltern weitergegeben werden (➤ Kap. 34). Mit der Volljährigkeit ändert sich die Rechtsstellung der Eltern (sollten sie nicht als Betreuer eingesetzt werden) grundlegend; sie haben dann keinen Anspruch mehr auf Information und keine Entscheidungsbefugnis bezüglich der weiteren Behandlung. Die abrupte Veränderung der Rechtsstellung mit dem Tag der Volljährigkeit entspricht dabei nicht der sukzessiven Veränderung im Beziehungsverhältnis zwischen Eltern und Kindern. Das kann für Eltern belastend sein, gerade wenn die Betroffenen z. B. eine geringe Krankheitseinsicht und Behandlungsbereitschaft aufweisen. Es ist wichtig, dies auf der Seite der Kinder- und Jugendpsychiatrie gut vorzubereiten und vonseiten der Erwachsenenpsychiatrie gilt es der Angehörigenarbeit – entsprechend den Wünschen des Patienten – unter diesem Aspekt eine hohe Wichtigkeit einzuräumen.

Die Hürde für eine Behandlung gegen den Willen von Betroffenen ist ebenfalls höher. Lässt sich bei Minderjährigen gegebenenfalls noch mit einer psychosozialen Entwicklungsgefährdung argumentieren, so trifft das bei Volljährigen nicht mehr zu. Die Eltern von jungen Menschen mit einer Psychose oder einer ausgeprägten Zwangsstörung mit massiver Funktionsbeeinträchtigung in allen Lebensbereichen können, wenn ihre Kinder die Volljährigkeit erreichen, hier oft nur noch hilflos zusehen.

Die S3-Leitlinie „Therapien bei schweren psychischen Erkrankungen" betont explizit die Bedeutung der **Angehörigenarbeit,** die nicht nur Eltern, sondern auch Geschwister, Kinder etc. miteinbezieht, da die Betroffenen insbesondere bei schweren psychischen Erkrankungen vielfältigen und schwerwiegenden Belastungen ausgesetzt sind. Gerade vor diesem Hintergrund ist auch zu empfehlen, dass Angehörigen Kontakte zu Selbsthilfegruppen für Angehörige vermittelt werden. Im Bereich der Erwachsenenpsychiatrie steht zum einen mit der ApK (Angehörige psychisch erkrankter Menschen) als einer der zentralen Organisationen ein sehr elaboriertes Netzwerk zur Verfügung, zum anderen auch der sogenannte Trialog, in dem Psychiatrieerfahrene, Angehörige und Professionelle in Austausch miteinander treten, um Alltagsbewältigung und Vorbeugung von Rezidiven zu unterstützen. Es liegt Evidenz für die Wirksamkeit von Angehörigenselbsthilfe auf das psychosoziale Funktionsniveau von Patienten und deren Angehörigen vor (DGPPN 2019). Durch entsprechende Angebote könnten davon auch Patienten in der Kinder- und Jugendpsychiatrie sicher profitieren.

Eine wesentliche Intervention in der Eltern- und Angehörigenarbeit ist die **Psychoedukation.** Die situationsadäquate Wissensvermittlung zu psychischen Erkrankungen hinsichtlich Ätiologie, Verlauf, Therapie und Prognose hat zum Ziel, einerseits die Selbstbestimmung des Patienten zu unterstützen und andererseits mit Blick auf Eltern und Angehörige Verständnis aufzubauen und Unterstützungsmöglichkeiten für die Angehörigen aufzuzeigen. Eltern psychisch kranker Menschen haben häufig mit Schuldgefühlen zu kämpfen und fühlen sich für die psychische Erkrankung ihres Kindes verantwortlich. Für Eltern kann es diesbezüglich entlastend sein, wenn sie ein multifaktorielles Ätiologiemodell verständlich vermittelt bekommen. In einer Metaanalyse konnten McLeod et al. (2007) beispielsweise zeigen, dass das Erziehungsverhalten der Eltern nur 8 % der Varianz bei kindlichen Depressionen aufklärt und damit in der Regel einen vergleichsweise geringen Einfluss ausübt. Die subjektive Wahrnehmung der Eltern ist jedoch zumeist eine andere, und zu möglichen Vorwürfen ihrer Kinder – gerade in der Adoleszenz – kommen eigene Schuldgefühle hinzu. Zudem ist es für Angehörige häufig schwierig, „hilflos" zusehen zu müssen. Die Erarbeitung konstruktiver Unterstützungsmöglichkeiten kann daher sowohl für den Patienten als auch für seine Angehörigen gewinnbringend sein.

**! MERKE**

Die **Kunst in der Transition** besteht darin, den durch rechtliche Vorgaben bestehenden Rahmen hinsichtlich der Eltern-Kind-Beziehung therapeutisch sinnvoll zu gestalten und sich im Kontinuum zwischen Abhängigkeit und Autonomie mit Blick auf die individuellen Bedarfe der Betroffenen zu bewegen.

## LITERATUR

DGPPN – Deutsche Gesellschaft für Psychiatrie und Psychotherapie, Psychosomatik und Nervenheilkunde e. V. (Hrsg.). Kurzfassung der S3-Leitlinie Psychosoziale Therapien bei schweren psychischen Erkrankungen. 2. A. AWMF-Registernummer 038–020. Stand: 3/2019; www.awmf.org/leitlinien/aktuelle-leitlinien.html (letzter Zugriff: 25.4.2022).

McLeod BD, Weisz JR, Wood JJ. Examining the association between parenting and childhood depression: a meta-analysis. Clin Psychol Rev 2007; 27(8): 986–1003.

KAPITEL

# 34 Rechtliche Aspekte

Michael Frey



Den entwicklungsbedingten Reifungs- und Lernprozessen wird in unterschiedlichen Rechtsgebieten Rechnung getragen. So gibt es z.B. in der Jugendhilfe weitere Altersgrenzen über das 18. Lebensjahr hinaus, die mit Blick auf die Leistungsberechtigung herangezogen werden. Auch das Strafrecht berücksichtigt in einer Übergangsphase bis zur Vollendung des 21. Lebensjahres entwicklungsbedingte Besonderheiten.

Aus rechtlicher Sicht sind folgende **Altersgrenzen** besonders relevant:

- 18 Jahre: Volljährigkeit (§ 2 BGB)
- 21 Jahre: kein „Heranwachsender" mehr, keine Anwendung des Jugendstrafrechts mehr möglich (§ 1 JGG), Regelaltersgrenze für Jugendhilfeleistungen an junge Volljährige (§ 41 SGB VIII)
- 27 Jahre: kein „junger Volljähriger" mehr (§ 7 SGB VIII)

## 34.1 Anspruch auf Jugendhilfemaßnahmen

Das SGB VIII definiert als jungen Volljährigen, wer 18, aber noch nicht 27 Jahre alt ist (§ 7 SGB VIII). Die Hilfe wird in der Regel nur bis zur Vollendung des 18. Lebensjahres, selten bis zum 21. Lebensjahr gewährt; in **begründeten Einzelfällen** soll sie laut Gesetz aber für einen begrenzten Zeitraum darüber hinaus fortgesetzt werden (§ 41 SGB VIII). Maßgeblich ist, ob die „... *Persönlichkeitsentwicklung eine selbstbestimmte, eigenverantwortliche und selbstständige Lebensführung* ..." (§ 41 Abs. 1 SGB VIII) ermöglicht.

## 34.2 Strafrecht

Zwischen der Volljährigkeit und der Vollendung des 21. Lebensjahres sieht das Strafrecht einen **Übergangszeitraum** vor. Dieser bietet Gerichten die Möglichkeit, bei Entwicklungsverzögerungen das Jugendstrafrecht anzuwenden und damit den **Erziehungsgedanken in den Vordergrund** zu stellen, mit dem Ziel, einer erneuten Straffälligkeit vorzubeugen (§ 2 JGG).

Das Jugendstrafrecht (§ 105 JGG) wird auf Heranwachsende angewendet, wenn

*„1. die Gesamtwürdigung der Persönlichkeit des Täters bei Berücksichtigung auch der Umweltbedingungen ergibt, daß er zur Zeit der Tat nach seiner sittlichen und geistigen Entwicklung noch einem Jugendlichen gleichstand, oder*

*2. es sich nach der Art, den Umständen oder den Beweggründen der Tat um eine Jugendverfehlung handelt.“*

## 34.3 Schweigepflicht

Während die Regelung der Schweigepflicht für Volljährige eindeutig ist und nur im Gefährdungsfall gebrochen werden darf, ist dies bei Minderjährigen therapeutisch und rechtlich eine möglicherweise komplexe Frage.

**Fallbeispiel**

Ein 17-jähriger Junge ruft in der Institutsambulanz einer kinder- und jugendpsychiatrischen Klinik an. Er habe die Telefonnummer von Freunden, die sich um ihn sorgen würden. Er wisse nicht mehr weiter. Am Vortag habe er versucht, sich mit Alkohol und Tabletten das Leben zu nehmen. Er habe sich jedoch übergeben müssen, und daher sei nichts passiert. Niemand habe davon etwas mitbekommen. Auf das Angebot eines persönlichen Gesprächs kann er sich einlassen – unter der Voraussetzung, dass seine Eltern nichts davon erfahren.

Aus juristischer Sicht sind zwei **Rechtsgüter** abzuwägen:

1. Auch Minderjährige haben ein Recht auf **Geheimnisschutz** (§ 203 StGB).
2. Die Eltern haben das **Recht auf Erziehung** (Art. 6 Abs. 2 Satz 1 GG) und die Pflicht zur Personensorge (§ 1626 ff. BGB).

Minderjährige haben ein **Recht auf Geheimnisschutz,** auch gegenüber den Eltern. Auch für ein Vertrauensverhältnis im therapeutischen Setting muss der Patient die Sicherheit haben können, dass ohne sein Einverständnis keine Informationen weitergegeben werden. Dem steht gegenüber, dass die Sorgeberechtigten im Rahmen ihres Rechts auf Erziehung auf manche Informationen angewiesen sind, gerade wenn eine Gefährdung des Jugendlichen besteht oder aus der Konsultation Konsequenzen erwachsen, z. B. eine stationäre jugendpsychiatrische Behandlung.

Juristen betonen dabei, dass das **Recht auf Erziehung,** die „elterliche Sorge“ (§ 1626 ff. BGB), „fremdnützig“ angelegt ist und sich gemäß § 1626 Abs. 2 BGB an den entwicklungsbedingten Bedürfnissen des Jugendlichen orientiert: *„Bei der Pflege und Erziehung berücksichtigen die Eltern die wachsende Fähigkeit und das wachsende Bedürfnis des Kindes zu selbstständigem verantwortungsbewusstem Handeln.“* Das hat auch Einfluss auf das informationelle Selbstbestimmungsrecht und damit die sogenannte Schweigepflicht.

Leider bestehen keine klaren Altersgrenzen oder auf spezifische Indikationen bezogene Leitlinien. In der jeweiligen Situation ist die Beurteilung, ob der Jugendliche über die notwendige **Urteils- und Einsichtsfähigkeit** bezüglich des jeweiligen Sachverhalts verfügt, entscheidend. Kann ein Jugendlicher aufgrund seiner geistigen Reife die Konsequenzen seiner Entscheidung bzw. seines Handelns überblicken und die Folgen seiner „informationellen Selbstbestimmung“ in diesem Kontext abschätzen, ist ihm laut Gesetz der Schutz der Schweigepflicht auch gegenüber den Eltern zu gewähren. Die Altersangaben in den Schweigepflicht-Merkblättern der Landesärztekammern in Deutschland, ab wann die entsprechende Einsichtsfähigkeit angenommen werden kann, sind dabei nicht einheitlich. Sie bewegen sich aber häufig um das 15. Lebensjahr. Es wird jedoch auch betont, dass stets die Umstände des Einzelfalls zu berücksichtigen seien.

Vor dem Hintergrund einer **Gefährdung** spielt zudem § 4 „Beratung und Übermittlung von Informationen durch Geheimnisträger bei Kindeswohlgefährdung“ des Gesetzes zur Kooperation und Information im Kinderschutz (KKG) eine Rolle. Danach sollen bestimmte Berufsgruppen (u. a. Ärzte, Berufspsychologen, Sozialpädagogen wie auch Ehe-, Familien- und Erziehungsberater), wenn ihnen im Rahmen ihrer beruflichen Tätigkeit gewichtige Anhaltspunkte für eine Gefährdung des Kindeswohls bzw. des Jugendlichen bekannt werden, diese mit den Jugendlichen und den Personensorgeberechtigten erörtern. Dabei handelt es sich um eine „Sollvorschrift", die keine Einschränkung bezüglich des Selbstbestimmungsrechts einwilligungsfähiger minderjähriger Patienten vorsieht.

Aus *juristischer Sicht* könnte sich im obigen Fallbeispiel eine Person aus einer der in § 4 KKG aufgeführten Berufsgruppen mit der Begründung, dass eine Gefährdung des geistigen und körperlichen Wohls des Jugendlichen besteht, unter Berufung auf § 4 KKG über den Willen des Jugendlichen hinwegsetzen und dessen Eltern informieren (Weber et al. 2014).

Aus *therapeutischen Überlegungen* sollte nach Möglichkeit jedoch zunächst ein persönlicher Kontakt zum Jugendlichen hergestellt werden. Ein Teil der Behandlung sollte darin bestehen, zu verstehen, warum der Jugendliche die Informationsweitergabe an die Eltern nicht wünscht. Häufig lässt sich dann im Gespräch ein gemeinsamer Weg erarbeiten. Falls dies nicht möglich ist und der Jugendliche weiter auf seinem Standpunkt beharrt, jedoch eine deutliche Gefährdung besteht, sollten die Personensorgeberechtigten auch gegen den Willen des Jugendlichen informiert werden, es sei denn, daraus würde eine Gefährdung resultieren. Das nächste Fallbeispiel soll dies verdeutlichen.

**Fallbeispiel**

Eine 15-jährige Jugendliche, die mit ihren Eltern aus Afghanistan geflüchtet war, berichtet von einer Vergewaltigung. Sie kenne den Täter, und es bestehe die Gefahr, dass sie ihm wieder begegne. Sie wolle nicht, dass ihre Eltern von der Vergewaltigung erfahren, da sie Angst habe, dann verstoßen zu werden. Der Asylantrag der Familie wurde abgelehnt, und es droht die Abschiebung.

Die in diesem Fallbeispiel dargestellte Konstellation birgt bei Weitergabe der Information an die Eltern das Risiko, das Wohl der Jugendlichen zusätzlich zu gefährden. Gerade vor dem Hintergrund der drohenden Abschiebung könnten mögliche Konsequenzen daraus nicht abgefangen werden.

## 34.4 Behandlungseinwilligung bei Minderjährigen

**Fallbeispiel**

In der psychotherapeutischen Praxis stellt sich die 15-jährige Marie mit ihren Eltern vor. Seit der Trennung der Eltern vor 3 Jahren wohne Marie bei der Mutter; es bestehe gemeinsames Sorgerecht.

Marie wirkt deutlich abweisend im Kontakt und blickt während des Gesprächs meist zu Boden. Die Mutter ergreift zuerst das Wort und schildert, dass es Marie seit Monaten schlecht gehe, dass sie kaum noch ihr Zimmer verlasse, keine Sozialkontakte habe und sich im Internet „Depri-Videos" ansehe. Der Vater fällt der Mutter ins Wort und wirft ihr vor, dass sie die Situation „wie immer" dramatisiere; dieses Verhalten sei in der Pubertät ganz normal.

Im Einzelgespräch beginnt Marie zögerlich zu erzählen und äußert, dass es ihr seit einiger Zeit nicht gut gehe, sie aber keinen Sinn in einer Psychotherapie sehe. Im gemeinsamen Gespräch mit den Eltern wünscht sich die Mutter dringend eine psychotherapeutische Behandlung, der Vater lehnt eine solche ab.

Auch die **Behandlungseinwilligung** kann bei Minderjährigen eine rechtlich zunächst undurchsichtige Situation darstellen. Grundsätzlich werden Minderjährige als einwilligungsunfähig betrachtet, und damit ist die Einwilligung eines dafür Berechtigten einzuholen (§ 630d Abs. 1 BGB) (Kreße 2015). Von einer Einwilligungsfähigkeit wird bei Minderjährigen erst ausgegangen, wenn sie **Art, Bedeutung und Tragweite** (Risiken) der ärztlichen Maßnahme erfassen können (vgl. OLG Hamm, Beschluss vom 08.01.1997–15 W 398/96). In der Praxis muss dies für jeden Einzelfall beurteilt werden. Einflussfaktoren sind dabei der **Entwicklungsstand, die geistige Reife und das Ausmaß des therapeutischen Eingriffs.** Nur wenn der Jugendliche die Bedeutung und Tragweite überblicken kann, ist von Einwilligungsfähigkeit auszugehen. So ist eine Operation zur Tiefenhirnstimulation sicher komplexer und mit mehr Risiken verbunden als eine psychotherapeutische

Behandlung. Konkrete Altersgrenzen werden für eine Einwilligungsfähigkeit nicht angegeben. Im Sinne einer Negativdefinition ist in der Literatur jedoch zu finden, dass bei Jugendlichen unter 14 Jahren nur in Ausnahmefällen von einer Einwilligungsfähigkeit ausgegangen werden sollte (Schelling und Gaibler 2012). Letztlich ist jedoch nicht das Alter das entscheidende Kriterium, sondern das Vorliegen der oben genannten Faktoren (Kreße 2015).

Bei **Einwilligungsunfähigkeit** – die gegebenenfalls auch bei einer 15-Jährigen vorliegen kann – sind die zur Behandlungseinwilligung Berechtigten in unserem Fallbeispiel die sorgeberechtigten Eltern. Da beide Eltern das Sorgerecht haben, müssen auch grundsätzlich beide in die Behandlung einwilligen. Laut Gesetz sind die Sorgeberechtigten dazu verpflichtet, zum Wohle des Kindes zu entscheiden (§ 1627 BGB). Außerdem sind sie dazu angehalten, sich bei Meinungsverschiedenheiten zu einigen (§ 1627 BGB). Sollten die Eltern eine Entscheidung treffen, die das Wohl des Kindes gefährdet, oder sollte eine Einigung nicht möglich sein, wird eine Entscheidung des Familiengerichts erforderlich (§ 1666 BGB).

## 34.5 Betreuungsrecht

**Fallbeispiel**

Die 17-jährige Luisa leidet seit ihrem 12. Lebensjahr an einer ausgeprägten Anorexie, weshalb sie in den letzten 5 Jahren die meiste Zeit in Kliniken verbracht hat. Auch aktuell befindet sie sich auf einer geschlossenen Station einer Kinder- und Jugendpsychiatrie, da sie zuvor bis in den lebensbedrohlichen Bereich an Gewicht abgenommen hatte und keine Behandlungsmotivation bestand. Unter der aktuellen Behandlung konnte sie wieder an Gewicht zunehmen, zum Teil waren Zwangsmaßnahmen mit Fixierung erforderlich. In 4 Monaten wird Luisa 18 Jahre, und die Eltern fragen sich, wie es danach weitergehen soll.



Während **vor dem 18. Geburtstag** über **Zwangsernährung und Zwangsmedikation** (solange diese nicht mit freiheitsentziehenden Maßnahmen, z. B. Fixierung, verbunden sind; § 1631b Abs. 2 BGB) allein die Sorgeberechtigten entscheiden, ändert sich dies mit der Volljährigkeit grundsätzlich. Das Selbstbestimmungsrecht der Betroffenen rückt stärker in den Vordergrund, und es gilt die Maßgabe einer gravierenden Selbst- oder Fremdgefährdung. Das kann für Eltern eine schwer erträgliche Situation sein und womöglich auch Behandlungsverläufe beeinträchtigen.

Als rechtlich notwendiger Schritt kann mit Eintritt der Volljährigkeit die **Einrichtung einer Betreuung** notwendig sein, wenn Betroffene wegen einer psychischen Erkrankung ihre Angelegenheiten im Ganzen oder teilweise nicht besorgen können (§ 1896 BGB). Dabei darf eine Betreuung nur eingerichtet werden, wenn dies dem freien Willen des Betroffenen entspricht, denn die Grundidee ist die **Förderung der Selbstbestimmung.** Gegen den Willen des Betroffenen ist dies nur möglich, wenn davon ausgegangen werden kann, dass der Betroffene aufgrund der psychischen Erkrankung seinen Willen nicht frei äußern kann. Um dies festzustellen, ist ein Sachverständigengutachten erforderlich (Lorz 2021; Nedopil 2009) Die Einrichtung einer Betreuung kann bereits mit Vollendung des **17. Lebensjahres** angeregt werden, wenn zu erwarten ist, dass die Betreuung mit Eintritt der Volljährigkeit notwendig wird (§ 1908a BGB). Bei besonders kritischen Verläufen, wie oben im Fallbeispiel geschildert, ist es ratsam, dies frühzeitig mit den Betroffenen und ihren Eltern zu besprechen.

Bezüglich der Bestellung des Betreuers kann es in manchen familiären Konstellationen problematisch sein, wenn die Eltern diese Funktion übernehmen, gerade wenn sich die psychische Erkrankung vor einem Autonomie-Abhängigkeits-Konflikt konstelliert. In § 1897 BGB wird dem **Betroffenen ein Vorschlagsrecht** zugesichert, d. h., wenn der Betroffene eine Person vorschlägt, welche die Betreuung übernehmen soll, ist dem zu entsprechen, solange dadurch kein Schaden zu erwarten ist. Wenn niemand vorgeschlagen wird, sollen **verwandtschaftliche und andere persönliche Bindungen** in der Bestellung zum Betreuer berücksichtigt werden, womit diese Rolle gegebenenfalls wieder die Eltern übernehmen (§ 1897 BGB).

## 34.6 Kinderschutz

Auch im Jugendalter können sich Fragen zum Kinderschutz stellen, z. B. bei seelischer oder körperlicher Misshandlung. Eine hervorragend aufbereitete und übersichtliche **S3-Leitlinie zum Thema Kinderschutz** steht seit 2019 zur Verfügung (Kinderschutzleitlinie 2019). Institutionell trägt das Jugendamt zum Schutz des Kindeswohls die Verantwortung. Unterstützung bei unklaren **Gefährdungssituationen** bietet die „insoweit erfahrene Fachkraft", wobei diesbezüglich ein gesetzlich verankerter Beratungsanspruch besteht (§ 8b SGB VIII). Zusätzlich ist für entsprechende Fragestellungen eine medizinische Kinderschutzhotline verfügbar (siehe Infobox).

**INFOBOX**

**Medizinische Kinderschutzhotline – Tel. 0800 19 2010 00**

Ein vom Bundesministerium für Familie, Senioren, Frauen und Jugend (BMFSF) gefördertes Projekt hält ein telefonisches 24/7-Beratungsangebot für Angehörige von Heilberufen, Mitarbeiter der Kinder- und Jugendhilfe und für Familiengerichte vor (hwww.kinderschutzhotline.de).

### LITERATUR

Kinderschutzleitlinie. AWMF S3+ Leitlinie Kindesmisshandlung, -missbrauch, -vernachlässigung unter Einbindung der Jugendhilfe und Pädagogik (Kinderschutzleitlinie). AWMF-Registernummer 027–069. Stand: 2/2019; www.awmf.org/leitlinien/detail/ll/027-069.html (letzter Zugriff: 25.4.2022).

Kreße B. Aufklärung und Einwilligung beim Vertrag über die ärztliche Behandlung einwilligungsunfähiger Patienten. Medizinrecht 2015; 33(2): 91–96.

Lorz T. Fakten zur rechtlichen Betreuung. In: Lorz T. Betreuung bei psychischen Erkrankungen. Ein Ratgeber für Angehörige und Betroffene. Berlin, Heidelberg: Springer 2021, S. 1–29.

Nedopil N. Psychiatrische Begutachtung bei zivilrechtlichen Fragestellungen. Nervenarzt 2009; 80(5): 611–621.

Schelling P, Gaibler T. Aufklärungspflicht und Einwilligungsfähigkeit: Regeln für diffizile Konstellationen. Dtsch Arztebl 2012; 109(10): A-476.

Weber AK, Duttge G, Höger C. Das Selbstbestimmungsrecht einwilligungsfähiger Minderjähriger als Grenze der ärztlichen Offenbarungsbefugnis nach § 4 KKG. Medizinrecht 2014; 32(11): 777–784.

KAPITEL

# 35 Medikamentöse Therapie

Daniel Illy



## 35.1 Antidepressiva

Den Möglichkeiten, Kinder und Jugendliche mit Antidepressiva zu behandeln, sind – zumindest in der ambulanten Regelversorgung – aufgrund des eingeschränkten Zulassungsstatus enge Grenzen gesetzt. Dabei steht für die einzelnen Erkrankungsbilder eine unterschiedliche Anzahl an zugelassenen Antidepressiva zur Verfügung:

- Für die Behandlung der Depression (➤ Kap. 10) ist das neben den eigentlich obsoleten Trizyklika einzig das Medikament Fluoxetin.
- Bei Angststörungen (➤ Kap. 12) ist gar kein modernes Antidepressivum aus der Gruppe der SSRIs verfügbar, eine Zulassung gibt es nur für die Behandlung der generalisierten Angststörung mit Opipramol.
- Bei den Zwangsstörungen (➤ Kap. 13) hingegen kann der Behandelnde zwischen Sertralin und Fluvoxamin (und dem obsoleten Clomipramin) wählen.

Wie in ➤ Kap. 10.9 beschrieben, ist deswegen gerade bei jugendlichen Patienten die Off-Label-Gabe anderer SSRIs zu prüfen. Zu den spezifischen Therapiemöglichkeiten mit der Substanzgruppe der Antidepressiva wird auf die genannten Kapitel verwiesen.

Nachfolgend sollen noch einmal gesammelt die **Nebenwirkungen** der Antidepressiva, vor allem von SSRIs (und Atomoxetin), thematisiert werden. Eine ausführliche Besprechung der teilweise zugelassenen Trizyklika soll an dieser Stelle aus Relevanzgründen unterbleiben. Hier wird auf die einschlägige Fachliteratur verwiesen, etwa wenn es um die Behandlung einer therapieresistenten Enuresis mit Amitriptylin geht.

Die häufigen Nebenwirkungen der Antidepressiva treten **zumeist am Anfang der Behandlung** auf und können sich zum Beispiel mit Übelkeit, Kopfschmerzen, Unruhe oder Mundtrockenheit äußern. Da diese Nebenwirkungen meist nach einigen Tagen verschwinden, sollten die Patienten und ihre Bezugspersonen dazu angeleitet werden, ein paar Tage „durchzuhalten". In der Regel sind antidepressiv behandelte Patienten **auf Dauer nebenwirkungsfrei.** Andernfalls ist ein Präparate- oder Substanzklassenwechsel zu prüfen. Davon gibt es einige Ausnahmen:

- erstens die Gewichtszunahme bei den meisten Präparaten (bei manchen wie Fluoxetin oder Atomoxetin ist vor allem am Anfang auch Gewichtsverlust möglich);
- zweitens die möglichen Risiken, die der verschreibende Arzt im Blick haben und daher an EKG, Blutwerte (vor allem Leberwerte) oder spezielle Fragestellungen (z. B. ein EEG bei der Verordnung von Bupropion) denken muss, und
- drittens – und das ist im Jugendalter ein sehr wichtiger Punkt: sexuelle Funktionsstörungen.

Rund 50–70 % der (erwachsenen) Menschen mit Depression leiden an einer **sexuellen Dysfunktion** (Serreti und Chiesa 2009), die entweder durch die Einnahme eines SSRI oder aufgrund der Depression bestehen kann. Eine Unterscheidung ist nicht immer einfach; dass die Medikation unabhängig von der depressiven Vorsymptomatik einen Effekt hat, konnte jedoch in Studien (Khazaie et al. 2015) demonstriert werden. Nach der Behandlung mit Fluoxetin hatte sowohl bei Männern als auch bei Frauen die Beeinträchtigung ihrer sexuellen Begierde (von 43 auf 51 % bzw. von 44 auf 50 %) zugenommen. Während die unter Medikation neu aufgetretene Erektionsstörung des Mannes in der Regel rasch auffällt, leiden Frauen unter anderen die Einnahme von SSRIs begleitenden sexuellen Nebenwirkungen, beispielsweise einem verzögerten Orgasmus, dem Verlust der Fähigkeit, zum Orgasmus zu kommen, oder allgemein einer reduzierten Erregung. Es liegt nahe, dass die betroffenen Frauen die Nebenwirkungen eher auf ihre Depression schieben („Ich kann mich gerade eh nicht fallenlassen“), anstatt das ihnen eigentlich helfende Medikament dafür verantwortlich zu machen.

**INFOBOX**

**Aufklärung über sexuelle Nebenwirkungen**

Um die sexuelle Entwicklung von Kindern- und Jugendlichen nicht zu gefährden, ist daher spätestens mit Eintritt der Pubertät in einem Aufklärungsgespräch auf die Möglichkeit sexueller Nebenwirkungen hinzuweisen: *„Ein wichtiges Thema wollte ich noch ansprechen. Es ist dir vielleicht etwas unangenehm und du brauchst dazu auch nichts zu sagen, aber es geht um eine wichtige Nebenwirkung deiner Tablette, die die Sexualität betrifft: Wenn du später mit jemand anderen, aber auch vielleicht aktuell mit dir selbst Sex hast und dir irgendetwas komisch vorkommt, sag mir bitte Bescheid. Du kannst auch mit meiner Kollegin darüber sprechen, wenn dir das leichter fallen sollte."*

Diese simple Aussage kann dabei helfen, die Gefährdung der sexuellen Entwicklung aufgrund von Nebenwirkungen abzuwenden und eine (dann noch einmal deutlich seltenere, aber potenziell chronisch sehr relevante) persistierende SSRI-bedingte sexuelle Funktionsstörung („post-SSRI sexual dysfunction", PSSD) abzuwenden.

Auch Patienten ohne aktuellen Sexualpartner sollten über sexuelle Nebenwirkungen aufgeklärt werden, da entsprechende Auffälligkeiten auch beim Masturbieren auftreten können.

Eine weitere Nebenwirkung wurde schon in ➤ Kap. 10.7 relativiert: die **Triggerung suizidaler Impulse** durch den Einsatz eines Antidepressivums. Dem größtenteils eher theoretisch anmutenden Konstrukt einer durch die plötzliche Antriebssteigerung nun erfolgreich umgesetzten Suizidideation setzen wir eine Arzt-Patient-Beziehung, eine genaue Exploration und zuvor getroffene Absprachen mit dem Patienten und seinen Bezugspersonen entgegen. Zwar kommt es in Studien zu einem erhöhten Risiko einer sogenannten Verhaltensaktivierung bei Kindern und Jugendlichen (Bridge et al. 2007; Gibbons et al. 2012; Sharma et al. 2016), jedoch lassen sich bis heute keine klaren Kausalitäten ausmachen. Deswegen aus Angst Kindern und Jugendlichen eine notwendige antidepressive Behandlung nicht zukommen lassen, ist abzulehnen.

## 35.2 Antipsychotika

Anders als bei den Antidepressiva bestehen in der Substanzklasse der Antipsychotika deutlich mehr Zulassungen für den Kinder- und Jugendbereich, die meisten davon im Rahmen der Behandlung einer Schizophrenie (siehe dazu ➤ Kap. 8.8). Bei anderen Störungsbildern, vor allem hinsichtlich der Phasenprophylaxe bipolarer Störungen (➤ Kap. 11.7), sieht es schon deutlich übersichtlicher aus: Hier ist zum Beispiel gar kein Antipsychotikum zugelassen. Manche der erfolgten Zulassungen wirken zudem etwas aus der Zeit gefallen, so etwa die Gabe von **Haloperidol** ab 6 Jahren bei schwerer Aggression im Rahmen einer autistischen Störung. Auch für Ticstörungen ist zum Beispiel nur Haloperidol ab 10 Jahren zugelassen, hier wird in der Regel auch Off-Label mit Tiaprid oder Sulpirid behandelt. Tiaprid hat in Deutschland interessanterweise eine Zulassung für neuroleptikainduzierte Spätdyskinesien (vorwiegend orobukkolingualer Art) und darf nach einer Nutzen-Risiko-Abwägung eingesetzt werden. Die Präsenz von Haloperidol bei den Zulassungen erklärt sich aus der Menge an älteren Studien, nicht notwendigerweise aus seiner Wirksamkeit, besonders im Hinblick auf die Nebenwirkungen. Es ist deshalb in der Regel ein Reserve- oder zeitlich limitiertes Akutmedikament.

Böse Zungen würden behaupten, dass viele Kinder- und Jugendpsychiater einfach alles „Psychotische" mit Aripiprazol behandeln. Der Stellenwert von **Aripiprazol** ist dabei auch aufgrund des eher günstigen Nebenwirkungsprofils sicherlich berechtigt, und immerhin bestehen Zulassungen für die Behandlung der Schizophrenie (ab 15 Jahren) und der Manie (ab 13 Jahren). Dennoch ist es in bestimmten Krankheitskonstellationen sinnvoll, die aus der Routine geborenen Pfade zu verlassen, etwa beim Einsatz von Olanzapin in der Akutbehandlung, wenn eine sedierende Komponente benötigt wird, oder beim Einsatz von Quetiapin mit seinem dosisabhängigen Wirkspektrum.

Ein weit verbreitetes Antipsychotikum ist **Risperidon,** das bis vor einigen Jahren auch noch häufiger als Dauermedikation (auch bei Normintelligenten) anzutreffen war. Eine Zulassung besteht jedoch nur bei Aggressionen und unterdurchschnittlicher Intelligenz und selbst dann nur für bis zu 6 Wochen. Aufgrund der nicht vollständig vermeidbaren unerwünschten Arzneimittelwirkungen sollte man sich daran auch halten, zumal es sich aus meiner persönlichen Erfahrung lohnt, nach Auslösern für Aggressionen zu suchen, etwa eine unbehandelte Aufmerksamkeitsstörung (Frustrationserleben im schulischen Kontext führt zu sekundärem aggressivem Verhalten).

Die bisher genannten hochpotenten Neuroleptika haben ein breites und ein zu Teilen unterschiedliches **Nebenwirkungsspektrum,** das an dieser Stelle nur kurz skizziert werden kann:

- Im Vergleich zu Erwachsenen zeigen Minderjährige mehr Parkinsonismus und Dystonie, aber weniger Akathisien (was dem weitverbreiteten Einsatz von Aripiprazol entgegenkommt) und Spätdyskinesien (Kölch 2020).
- Gewichtszunahme und Prolaktinerhöhung sind im Kindes- und Jugendalter ebenfalls häufiger anzutreffen als bei Erwachsenen, auch wenn hier natürlich die Wahl des Präparats einen entscheidenden Einfluss hat.
- Bei dem ebenfalls zugelassenen Reservemedikament Clozapin ist die Gefahr einer Agranulozytose relevant, die wöchentliche Blutbildkontrollen in den ersten 18 Wochen (und danach alle 4 Wochen) erfordert.
- Anders als bei den meisten Antidepressiva (**cave:** Ausnahmen sind Bupropion und Clomipramin) sollte vor allem beim Einsatz von Clozapin, Olanzapin und Tiaprid aufgrund einer möglichen Senkung der Krampfschwelle an die Ableitung eines EEG gedacht werden.

Im Bereich der **niedrigpotenten Neuroleptika** bestehen zur Behandlung von Erregungszuständen Zulassungen für Pipamperon (ohne Altersbeschränkung), Promethazin (ab 2 Jahren), Melperon (ab 12 Jahren), Levomepromazin (ab 16 Jahren) und Chlorprothixen (ab 3 Jahren). Pipamperon hat den Vorteil der renalen Eliminierung, dafür muss auf die QTc-Zeit im EKG und ein Absinken der Krampfschwelle geachtet werden. Den Einsatz von Promethazin können Wechselwirkungen über das Cytochrom-System limitieren. Melperon habe ich persönlich trotz Zulassung selten im kinder- und jugendpsychiatrischen Einsatz erlebt und kenne es eher von gerontopsychiatrischen Stationen. Levomepromazin ist ebenso eher ein Reservemedikament für die erwachsenenpsychiatrische Akutbehandlung, und bei Chlorprothixen sollte auf die Entwicklung von extrapyramidalmotorischen Störungen geachtet werden. In der Regel macht man also mit Pipamperon nichts verkehrt und muss sich in der Akutsituation nicht mit Altersgrenzen auseinandersetzen.

## 35.3 Stimulanzien

Bei den Stimulanzien kehrt sich das bereits ausführlich angesprochene Dilemma der überschaubar zugelassenen Präparate im Kinder- und Jugend- gegenüber dem Erwachsenenbereich um: Lange Zeit waren die Therapieoptionen für erwachsene Patienten deutlich eingeschränkter. Allerdings werden immer mehr Präparate auch für Erwachsene zugelassen, zuletzt etwa Lisdexamfetamin im Jahr 2019. Demnach kann man heutzutage wie bei Kindern- und Jugendlichen in Stufen vorgehen. In der Regel würde man mit einem Methylphenidat-Präparat starten, hätte nun bei Nichtansprechen die Ausweichmöglichkeit zum Beispiel auf Lisdexamfetamin und als Ultima Ratio das SNRI Atomoxetin zur Verfügung. Der Alpha-2A-Adrenozeptor-Agonist Guanfacin, der bei Kindern und Jugendlichen aufgrund der Nebenwirkungen eher ein Reservemedikament darstellen sollte, ist für Erwachsene nicht zuglassen.

Zu den klassischen **Nebenwirkungen** der Stimulanzien (zu den Nebenwirkungen von Atomoxetin: ➤ Kap. 35.1) zählen in erster Linie Appetitlosigkeit (auch Erwachsene sollten regelmäßig gewogen werden!), unzureichendes Längenwachstum (bei noch im Wachstum befindlichen Patienten Körperlänge nicht vergessen!) und Schlafstörungen (bei denen man einfach das Präparat absetzen würde). Relevant ist ferner die Auslösung einer (vorbestehenden, aber noch nicht getriggerten) Ticstörung. Gemäß Leitlinie (Banaschewski et al. 2017) entfällt bei unauffälliger Familienanamnese hinsichtlich kardialer Erkrankungen die Notwendigkeit, vor Behandlungsbeginn ein EKG durchzuführen; das fühlt sich, wenn man es jahrelang anders gehandhabt hat, für viele Behandelnde zunächst etwas „komisch" an.

Es bleibt die bereits in ➤ Kap. 6 angesprochene Schwierigkeit, dass viele erwachsenenpsychiatrische Kollegen über unzureichende Erfahrungen mit der medikamentösen Behandlung einer Aufmerksamkeitsstörung berichten.

**BEWERTUNG**

Auch wenn die Stimulanzien gegenüber anderen Psychopharmaka aufgrund ihrer Wirkdauer (sie setzen sich jeden Abend quasi selbstständig ab) einfach zu handhaben sind und sehr schnell an- und abgesetzt werden können, ist diese Unsicherheit verständlich. Ich selbst hatte auch Berührungsängste, als ich in der Kinder- und Jugendpsychiatrie anfing, merkte jedoch schnell, dass die Therapie mit Stimulanzien nun wirklich nicht sehr komplex ist.

Das führte in der Vergangenheit (gerade bei den noch sehr eingeschränkten Zulassungsstatus) dazu, dass es auf die Thematik spezialisierte Erwachsenenpsychiater gab und nur diese zum Beispiel überhaupt Betäubungsmittelrezepte ausstellten. Gefühlt hat sich dieser Umstand in den letzten Jahren deutlich verbessert. Waren erwachsene Patienten mit einer vom Erwachsenenpsychiater medikamentös behandelten Aufmerksamkeitsstörung vor einigen Jahren noch selten, hat sich dies durch die in den letzten Jahren auf diese Patientengruppe gerichtete Aufmerksamkeit verändert.

## 35.4 Sonstige

Allein über die sonstigen Medikamente und deren Überschneidungen zwischen der Erwachsenenpsychiatrie und der Kinder- und Jugendpsychiatrie ließe sich wahrscheinlich ein eigenes Buch schreiben. An dieser Stelle sollen deshalb nur exemplarisch einige Medikationsoptionen skizziert werden, die überwiegend auf der persönlichen Erfahrung des Autors beruhen (für eine Übersicht zum jeweiligen Zulassungsstatus siehe auch Huscsava et al. 2020).

**Carbamazepin** ist als einziges Antiepileptikum mit psychiatrischer Indikation zugelassen, hat aber aufgrund der bereits in ➤ Kap. 11.7 geschilderten Nachteile keinen hohen Stellenwert in der Behandlung psychischer Symptome. Auch über **Lithium** wurde in ➤ Kap. 11.7 bereits alles gesagt. **Lamotrigin** (ohne Zulassung im Kinder- und Jugendbereich) eignet sich zur Behandlung der Bipolar-II-Störung, aber auch bei emotional instabilen Patienten. Einschränkend sind die regelmäßigen Hautkontrollen aus Angst vor dem Stevens-Johnson-Syndrom und das schrittweise Eindosieren (alle 2 Wochen um 25 mg steigern). Zur Stimmungsstabilisierung eignet sich, insbesondere bei übergewichtigen Patienten, zudem **Topiramat** (ebenfalls keine Zulassung).

**Benzodiazepine** haben ihren Stellenwert in der Akutbehandlung, etwa bei Suizidalität oder manischen Episoden. Bei allen Angststörungen ist ihr Einsatz aufgrund der negativen Effekte auf die Psychotherapie kontraindiziert. Zudem sollte aufgrund des Abhängigkeitspotenzials nur ein zeitlich limitierter Einsatz erfolgen. Deswegen ist es auch absolut abzulehnen, sie als Schlafmedikation zu verschreiben. Interessanterweise bestehen nur für Bromazepam (ohne Altersbeschränkung) und Diazepam (ab 6 Monaten) Zulassungen für den Einsatz bei psychischen Symptomen Minderjähriger. Lorazepam (das meist wesentlich häufiger verschrieben wird) hat eigentlich nur eine Zulassung ab 6 Jahren vor medizinischen Eingriffen. Daher ist bei seinem Einsatz eine Off-Label-Aufklärung der Erziehungsberechtigten notwendig.

Bei den Schlafmedikamenten gibt es im Kinder- und Jugendbereich keine großen Auswahlmöglichkeiten. **Z-Substanzen** (Zolpidem, Zopiclon) setzt man eher nicht ein, und selbst wenn man sie verordnen würde, ist ihre Einsatzmöglichkeit ähnlich wie die der Benzodiazepine limitiert. **Melatonin-Präparate** werden weitverbreitet eingesetzt (z. B. auch bei Aufmerksamkeitsstörungen), sind jedoch nur für Autismus-Spektrum-Störungen zugelassen (und in dieser Indikation nachweislich wirksam). Eine Behandlungsoption wäre die Off-Label-Gabe von **Agomelatin,** einem Antidepressivum mit agonistischer Wirkung am MT1-/MT2-Rezeptor. Bei seinem Einsatz sollten die Leberwerte regelmäßig kontrolliert werden. Wichtiger als Medikation ist, gerade bei Jugendlichen, jedoch die Beachtung der Regeln zur Schlafhygiene.

Aufseiten der Phytotherapeutika sind **Baldrian-Präparate** ab 6 Jahren zugelassen. Hierzu gibt es kaum Studien im Kindes- und Jugendalter, allerdings eine gute Metaanalyse bei erwachsenen Patienten (Bent et al. 2006). Wechselwirkungen über das Cytochrom-System scheinen kein Problem zu sein (Kelber et al. 2014). Meine Devise lautet dennoch: Wem es hilft, der soll es nehmen, allerdings nur monotherapeutisch. Wenn ich etwa Lamotrigin verordne, setze ich auch pflanzliche Präparate ab. Deutlich kritischer sollte man mit **Johanniskraut-Präparaten** umgehen. Die Wirkung ist trotz Zulassung für leichte bis mittelgradige depressive Episoden im Kinder- und Jugendbereich bei fehlenden umfangreichen Studien umstritten. Selbst bei Erwachsenen sind die Daten zu hinterfragen (Apaydin et al. 2016); zudem drohen Interaktionen über CYP2D6 mit Fluoxetin oder schlimmstenfalls mit der zur Empfängnisverhütung verschriebenen „Pille". Denn das Letzte, was eine depressive Teenagerin braucht, ist, eine depressive Teenagermutter zu werden.

## LITERATUR


Apaydin EA, Maher AR, Shanman R, Booth MS, Miles JN, Sorbero ME, Hempel S. A systematic review of St. John's wort for major depressive disorder. Syst Rev 2016; 5(1): 148.

Banaschewski T, Bauer M, Bea M, Döpfner M, Geld M, Grosse KP et al. Langfassung der S3 Leitlinie Aufmerksamkeitsdefizit-/Hyperaktivitätsstörung (ADHS) im Kindes-, Jugend- und Erwachsenenalter. AWMF-Registernummer 028–045. Stand: 5/2017; www.awmf.org/leitlinien/detail/ll/028-045.html (letzter Zugriff: 22.4.2022).

Bent S, Padula A, Moore D, Patterson M, Mehling W. Valerian for sleep: a systematic review and meta-analysis. Am J Med 2006; 119(12): 1005–1012.

Bridge JA, Iyengar S, Salary CB, Barbe RP, Birmaher B, Pincus HA, et al. Clinical response and risk for reported suicidal ideation and suicide attempts in pediatric antidepressant treatment: a meta-analysis of randomized controlled trials. JAMA 2007; 297(15): 1683–1696.

Gibbons RD, Brown CH, Hur K, Davis J, Mann JJ. Suicidal thoughts and behavior with antidepressant treatment: reanalysis of the randomized placebo-controlled studies of fluoxetine and venlafaxine. Arch Gen Psychiatry 2012; 69(6): 580–7. Erratum in: Arch Gen Psychiatry 2013; 70(8): 881.

Huscsava M, Reinhardt M, Plener P, Fegert M, Kölch M. Update Zulassung von Psychopharmaka für Minderjährige in Deutschland und Österreich. Psychopharmakotherapie 2020; 27: 44–52.

Khazaie H, Rezaie L, Rezaei Payam N, Najafi F. Antidepressant-induced sexual dysfunction during treatment with fluoxetine, sertraline and trazodone; a randomized controlled trial. Gen Hosp Psychiatry 2015; 37(1): 40–45.

Kelber O, Nieber K, Kraft K. Valerian: no evidence for clinically relevant interactions. Evid Based Complement Alternat Med 2014; 2014: 879396.

Kölch M. Pharmakotherapie – Psychopharmaka in der Kinder- und Jugendpsychiatrie. In: Kölch M, Rassenhofer M, Fegert JM. Klinikmanual Kinder- und Jugendpsychiatrie und -psychotherapie. 3. A. Berlin: Springer 2020, S. 633.

Serretti A, Chiesa A. Treatment-emergent sexual dysfunction related to antidepressants: a meta-analysis. J Clin Psychopharmacol 2009; 29(3): 259–266.

Sharma T, Guski LS, Freund N, Gøtzsche PC. Suicidality and aggression during antidepressant treatment: systematic review and meta-analyses based on clinical study reports. BMJ 2016; 352: i65.

# Register